吴红彦 万贤明 主编

常见病中医特色治疗手册

清华大学出版社
北京

内 容 简 介

本书共分九篇五十五章，按不同临床科室常见病分篇，以各个疾病病名为编目，详细阐述多种常见病的中医特色治疗。在编写体例上，从疾病的流行病学到西医诊疗和中医诊疗，对病史、临床表现、实验室及其他检查、诊断、中医辨证分型、中医特色治疗、中医辨证调护及传统养生保健方法进行系统介绍。本书重视中医特色技术，以实用性为宗旨，是中医特色治疗常见病的重要资料，是基层中医医师学习中医适宜技术的重要参考书。

图书在版编目（CIP）数据

常见病中医特色治疗手册/吴红彦，万贤明主编. —北京：清华大学出版社，2023.10
ISBN 978-7-302-62313-7

Ⅰ．①常…　Ⅱ．①吴…　②万…　Ⅲ．①常见病 – 中医治疗法 – 手册　Ⅳ．①R242-62

中国国家版本馆CIP数据核字（2023）第009109号

责任编辑： 罗　健
封面设计： 常雪影
责任校对： 李建庄
责任印制： 刘海龙

出版发行： 清华大学出版社
　　　　　网　　　址：http://www.tup.com.cn，http://www.wqbook.com
　　　　　地　　　址：北京清华大学学研大厦 A 座　　　邮　　编：100084
　　　　　社 总 机：010-83470000　　　　　　　　　邮　　购：010-62786544
　　　　　投稿与读者服务：010-62776969，c-service@tup.tsinghua.edu.cn
　　　　　质量反馈：010-62772015，zhiliang@tup.tsinghua.edu.cn
印 装 者： 三河市春园印刷有限公司
经　　销： 全国新华书店
开　　本： 185mm×260mm　　　印　张：23.25　插页：2　　字　数：509 千字
版　　次： 2023 年 10 月第 1 版　　　　　　　　印　次：2023 年 10 月第 1 次印刷
定　　价： 66.00 元

产品编号：082939-01

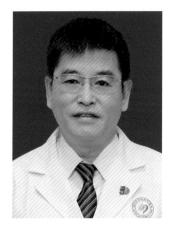

吴红彦 教授，博士研究生导师。第七批全国老中医药专家学术经验继承工作指导老师，广东省名老中医传承工作室指导老师，甘肃省优秀专家，甘肃省名中医，国家保健食品审评专家，国家重大科技专项评审专家，国家中医药管理局重点学科中医老年病学学科带头人，世界中医药学会联合会医案专业委员会副会长，中华中医药学会慢病专业委员会常委，世界中医药学会联合会态靶辨治专业委员会常务理事，广东省中医药学会常务理事，深圳市中医药学会副会长，深圳市中医药学会老年病专业委员会主任委员，《中国实验方剂学杂志》编委，《深圳中西医结合》副主编等。

从事中医临床、教学、科研工作37年，精研经典，善用经方。擅长消化内科、心脑血管科、妇科、皮肤科常见病治疗。主持完成国家、省部各类重大项目20余项，其中国家自然基金2项、甘肃省重大科技专项3项，发表论文100余篇；主编或参编论著10部，获各级科技进步奖6项、发明专利3项、研发新药2项、保健食品3项。

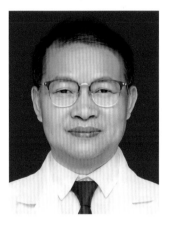

万贤明 中医内科主任医师，医学硕士，硕士生导师，罗湖区名中医，国医大师李佃贵及全国首届名中医陈宝贵弟子，第五批国家级及第二批省级名老中医带徒学员，"李四文国家级名中医工作室"主任。中国慢病专业委员会委员、中国民族医药学会老年病分会理事、世界中医药学会联合会浊毒理论研究专业委员会常务理事、广东省中医药学会疑难病专业委员会副主任委员、广东省基层医药学会中西医结合老年医学专业委员会常务委员、广东省健康科普促进会心血管防治分会常务委员、广东省中医药学会心血管专业委员会委员、深圳市中医药学会老年病专业委员会副主任委员、深圳市中西医结合心血管病康复委员会副主任委员、深圳市中医药学会五运六气专业委员会副主任委员、深圳市中医药学会卒中专业委员会副主任委员。

从事中医临床工作28年，擅长运用中医治疗冠心病、心律失常、中风、失眠、咳嗽、肺炎、哮喘、关节炎、消化道溃疡、胃炎等各种内科杂病及疑难病。结合岭南医学的特点，形成自己独特的临床诊疗思维。自创复方参七胶囊及舒冠降脂胶囊以防治心脑血管病，自创心力康胶囊以防治心力衰竭。主持科研课题6项，撰写科研论文10余篇，主编专著1部。

编委会名单

主 编

吴红彦　万贤明

副主编

李桂云　肖雅瑜　左丽峰

编 委（以姓氏笔画为序）

万　悦　万贤明　文　琦　左丽峰

刘冬桂　李桂云　吴文珍　吴红彦

肖雅瑜　张晓瑞　陈宏昱　胡清华

黄　海

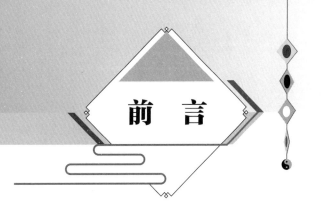

前　言

　　中医药作为传承了几千年的中华文明的瑰宝，蕴含了老祖宗们在生产、生活实践中与疾病抗衡的智慧。随着国家医疗政策制度与基层实际医疗需求环境的变化，在国家大力发展中医药的新形势下，仍满足不了人们防病保健的需求，缺医少药的矛盾在地区或基层医疗机构，特别是边远山区，仍然是一个难题。中医药的"以人为本"的理念与我国基层卫生服务体系的终极目标相符，因此在"健康中国"建设理念的发展过程中，中医特色技术推广和发展无疑是必由之路。为充分发挥中医药学简、便、廉、验的特色，促进基层医务人员医疗思维的转型，扩大中医药特色文化对群众的影响力，增强人们群众对中医理念的认可起重要作用。

　　中医特色技术具有如下特点：第一，有广泛的适应证，可用于内、外、妇、儿、五官等科多种疾病的治疗和预防；第二，治疗疾病的效果较为迅速和显著，特别是有调理脏腑阴阳气血、扶正祛邪等作用；第三，操作方法简便易行；第四，医疗费用低廉；第五，安全可靠，没有或极少有副作用，又可以协同其他疗法进行综合治疗。

　　《常见病中医特色治疗手册》构思于3年前，由省级名中医吴红彦教授提出，从古今医学著作及期刊文献中，广泛收集、博取各科室的中医特色治疗技术，并结合万贤明主任在上海中医药大学深圳医院开展中医特色治疗方法的具体实践经验，取其精华，分门别类，整理编著成册，分为内科、妇科、儿科、骨伤科、皮肤科、肛肠科、五官科、男科、针灸科九大科室55大疾病，在疾病概述与疾病诊断之后，罗列、总结该疾病的重要中医特色治疗方法、中医辨证调护，充分发挥特色疗法、非药物疗法、寓医于食等优势特色。开发利用中医药学，对于改变我国地区级或基层医疗机构当前缺医少药现象，实现人人享有初级卫生保健的目标，无疑有重要的意义。

　　在新的政策环境下，本书可供地区级或基层医疗机构医务人员临床工作参考。其中少数中医特色治疗技术需经专门的培训取得资格后方可使用，"整体观念"与"辨证论治"贯穿各科疾病的中医治疗过程，并为中医科学研究提供资料和新的课题。

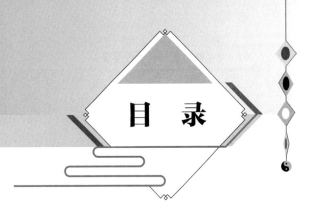

目 录

第一篇

内科常见病

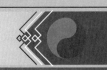

第一章 感 冒

第一节 概 述

一、疾病的定义

感冒有狭义和广义之分：狭义的感冒是指普通感冒，是一种轻微的上呼吸道（鼻及喉部）病毒性感染，又称急性鼻咽炎，简称感冒，俗称"伤风"，是最常见的急性呼吸道感染性疾病，多呈自限性，但发生率较高，相当于西医的上呼吸道感染；广义的感冒包括流行性感冒，一般比普通感冒更严重，伴发热、寒战及肌肉酸痛，全身性症状较明显。

二、流行病学

成人每年发生2～4次，儿童发生率更高，每年6～8次。全年皆可发病，冬春季较多。70%～80%的上呼吸道感染是由病毒引起的。

第二节 疾病诊断标准

一、西医临床表现

根据病因和病变范围的不同，临床表现可有不同的类型。

1. 普通感冒

俗称"伤风"，又称急性鼻咽炎或上呼吸道卡他性鼻咽炎，多由鼻病毒引起。起病较急，潜伏期1～3天不等，随病毒而异。主要表现为鼻咽部症状，如打喷嚏、鼻塞、流清水样涕，也可表现为咳嗽、咽干、咽痒或灼热感，甚至鼻后滴漏感。发病后有打喷嚏、鼻塞、流清水样涕等症状。2～3天后鼻涕变稠，常伴咽痛、流泪、味觉减退、呼吸不畅、声嘶等。一般无发热及全身症状，或仅有低热、不适、轻度畏寒、头痛等症状。并发咽鼓管炎时可有听力减退等症状。脓性痰或严重的下呼吸道症状提示合并鼻病毒以外的病毒感染或继发细菌性感染。如无并发症，5～7天可痊愈。

2. 急性病毒性咽炎或喉炎

（1）急性病毒性咽炎：由各种病毒引起。临床特征为咽部发痒或灼热感，咳嗽少见，咽痛不明显，腺病毒等感染时可有发热和乏力，可伴有咽结膜炎。体检咽部明显充血水肿，颌下淋巴结肿大且触痛。

（2）急性病毒性喉炎：多由鼻病毒及腺病毒等引起。临床特征为声嘶、讲话困难、咳嗽时疼痛，常有发热、咽痛或咳嗽。体检可见喉部水肿、充血，局部淋巴结轻度肿大和触痛，可闻及喉部的喘鸣音。

3. 急性疱疹性咽峡炎

常由柯萨奇病毒A引起，表现为明显咽痛、发热，病程约1周，多于夏季发作，儿童多见，偶见于成年人。体检可见咽充血，软腭、悬雍垂、咽及扁桃体表面有灰白色疱疹及浅表溃疡，周围有红晕，以后形成疱疹。

4. 咽结膜炎

主要由腺病毒、柯萨奇病毒等引起。临床表现有发热、咽痛、畏光、流泪，体检可见咽及眼结膜明显充血。病程4～6天，常发生于夏季，儿童多见，游泳者易于传播。

5. 细菌性咽炎、扁桃体炎

多由溶血性链球菌，其次为流感嗜血杆菌、肺炎球菌、葡萄球菌等引起。起病急、明显咽痛、畏寒、发热（体温可达39℃以上）。体检可见咽部明显充血，扁桃体肿大、充血，表面有黄色脓性分泌物，颌下淋巴结肿大、压痛，肺部无异常体征。

二、西医检查

1. 血常规检查

病毒感染时，白细胞计数多正常或偏低，淋巴细胞比例升高；细菌感染时，白细胞计数常增多，有中性粒细胞增多或核左移现象。

2. 病原学检查

因病毒类型繁多，且明确类型对治疗无明显帮助，一般不需要做明确病原体的检查。必要时可用免疫荧光法、酶联免疫吸附法、病毒分离鉴定、病毒血清学检查等确定病毒类型。细菌培养可判断细菌类型并做药物敏感试验以指导临床用药。

三、西医诊断

根据病史、流行病学、鼻咽部的症状体征，结合周围血象和阴性胸部影像学检查结果可做出临床诊断。特殊情况下可行细菌培养、病毒分离或病毒血清学检查以确定病原体。

四、中医病名

中医称之为感冒，感冒是指因感受风邪或时行病毒，引起肺卫功能失调，出现鼻塞、流涕、打喷嚏、咳嗽、头痛、恶寒、发热及全身不适等主要临床表现的一种外感病证，感冒病情有轻重之分，轻者多称伤风或冒风、冒寒；重者多因感受非时之邪所致，称为重伤风。如感受时行疫毒，具有较强的传染性且在一个时期内广泛流行，称为时行感冒。若正气虚弱，易受外邪，导致感冒发作者，称为体虚感冒。

五、中医辨证分型

1. 风寒束表

症候表现：恶寒重，发热轻，头痛无汗，四肢酸痛，鼻塞流清涕，打喷嚏，咽痒咳嗽，痰白清稀，口不渴或渴喜热饮，舌苔薄白，脉浮紧或浮缓。

治法：辛温解表，宣肺散寒。

代表方：荆防败毒散。

2. 风热犯表

症候表现：身热重，微恶风，头胀痛，汗出不畅，口干微渴，鼻塞流黄涕，咽痛咽红，咳嗽，痰黏或黄稠，舌边尖红，苔白或微黄，脉浮数。

治法：辛凉解表，宣肺清热。

代表方：银翘散或葱豉桔梗汤。

3. 暑湿袭表

症候表现：见于夏季，头昏胀痛，鼻塞流浊涕，恶寒发热或热势不扬，无汗或少汗，心烦，口渴不多饮，胸闷泛恶，咳嗽痰黏，舌苔黄腻，脉濡数。

治法：清暑祛湿解表。

代表方：新加香薷饮。

4. 气虚感冒

症候表现：感冒反复不愈，恶寒发热，头身疼痛，咳嗽鼻塞，自汗，倦怠乏力，短气懒言，咳嗽，咳痰无力，脉浮而无力。

治法：益气解表。

代表方：参苏饮。

5. 阴虚感冒

症候表现：身热，微恶风寒，无汗或少汗，头晕心烦，口渴咽干，手足心热，干咳少痰，舌红少苔，脉细数。

治法：滋阴解表。

代表方：加减葳蕤汤。

第三节 中医特色治疗

1. 针刺疗法

治法：祛风解表。以手太阴、手阳明经及督脉穴为主。主穴：列缺、合谷、大椎、太阳、风池，加曲池、尺泽、鱼际；鼻塞者，加迎香；体虚感冒者，加足三里；咽喉疼痛者，加少商；全身酸楚者，加身柱；夹湿者，加阴陵泉；夹暑者，加委中。操作：主穴用毫针泻法。风寒感冒，大椎行灸法；风热感冒，大椎行刺络拔罐。配穴中足三里用补法或平补平泻法，少商、委中用点刺出血法，余穴用泻法。

2. 拔火罐法

选大椎、身柱、大杼、肺俞，拔罐后留罐15min起罐，或用闪罐法。本法适用于风寒感冒。

3. 刺络拔罐法

选大椎、风门、身柱、肺俞，消毒后，用三棱针点刺，使其自然出血，待出血颜色转淡后，加火罐于穴位上，留罐10min后起罐，清洁局部并再次消毒针眼。本法适用于风热感冒。

4. 耳针法

选肺、内鼻、下屏尖、额，用中、强刺激。咽痛加咽喉、扁桃体，毫针刺。

5. 敷贴疗法

取大蒜2枚捣汁拌面粉做成圆锥状，塞入鼻孔（两侧交替），每次留塞15～20min，每日4～5次。具有祛风散寒、宣肺通窍的功效，适用于风寒感冒。

6. 外治法

取葱白、生姜各30g，食盐5g，共捣成糊状，加入适量白酒调匀，用纱布包好，涂擦胸背、肘腘窝及手足心。一般有解表散邪的功效，涂擦后15min左右会有汗出，感冒诸症可以解除。

7. 刮痧

刮痧主要起通经络、散风寒的作用，对风寒感冒疗效更佳。刮痧部位：头颈部选取太阳、四神聪、天柱、风池、风府、大椎；背部选取肺俞；上肢部选取尺泽、经渠、支沟、合谷。

8. 煲姜水泡脚

边加水边泡，一直到出汗为止，估计要20min以上方能出汗。

第四节　中医辨证调护

一、传统行为疗法

平素可通过五禽戏、八段锦、易筋经、巢氏导引法等传统运动疗法来调身、调息、调心，具有开宣上焦、强健四肢、鼓舞阳气的作用。

二、药膳防护

（1）紫苏茶：取紫苏叶3～6g，生姜3g，洗净切碎，放入茶杯内，冲入沸水200～

300ml，加盖泡10min，再放入红糖15g搅匀，趁热饮用。具有解表散邪的功效，适用于感冒初起，恶寒、无汗、头痛者。

（2）菊花茶：将菊花用开水进行冲泡，盖上盖子5min之后即可代替茶水服用。功效：本方具有很好的祛风清热的作用，非常适合风热感冒患者服用。

（3）薄荷粥：取鲜薄荷30g（干者10g），粳米60g，冰糖少许。制法：水煎薄荷5min，去渣取汁。取粳米熬粥，加入薄荷汁，稍煮，加入冰糖调化。功效：疏风解表，清利头目。用法：分早晚温热服食。

（4）芥菜生姜紫苏肉片汤：取芥菜150g，生姜10g，紫苏5g，瘦猪肉50g，精盐、味精等各适量。做法：将芥菜、紫苏洗净，生姜去皮、拍破，猪肉洗净、切成薄片；先将生姜放油锅炒香，加适量水，放芥菜、瘦肉片，用武火煮沸，放入紫苏稍煮片刻，调味后，趁热食用。功效：化痰止咳、开胃健脾。芥菜有宣肺豁痰、利气开胃之功，生姜可发散风寒之邪、宣肺化痰止咳，紫苏亦有宣肺散寒止咳的效果。伤风感冒、咳痰不爽、食欲减退者非常适合食用。

（5）生姜红糖茶：取生姜、红糖，用开水进行冲泡，然后代替茶水进行饮用，具有很好的驱散风寒的作用，非常适合风寒感冒患者服用。

（6）芫荽黄豆汤：准备新鲜的芫荽、黄豆、食盐。做法：将芫荽洗干净后备用；黄豆提前1天放入清水中泡发，第2天之后放入锅中加入清水进行熬煮；大约15min之后加入准备好的芫荽一起煮，大约15min之后加入适量的食盐起锅。功效：这道食谱需要去除渣滓之后服用，每天服用1次，具有很好的扶正解表的作用，能够令身体发汗，使患者快速恢复健康。

（7）辛夷花茶：取辛夷花2g，紫苏叶6g。做法：辛夷花蕾，将其晒至半干，堆起待内部发热后再晒全干，紫苏叶切碎，用白开水泡二药代茶饮。每日1剂。功效：本药茶有祛风散寒、善通肺窍的作用，恶寒发热、咳嗽、鼻塞不通者适用。

（8）葱白粥：大米50g，生姜5片，连须葱白5段，米醋5ml，加水适量煮粥，趁热饮用，具有散寒、发热的功效，在治疗风寒感冒方面能起一定的作用。

（9）核桃生姜饮：准备核桃仁5g、葱白25g、生姜25g、红茶叶15g，将核桃仁、葱白、生姜捣烂，与红茶一起放入砂锅内，加水煎煮，去渣取汁，温服后盖被卧床，待汗出。对风寒感冒后发热、恶寒、头痛等症有效。

（10）绿豆粥：准备绿豆50g，粳米100g，冰糖适量。制法：将绿豆、粳米洗净煮粥，待粥熟时加入冰糖，搅拌均匀即可食用。功效：清热解暑。用法：可作早晚餐食用。

（11）苦瓜莲肉汤：准备苦瓜30g，莲叶1张，猪瘦肉50g。制法：将苦瓜、鲜莲叶、猪瘦肉均切片，把全部用料一起放入锅内，加清水适量，武火煮沸后，文火煮约1h，至肉熟，调味即可。功效：清暑解毒，利湿和中。用法：饮汤食肉。

（12）香薷扁豆汤：准备香薷10g，白扁豆12g，陈皮6g，荷叶8g，白糖适量。制法：将白扁豆炒黄捣碎，与香薷、陈皮、荷叶一同煎煮，煮沸10min后过滤，去渣取汁，加入白糖调味。功效：清暑祛湿解表。用法：每日1次，不拘时频频饮之。连服3～5日。

（13）银花饮：准备银花30g，山楂10g，蜂蜜250g。制法：将银花、山楂放入锅内，加水适量，置武火上烧沸，3min后取药液1次，再加水煎熬1次，将两次药液合并，放入蜂蜜，搅拌均匀即成。功效：辛凉解表，清热解毒。用法：随量饮用。

（14）西瓜番茄汁：取西瓜、番茄各适量。制法：西瓜用纱布绞汁；番茄先用开水烫，去皮，也用纱布绞挤汁液，然后将两汁合并即可饮用。功效：清热生津。用法：每日1~2次，当果汁饮用。

（15）黄芪姜枣汤：取黄芪15g，大枣15g，生姜3片。制法：以上三物加水适量，用武火煮沸，再用文火煮约1h即可。功效：益气补虚，解表散寒。用法：吃枣饮汤。

三、日常防治

（1）保持良好的卫生习惯，勤洗手。洗手是避免感染普通感冒或流感病毒的最佳方法。用餐前、入厕前后，都要使用肥皂和水仔细洗手。

（2）和患者保持距离。尽量和其他生病的人保持至少60cm的距离。和感冒的人靠得越近，越容易染上感冒。感冒病毒的传染期长达2周。如果朋友发烧、感冒，很可能会把病毒传染给你。即使其身体已经好转，还是有可能把病毒传染给你。

（3）不要和别人共用杯子、吸管或其他个人用品。感冒病毒可能在体内潜伏24~72h，才会出现症状。

（4）少去机场和购物中心等人多的地方。

（5）多吃水果和蔬菜。多吃营养丰富的食物，少吃高糖、加工和油炸食物。酸奶是健康食物，含益生菌。益生菌可以帮助对抗感染。

（6）吃增强免疫力的食物。许多食物含有帮助对抗感染的重要维生素或抗氧化成分。

橙：每天吃一个橙或喝一杯橙汁，获取大量维生素C。

苹果：有抗氧化作用。

木瓜：含有大量维生素C。

葡萄柚：含有大量维生素C和其他营养，包含有抗癌作用的成分。

鱼：帮助对抗和感冒有关的炎症。吃深海多脂鱼，如野生鲑鱼、鲭鱼和白鱼。

大蒜：有抗氧化作用，可以帮助对抗感冒。

红辣椒：维生素C含量甚至比橙还高。

牛奶：含有维生素D。

（7）多喝水。男性每天应该喝3100ml水，女性应该喝2100ml水。其中包括通过食物摄取的水和液体。

（8）改变生活方式。比平时睡更久，让身体得到充足的休息，才能康复。即使生病，也可适当运动。

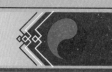

第二章　肺　　炎

（第一节）概　　述

一、疾病的定义

肺炎是指终末气道、肺泡和肺间质的炎症，可由疾病微生物、理化因素、免疫损伤、过敏及药物所致。细菌性肺炎是最常见的肺炎，也是最常见的感染性疾病之一。临床表现主要有发热、咳嗽、咳痰、呼吸困难，肺部X线可见炎性浸润阴影，可伴有胸痛或呼吸困难等。幼儿性肺炎，症状常不明显，可有轻微咳嗽。

二、流行病学

目前肺炎发病率增加，社区获得性肺炎约占人口12/1000，医院获得性肺炎约占住院患者（5～10）/1000；病死率：门诊1%～5%，住院12%。肺炎四季皆可发病，但多发于冬春两季。

（第二节）疾病诊断标准

一、西医临床表现

多数起病急骤，常有受凉淋雨、劳累、病毒感染等诱因，约1/3患者患病前有上呼吸道感染。病程一般7～10天。

1. 寒战与高热

典型症状为突然寒战，继之高热，体温可高达39～40℃，呈稽留热型，常伴有头痛、全身肌肉酸痛，食纳减少。使用抗生素后热型可不典型，年老体弱者可仅有低热或不发热。

2. 咳嗽与咳痰

初期为刺激性干咳，继而咳出白色黏液痰或带血丝痰，1～2天后，可咳出黏液血性痰或铁锈色痰，也可咳出脓性痰，进入消散期，痰量增多，痰黄而稀薄。

3. 胸痛

多有剧烈单侧胸痛，常呈针刺样，随咳嗽或深呼吸而加剧，可放射至肩或腹部。如为下叶肺炎，可刺激膈肌引起剧烈腹痛，易被误诊为急腹症。

4. 呼吸困难

由肺实变通气不足、胸痛以及毒血症而引起呼吸困难，呼吸快而浅。病情严重时影响气体交换，使动脉血氧饱和度下降而出现紫绀。

5. 体征

肺炎球菌肺炎患者多呈急性面容，双颊绯红，皮肤干燥，口角和鼻周可出现单纯性疱疹。有败血症者，皮肤黏膜可有出血点，巩膜黄染，心率增快或心律不齐；肺部干、湿啰音。病毒性肺炎胸部体征不突出，有时下肺可闻及湿啰音。

二、西医检查

1. 血常规检查

这是最常用的检查手段，白细胞总数超过 10×10^9 个/L，中性白细胞百分比超过70%，这是细菌性肺炎常见的血象改变。

2. 动脉血气分析

可出现动脉血氧分压下降、二氧化碳分压下降，但合并慢性阻塞性肺疾病，因肺泡换气不良可出现二氧化碳分压升高。

3. X 线胸片、CT 检查

均为诊断肺炎的重要手段。细菌性肺炎实变时可见大片均匀致密阴影；病毒性、支原体性肺炎呈斑点状、片状或均匀阴影；真菌性肺炎在中下肺有散在不规则阴影。

4. 痰、血培养

合理选取患者的痰、血进行培养可以找出真正的病菌，即可有针对性地采用病原体敏感的药物进行治疗。

三、西医诊断

胸腔 X 线照射肺部出现浸润现象是诊断肺炎的黄金标准，支持性的诊断方法则是用患者的痰液或血液进行微生物培养。确定肺炎诊断首先必须把肺炎与上呼吸道感染和下呼吸道感染区别开来。呼吸道感染虽然有咳嗽、咳痰和发热等症状，但各有其特点，上、下呼吸道感染无肺实质浸润，胸部 X 线检查可鉴别。

四、中医病名

肺炎属中医"风温""咳嗽""肺热病"等范畴，肺炎常发生于劳倦过度，醉后当风等人体正气不足，表卫不固之时，由感受风热之邪或风寒之邪，入里化热所致。病理变化为正气不足，表卫不固，不能御邪于外，邪伤肺卫，风邪束表，卫气郁闭，而见恶寒发热；肺气壅闭，失于宣达而咳嗽；肺不布津，聚而为痰，伤于寒邪则为白稀痰，伤于热邪或寒邪化热则见白黏痰或黄痰。邪气阻滞肺络，可致胸痛，邪热内盛。灼伤肺络，可见咯血。若邪气过盛，正不胜邪，邪气入里，内传营血，甚则邪热内陷，逆传心包，可致真阴欲竭，阳气虚脱。

五、中医辨证分型

1. 风热袭肺
症状：发热畏寒，头痛咽痛，咳嗽，痰黄黏，胸痛不适。舌边尖红，苔黄，脉浮数。多见于细菌性肺炎早期和病毒性、支原体性、霉菌性肺炎。

治法：疏散风热，清肺解表。

代表方：银翘散。

2. 邪热壅肺
症状：高热不退，汗出而不解，咳嗽气急，鼻煽气粗，咯痰黄稠或咯铁锈色痰，胸痛，口渴烦躁，小便黄赤，大便干燥。舌红苔黄，脉滑数或洪数。多见于细菌性肺炎大片实变期。

治法：清宣肺热，化痰降逆。

代表方：麻杏石甘汤合千金苇茎汤。

3. 热毒内陷
症状：高热不退，咳嗽气促，痰中带血，烦躁不安，神昏谵语，口渴。舌质红绛，苔焦黄而干，脉细数。多见于重症肺炎出现并发症者。

治法：清营开窍，解毒化痰。

代表方：清营汤。

4. 阳气欲脱
症状：体温骤降，冷汗如油，面色苍白，肢冷唇青，气急鼻煽。舌质黯，脉微细欲绝。多见于休克型肺炎或伴心力衰竭。

治法：回阳救逆，益气敛阴。

代表方：参附龙牡汤合生脉散。

5. 正虚邪恋
症状：咳嗽无力，低热，自汗或盗汗，手足心热，神疲乏力。舌淡，苔白，或舌红少苔，脉濡细或细数。多见于细菌性肺炎后期及病毒性、真菌性肺炎等。

治法：益气养阴，润肺化痰。

代表方：竹叶石膏汤。

第三节　中医特色治疗

1. 针灸疗法

针刺尺泽、孔最、列缺、合谷、肺俞、足三里穴，每日1次，高热者取大椎、十宣穴，可用点刺放血。

2. 雾化吸入

通过超声雾化器将鱼腥草注射液药液喷入呼吸道而达到治疗目的。

3. 刮痧疗法

取胸、背部脊柱两侧和肩胛区，用硬币蘸植物油或白酒，刮至皮肤充血。用于发热神昏者。

4. 耳针法

选肺、内鼻、下屏尖、额相应耳部穴位，用中、强刺激。

5. 穴位治疗

（1）按揉膻中穴。膻中穴位置：在胸部正中线上，两乳头连线与胸骨中线的交点。按摩方法：以左手大鱼际或掌根贴于穴位，逆时针方向按摩2min，以胀麻感向胸部放射为最佳。功效：膻中主一身之气，刺激膻中，可以理气止痛，经常按摩可以改善呼吸困难、咳嗽、胸部疼痛、肺炎等症状。

（2）按揉中府穴。中府穴位置：胸部，横平第1肋间隙，锁骨下窝外侧前正中线旁开6寸。按摩方法：用中指点按中府穴不动，约半分钟，然后向外揉2min，当时即可感觉到呼吸通畅，咳嗽症状缓解。功效：中府穴为肺的募穴，俞募配穴治疗肺系疾病，经常按摩可改善咳嗽、气管炎、支气管哮喘、肺炎、胸满痛等症。

（3）点按天突穴。天突穴位置：颈部前正中线上，胸骨上窝凹陷的中央。按摩方法：用左手指指尖点于天突穴，指力沿胸骨柄的后缘向下点1min，力度以不影响呼吸为佳。功效：经常按摩天突穴可起到宣通肺气、通经活络、降气化痰的作用，可帮助缓解咳嗽、咽喉肿痛、支气管哮喘、支气管炎、咽炎、扁桃体炎等。

第四节　中医辨证调护

一、传统行为疗法

平素可通过"六字诀"呼吸法、八段锦、呼吸功能锻炼操、巢氏导引法等传统运动疗法来调身、调息、调心，具有开宣上焦、强健四肢、鼓舞阳气的作用。

二、药膳防护

（1）萝卜猪肺止咳汤：萝卜1个、猪肺1个、杏仁15g。加水共煮1h，吃肉饮汤；功效：清热化痰、止咳平喘、治久咳不止、痰多气促。

（2）玉米须橘皮治咳嗽：玉米须、橘皮各适量。共加水煎，日服2次；功效：止咳化痰，治风寒咳嗽、痰多。

（3）豆浆饮：黄豆、冰糖。黄豆浸泡磨汁，煮沸后加糖饮用，每日清晨空腹饮1碗；功效：健脾宽中，润燥补水，清肺止咳、化痰；治疳积瘦弱、肺热咳嗽等。

（4）燕窝梨：燕窝5g（水浸泡）、白梨2个、川贝母10g、冰糖5g。白梨挖去核，将其他三味同放梨内，盖好扎紧，放碗中，隔水炖熟，服食；功效：滋阴润燥，止咳化痰，治多年痰咳，气短乏力。

（5）冰糖燕窝粥：燕窝10g、大米100g、冰糖50g。将燕窝放温水中浸软，摘去绒毛污物，再放入开水碗中继续涨发；取上等大米淘洗干净后放入锅内，加清水三大碗，旺火烧开，改用文火熬煮；将发好的纯净燕窝放入锅中与大米同熬约1h，加入冰糖溶化后即成。功效：滋阴润肺，止咳化痰，治肺虚久咳及咳喘伤阴。

（6）梨贝母汤：鲜梨500g、贝母末6g、白糖30g。将梨去皮剖开，去核，把贝母末及白糖填入，合起放在碗内蒸熟。早晚分食，清热化痰，散结解表。功效：用治咳嗽或肺痈，症见胸痛、寒战、咳嗽、发热、口干、咽燥、痰黄腥臭或脓血痰等。

（7）羊蜜膏：熟羊脂250g、熟羊髓250g、白沙蜜250g、生姜汁100ml、生地黄汁500ml。煎羊脂，令沸；次下羊髓，又令沸；次下蜜、地黄、生姜汁，不断搅拌，微火熬数沸成膏。每日空腹温酒调1匙，或做姜汤或做粥食亦可。功效：补虚润肺、祛风化毒，治阴虚发热、骨蒸劳热、虚劳瘦弱、咳嗽肺痿。

（8）白萝卜蜂蜜汤：大白萝卜1个、蜂蜜30g、白胡椒5粒、麻黄2g。将萝卜洗净，切片，放入碗内，倒入蜂蜜及白胡椒、麻黄等共蒸半小时，趁热顿服，卧床见汗即愈；功效：发汗散寒、止咳化痰；治风寒咳嗽。

（9）萝卜葱白汤：萝卜1个、葱白6根、生姜15g。用水三碗先将萝卜煮熟，再放葱白、姜，煮剩一碗汤。连渣一次服。功效：宣肺解表，化痰止咳；治风寒咳嗽，痰多泡沫，伴畏寒，身倦酸痛者。

（10）绿豆粥：绿豆50g，粳米100g，冰糖适量。制法：绿豆、粳米洗净煮粥，待粥熟时加入冰糖，搅拌均匀即可食用。功效：清热解暑。用法：可作早晚餐食用。

（11）烤橘子：将橘子直接放到小火上烤，并不断翻动，烤到橘子皮发黑、有热气从橘子里冒出来。稍凉一会，剥去橘皮，让患者吃温热的橘瓣。大橘子可以分几次吃完，小贡橘可以吃一个，一天吃2～3次。这种方法有化痰止咳的作用。

（12）蒸大蒜水：取大蒜2～3瓣，拍碎，放入碗中，加入半碗水，放入一粒冰糖，把碗加盖放入锅中去蒸，大火烧开后改用小火蒸15min即可。让孩子喝蒜水，大蒜可以不吃。一般一天2～3次，一次小半碗。大蒜性温，入脾胃、肺经，治疗寒性咳嗽、肾虚咳嗽效果好。

（13）银花饮：银花30g，山楂10g，蜂蜜250g。制法：将银花、山楂放入锅内，加水适量，置武火上烧沸，3min后取药液1次，再加水煎熬1次，将两次药液合并，放入蜂蜜，搅拌均匀即成。功效：辛凉解表，清热解毒。用法：随量饮用。

（14）西瓜番茄汁：西瓜、番茄各适量。制法：西瓜用纱布绞汁；番茄先用开水烫，去皮，也用纱布绞挤汁液，然后将两汁合并即可饮用。功效：清热生津。用法：每日1～2次，当果汁饮用。

（15）蒸花椒冰糖梨：梨一个，洗净，横断切开挖去中间核后，放入20颗花椒，2粒冰糖，再把梨对拼好放入碗中，上锅蒸半小时左右即可，一个梨可分两次吃完。治疗风寒咳嗽效果非常明显。

（16）糖水冲鸡蛋补虚止咳：白糖50g、鸡蛋1个、鲜姜适量。先将鸡蛋打入碗中，搅匀，白糖加水半碗煮沸，趁热冲蛋，搅和，再倒入已绞取的姜汁，调匀，每日早晚各服1次，补虚损。功效：治久咳不愈。

（17）薯蓣粥：生怀山药30g、白糖少许，将山药轧细过筛，调入凉水，边煮边搅，两三沸即成，加少许白糖调味、服食。功效：补脾止泻，补肾收摄，治劳伤咳喘、脾虚泄泻及一切羸弱虚损之病。

三、日常防治

（1）保持良好的卫生习惯。

（2）和患者保持距离。

（3）不要和别人共用杯子、吸管或其他个人用品。

（4）少去机场和购物中心等人多的地方。

（5）多吃水果和蔬菜。多吃营养丰富的食物，少吃高糖、加工和油炸食物。酸奶是健康食物，含益生菌，可以帮助对抗感染。

（6）避免淋雨受寒、疲劳、酗酒等诱发因素，禁止吸烟。

（7）多喝水。男性每天应该喝水3100ml，女性应该喝水约2100ml。这包括食物中的水和液体。

（8）改变生活方式。积极锻炼身体，提高机体免疫力。

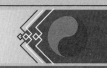

第三章 哮 喘

第一节 概 述

一、疾病的定义

哮病是一种突发的，以呼吸急促、喉间哮鸣有声为临床特征的疾病。相当于西医支气管哮喘，是常见的呼吸道疾病之一。哮喘是由多种原因导致气道慢性炎症，从而引起气道高反应表现，出现广泛多变的可逆性气流受限，并引起反复发作的喘息、气急、胸闷或咳嗽等症状，常在夜间和（或）凌晨发作，多数患者可自行缓解或经治疗缓解。

第二节 疾病诊断标准

（一）西医临床表现

反复发作胸闷、气喘及呼吸困难、咳嗽伴哮喘等表现。在发作前常有鼻塞、打喷嚏、眼痒等先兆症状，发作严重者可短时间内出现严重呼吸困难、低氧血症。常在夜间或凌晨发作和加重。体征：出现两肺散在、弥漫分布的哮鸣音。根据临床表现可分为急性发作期、慢性持续期和临床缓解期。

（二）西医检查

1. 血液常规检查

过敏性患者可见血嗜酸性粒细胞增高。

2. 痰液检查

可见较多嗜酸性粒细胞。痰液中细胞因子和炎性介质含量的测定，有助于哮喘的诊断和病情严重度的判断。

3. 变应原检测

有体内的变应原皮肤点检测和体外的特异性IgE检测，可明确患者的过敏症状，指导患者尽量避免接触变应原及进行特异性免疫治疗。

4. 肺功能测定

肺功能测定是评估患者呼吸功能状况的重要依据之一，包括通气功能检测、支气管舒张试验、支气管激发试验和峰流速及其日变异率测定。

（三）西医诊断

根据临床表现、临床分期、分级及检查可确诊。

（四）中医病名

哮喘属于中医"哮病""喘证"范畴。中医认为，哮喘发生是宿痰内伏于肺，复加外感、饮食、情志和劳倦等因素，使痰阻气道，肺气上逆所致。

（五）中医辨证分型

1. 哮喘发作期

（1）寒哮

症状：咳嗽，咳痰，喘憋，痰白质稀，喉中哮鸣有声，舌质淡，苔薄白水滑，脉弦滑。治法：宣肺散寒，化痰平喘。方药：小青龙汤加减。

（2）热哮

症状：咳嗽，咳痰，痰色黄，口干、口苦，喘憋，呼吸困难，舌红，苔黄，脉弦滑。治法：宣降肺气，清热化痰。方药：定喘汤加减。

治疗常加入活血化瘀药物，如川芎、丹参、桃仁、赤芍等药物，有助于平喘作用，尤其对病史较长，病情反复，临证中表现为口唇及舌质暗红或有瘀点、瘀斑者，或伴胸膈胀满烦闷，形寒酸楚，指甲灰暗等，所谓"久病多瘀""久病入络"的见症者更为适合。

2. 哮喘缓解期

"急则治标，缓则治本"。支气管哮喘缓解期常用的治法是益肺、健脾和补肾。

（1）益肺：用于哮喘病史不长，发作症状较轻，周期较短的患者。治法：补益肺气，祛风固表。方药：参芪汤合玉屏风散。

（2）健脾：用于哮喘病期较长，常伴有咳痰不适，面色萎黄，胃纳不佳，身疲肢软等症。治法：健脾和中化痰法。方药：六君子汤。

（3）补肾：用于哮喘病情反复，即使在缓解期也有动辄喘促，腰酸耳鸣，夜尿清长等肾元亏损，肾气不纳表现。治法：肾阴亏损以补肾阴为法；处方：七味都气丸及左归饮。治法：肾阳不振以温肾纳气为法；处方：金匮肾气丸及右归饮。

第三节 中医特色治疗

一、穴位贴敷

根据中医整体理论思想，运用内病外治法天灸贴敷。敷贴部位：大椎、肺俞、天突等穴位；敷贴时间：每年的三伏天及三九天予以贴敷，每年三次，每次相隔10天左

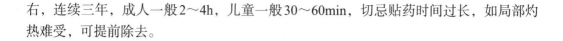

右，连续三年，成人一般2～4h，儿童一般30～60min，切忌贴药时间过长，如局部灼热难受，可提前除去。

二、穴位注射

局部靶向性给药，药力通过穴位直接渗透至病灶点，改善肺部局部血液循环，促进新陈代谢，缓解支气管哮喘临床症状，调整和增强患者自身免疫力。

三、穴位埋线

将羊肠线埋入穴位，利用羊肠线对穴位的持续刺激起疏通经络、调和气血、行气散结、解痉平喘的作用，以调整脏腑功能。长期埋线治疗可有效控制支气管哮喘的复发率。

四、针灸治疗

针灸治疗可在短期内控制哮喘发作，操作简便，在哮喘急性发作期具有独到作用。常规循膀胱经、肺经取肺俞、定喘、膻中、肾俞、足三里、大椎、天突、丰隆、风门、尺泽等穴位施针。

五、中药雾化吸入治疗

中药雾化吸入治疗可以使药物直达病灶，通过肺脉输布全身，改善机体血液循环，解除气道痉挛，减轻肺循环阻力，缓解支气管哮喘症状。

六、其他

体针手针足针三联法、拔罐、三伏天化脓灸、三九火针治疗、壮医药线点灸疗法、头皮发际区微针法、割治疗法、捏脊法等。

第四节　中医辨证调护

一、传统行为疗法

比较适宜患者运动的项目有练功十八法、太极拳、八段锦、五禽戏、呼吸操、定量行走等，长久坚持可增强体质，提高患者生活质量。

二、药膳防护

（1）核桃粥：核桃仁100g，粳米100g，冰糖100g。先将核桃仁用沸水浸过去皮，切成粒状，待米煮开花时加入，同时加入冰糖，熬煮成粥食用。

（2）南瓜粥：南瓜500g，粳米100g。把南瓜去皮，切成小片跟米一起煮，先用大火煮开后，转用小火煮成粥即可食用。

（3）茶叶蛋：绿茶15g，鸡蛋2粒，加水一碗半同煮，蛋煮熟后去壳再煮至水干时，取蛋吃。

（4）冰糖炖冬瓜：气喘时，痰涎积聚喉头不易吐出，此品具有化痰与缓和哮喘的作用。

（5）麻黄肺露：哮喘发作时，可用杏仁15g、麻黄4.5g、附子6g、细辛1g、五味子3g一同煮茶，如在哮喘发作第一日服用，效果甚佳。

（6）雪梨鹿茸汁：雪梨加川贝母末3g、冰糖末9g，鹿茸20片，炖汁饮。

（7）雪梨胡椒川贝露：雪梨两个，加白胡椒粉与川贝母粉6g、冰糖30g，炖汁，服用可减轻症状。

（8）麻黄南枣露：麻黄3g、天南星4.5g、半夏6g、烙姜4.5g、南枣10枚，与蜂蜜同炖，服用可缓和气喘。

（9）麻黄凤仙露：麻黄6g、甜拳荫子12g、白凤仙花10朵，加冰糖炖汁饮服。

（10）猴枣川贝露：猴枣末0.3g，加川贝母3g，炖汁，分次少量进服，具有化痰功效。

（11）太子参、黄芪、大枣，同时加入冰糖，熬煮成粥食用。增加免疫功能，防止哮喘复发，对感冒有预防作用。为缓解期的保健食疗方。

（12）巴戟天、仙灵脾配合生甘草三味，用来解除激素依赖，改善气道高反应性，减少哮喘复发。

三、日常防治

（1）及早预防，中医治未病；

（2）调节情志，保持良好心态，心理健康与身体健康密切相关，互为因果；

（3）环境保健，有条件者寻找变应原，并远离变应原，注意季节变化，寒暖适宜；

（4）饮食忌吃辛辣煎炸等刺激性油腻食物，忌烟酒，宜食用清淡有营养食物，多喝水饮茶；

（5）缓解期不忘脾肾，从中医学"急则治其标，缓则治其本"原则出发，支气管哮喘缓解期多以脾肾阳虚为主，治宜健脾化痰，温肾纳气。

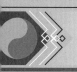
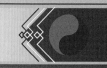

第四章　慢性阻塞性肺疾病

第一节　概　述

一、疾病的定义

慢性阻塞性肺疾病（chronic obstructive pulmonary，COPD）相当于中医的肺胀，是多种慢性肺系疾患反复发作，日久不愈，导致肺气胀满、肺脾肾虚损、气道滞塞不利而出现的胸中胀满。本病多因久病肺虚，痰浊潴留，复感外邪，诱使病情反复发作或加剧。病性多属本虚标实，多由气虚，气阴两虚，发展为阳虚，在疾病过程中可形成痰浊、水饮、瘀血等病理产物。病久因邪盛正虚，可发生痰迷心窍、气不摄血、正虚喘脱等危象。

第二节　疾病诊断标准

一、西医临床表现

典型临床表现为胸部膨满，胸中憋闷如塞，咳逆上气，痰多喘息，动则加剧；日久可见心慌动悸，面唇紫绀，肢体浮肿，严重者可出现喘脱、神昏、谵语、出血等。

二、西医检查

1. 肺功能检查

判断气流受限的主要客观指标，对COPD诊断，严重程度评价，疾病进展、预后及治疗反应有重要意义。

2. 胸部X线检查

早期胸片可无变化，后期可出现肺纹理增粗、紊乱等非特异性改变，也可出现肺气肿改变，X线胸片对COPD诊断特异性不高，主要作为确定肺部并发症及与其他肺疾病鉴别的依据。

3. 其他

高分辨胸部CT对疑难病例有鉴别诊断的作用；血气检查对COPD发生的低氧血

症、高碳酸血症、酸碱平衡失调以及呼吸衰竭判断等有重要价值；COPD合并细菌感染时，痰培养可检出病原菌。

三、西医诊断

主要症状（慢性咳嗽、咳痰和/或呼吸困难）、危险因素接触史、存在不完全可逆性气流受限是诊断COPD的必备条件。肺功能指标是诊断COPD的金标准。COPD早期轻度气流受限时可有或无临床症状。胸部X线检查有助于确定肺过度充气的程度。排除支气管哮喘、支气管扩张症、充血性心力衰竭、肺结核等其他肺部疾病。

四、中医辨证分型

（一）虚证类

1.肺脾气虚证

症状：咳嗽、喘息、气短，动则加重，纳差，食少，神疲乏力，易感冒；腹胀，便溏，自汗，舌体胖大、有齿痕，舌质淡，舌苔白腻，脉沉细、缓弱。

治法：补肺健脾、益气固卫。

方剂：补肺健脾方。

2.肺肾气虚证

症状：喘息、气短，动则加重，面目虚浮，神疲乏力，腰膝酸软，易感冒，脉沉、细、弱；次症：咳嗽，头昏，耳鸣，自汗，小便频数、夜尿增多，咳喘时遗尿，舌质淡。

治法：补肾益肺、纳气定喘。

方剂：补肺益肾方。

3.肺肾气阴两虚证

症状：喘息、气短，动则加重，咳嗽，乏力，腰膝酸软，自汗，易感冒，舌质淡、红，脉沉、细、数；次症：干咳，痰少，痰黏难咯，耳鸣，头昏，手足心热，盗汗，舌苔薄少，脉弱。

治法：补肺滋肾、纳气定喘。

方剂：益气滋肾方。

（二）寒证类

1.外寒内饮证

症状：咳嗽，喘息气急，痰白稀薄、泡沫，恶寒，无汗，舌苔白、滑，脉弦、紧；次症：痰鸣，胸闷，肢体酸痛，鼻塞、流清涕，脉浮。

治法：疏风散寒、温肺化饮。

方剂：小青龙汤合半夏厚朴汤加减。

2. 痰热壅肺证

症状：咳嗽，喘息，痰多、色黄、白黏，咯痰不爽，舌质红，舌苔黄、腻，脉滑、数；次症：胸闷，胸痛，发热，口渴，面红，尿黄，大便干结。

治法：清肺化痰、降逆平喘。

方剂：清气化痰丸合贝母瓜蒌散加减。

3. 痰湿阻肺证

症状：咳嗽，喘息，气短，痰多、白黏或呈泡沫状，痰易咳出，胸闷，胃脘痞满，纳呆，食少，舌质淡、胖大，脉滑弦。

治法：燥湿化痰、宣降肺气。

方剂：半夏厚朴汤和三子养亲汤加减。

4. 痰蒙神窍证

症状：喘息气促，神志恍惚、嗜睡、昏迷、谵妄，舌苔白腻，舌质暗红、绛紫，脉滑数。

治法：豁痰开窍。

方剂：涤痰汤加减。

5. 兼证类（血瘀证）

症状：面色紫暗，唇甲青紫，胸闷痛，舌质紫暗或有瘀斑或瘀点，舌下静脉迂曲、粗乱，脉沉涩。

治法：活血化瘀。

方剂：如川芎、赤芍、桃仁、红花、莪术等或血府逐瘀口服液（胶囊）。

第三节　中医特色治疗

一、中药离子导入

将中药煎汁，贴敷于相应穴位上，利用治疗仪不同频率的电流，使患部血液循环加快，促进药液吸收，达到气血畅通，活血化瘀的效果。取穴肺俞，治疗时间约20min。

二、中药穴位贴敷

依据中医经络学理论，将中药研末制成膏，贴敷于穴位上，通过对体表穴位的刺激，使药物透过皮毛腠理，由表入里，通过经络的贯通运行，联络脏腑，沟通表里，发挥药效。根据不同证候选择不同穴位贴敷，常取穴位：定喘、大椎、肾俞、肺俞、膻中、气海。10～12h后去除敷药，每日1次，一般10天为一个疗程。

三、中药足浴

足部有67个反射区，300多处穴位，是人体的一个缩影，中药足浴属"中药外治"范畴，是利用内病外治的原理，通过足与脏腑、经络、气血的密切联系，使药物通过穴位经络的传导，达到活血通络、调理阴阳的治疗和保健效果。每日1次，每次泡30～40min（根据患者的耐受情况调整），一般10日1个疗程。

四、耳穴压豆

中医认为，人的五脏六腑均可以在耳朵上找到相对应的反应区或敏感点，当人体患病时，刺激这些部位，可起到防病、治病的作用。耳穴压豆是耳针的一种，通过在耳郭穴位上贴压药豆，通过经络传导达到治疗疾病的效果。根据患者的证候取穴：咳嗽咳痰取肺、气管、神门、皮质下等穴；喘息、气短取交感、心、胸、肺、皮质下等穴；腹胀、纳呆取脾、胃、三焦、胰、交感、神门等穴。每日按压药豆3～5次，每次每穴按压30～40秒，一般5日1个疗程。

第四节 中医辨证调护

一、传统行为疗法

病情较轻者鼓励下床活动，如每日散步20～30min或打太极拳等。病情较重者指导其在床上进行翻身、四肢活动等主动运动，或予四肢被动运动。自我按摩印堂、迎香、合谷、内关、三阴交、足三里、涌泉等穴位，以促进气血运行，增强体质。

二、药膳防护

（1）肺脾气虚证宜食健脾补肺之品，如山药、百合、薏苡仁、核桃、胡萝卜、鸡肉等；肺肾气虚证宜食补益肺气、肾气之品，如枸杞子、黑芝麻、核桃、木耳、山药、杏仁、桂圆、牛肉、猪心、羊肉等；肺肾气阴两虚证宜食益气养阴之品，如莲子、牛乳、蛋类、百合、荸荠、鲜藕、雪梨、银耳、老鸭等；汗出较多者，可多饮淡盐水，进食含钙丰富的食物，如橘子、香蕉等；腹胀纳呆者可用山楂、炒麦芽少许代茶饮。饮食宜少量多餐，每餐不宜过饱，以高热量、高维生素、高蛋白、易消化的饮食为主，烹调方式以炖、蒸、煮为宜，忌食辛辣、煎炸或过甜、过咸之品。

（2）梨子川贝汤：取梨子1个，去皮切片，川贝母12g，打碎，加入白糖30g，共炖汤服。适用于老年支气管炎之肺热干咳少痰者。

（3）百合核桃粥：取百合50g，核桃肉15g，大红枣10枚（去核），粳米50g，共煮食粥。适用于老年人慢性支气管炎肾亏虚咳气喘症。

（4）姜汁牛肺糯米饭：牛肺200g，生姜汁15ml，糯米适量。牛肺切块，加糯米，用小火焖熟，起锅时加生姜汁即成。食之有祛痰、补肺、暖胃的作用，对老人寒咳日久、痰多清稀者有效。

（5）冰糖蒸柿饼：柿饼3个，冰糖少量，放入锅中，隔水蒸至柿饼绵软后食用。有润肺、消痰、止血的作用，可辅助治疗慢性支气管炎、高血压、痔疮出血等。

（6）莲子百合煲瘦肉：莲子30g，百合30g，猪瘦肉200g，加适量水，煲1个半小时后食用。适用于干咳烦躁、渴饮、失眠多梦、肺燥阴虚型慢性支气管炎。

三、日常防治

（1）保持室内空气清新，温湿度适宜，室内勿摆放鲜花，使用毛毯。

（2）顺应四时，根据天气变化及时增减衣物，忌汗出当风。呼吸道传染病流行期间，勿到公共场所，防止感受外邪，诱发或加重病情。

（3）进行呼吸功能锻炼，如做腹式呼吸、缩唇呼吸和全身呼吸操锻炼，有助于提高肺活量，改善呼吸功能。

（4）进行耐寒训练，如入秋后开始用冷水洗脸。

第五章 高 血 压

第一节 概 述

一、疾病的定义

高血压是常见的慢性病，是以动脉血压持续升高为特征的"心血管综合征"。高血压病属于中医学"眩晕""头痛"等病证范畴。

二、流行病学

目前我国高血压患病率仍呈增长态势，成人发病率为20%；估计目前全国高血压患者2亿以上；但高血压知晓率、治疗率和控制率较低。高血压是最常见的慢性病，也是心脑血管病最主要的危险因素，脑卒中、心肌梗死、心力衰竭及慢性肾脏病等是其主要并发症，不仅致残、致死率高，而且严重消耗医疗和社会资源，给家庭和社会造成沉重负担。

第二节 疾病诊断标准

一、中医病名：眩晕病，头痛

主要症状：头晕、目眩，头痛。次要症状：头如裹，面红目赤，口苦、口干，耳鸣、耳聋，汗出，腰膝酸软等。

二、西医病名：高血压病（原发性高血压）

（1）未应用抗高血压药物情况下，平均收缩压（SBP）≥140mmHg和（或）平均舒张压（DBP）≥90mmHg；

（2）既往有高血压史，目前近4周内应用抗高血压药物治疗的个体。

第三节 中医特色治疗

一、经脉并治降压法

包含内容：针灸、穴位点刺放血、推拿、耳穴压豆、中药敷贴或中药离子导入、磁疗等。

1. 针灸

（1）体针：常用穴位合谷、百会、风池、阳陵泉、三阴交、内关、曲池、太冲等；透针取内关透外关，曲池透少海。实证用泻法，虚证用补法。隔日1次，7天为1疗程。

（2）耳穴压豆

常用穴：耳背沟、肝、心、交感、肾上腺；备用穴：耳神门、耳尖、肾。常用穴每次取3～4穴，酌加备用穴，以7mm×7mm的胶布，将王不留行籽贴于所选之穴，贴紧后并稍加压力，使患者感胀痛及耳郭发热。每隔2天换贴1次，每次一耳，双耳交替，15次为一疗程。肾气亏虚证、肝火亢盛证、阴虚阳亢证选用肾、枕、皮质下；痰浊壅盛证选用脾、枕、皮质下。耳穴定位：肾在对耳轮下脚下缘；枕在对耳屏后上方；皮质下在对耳屏的内侧面；脾点在耳甲腔后上方，在耳轮脚消失处与轮屏切迹连线的中点。

操作流程：①将胶布剪成0.5cm×0.5cm的小方块，将磁珠粒或王不留行籽或白芥子或六神丸贴在胶布中央备用。②然后用75%酒精棉球消毒耳郭，将贴有王不留行籽的胶布对准穴位贴压。③贴压后用手指按压穴位半分钟，嘱患者每天自行按压5次，每次10min，局部微热微痛为宜。④每次贴一只耳朵，下次轮换对侧，症状较重者可双耳同时贴。

（3）梅花针：用梅花针轻叩脊柱两侧，以腰骶椎两侧为重点，兼叩颈椎两侧、前额、后脑及掌心足底，每次15min，每日或隔日1次，7～10次为1疗程。

（4）灸治：艾灸足三里、绝骨或涌泉、石门，每穴3～7壮，至灸穴上见到小泡为度，灸毕局部覆以小胶布，待灸疮愈合后再灸。

（5）皮内针：在肝俞、胆俞、三阴交穴位埋针24h，每3天一次。通过长时间对穴位进行刺激，调节络脉、脏腑机能，调节脏腑阴阳平衡，从而调节血压作用。

（6）督灸：督脉为阳脉之海，督灸作用于督脉上，将经络、腧穴、药物、艾灸的综合作用融为一体，充分发挥温经壮阳、益肾通督、壮骨透肌的作用，能激发、振奋"老年失能综合征"患者阳气，从而提高其自身修复及抗邪能力。具体做法：取督脉的大椎穴至腰俞的脊柱部位，常规消毒后，在治疗部位涂抹生姜汁，然后铺生姜泥如梯状，在姜泥上面放置三角锥形艾柱，然后点燃三点，连续灸治3次后，去除姜泥和艾灰，然后用湿热毛巾把治疗部位擦干净。

2. 推拿

推拿有疏通经络、活血化瘀，促进血液循环、镇静等作用，使大脑皮层兴奋与抑制重新平衡，从而达到阴平阳秘，血压下降。常用手法如下：

① 推拿背经，自上而下，泻其肝火；

② 揉命门、肾俞，滋补肾阴；

③ 自上而下抹耳背降压沟；

④ 以双手拇指指腹自印堂穴沿眉弓分推至太阳穴，并轻揉太阳穴数圈后，推向耳后；

⑤ 从印堂穴向上推入发际，经头顶至项后风池穴，揉风池穴数圈后，转向颈两侧分抹至肩；

⑥ 用食指或中指抹曲池、尺泽、合谷、大陵、委中、涌泉等穴。

3. 中药敷贴或中药离子导入

（1）川牛膝100g，川芎100g，吴茱萸10g，决明子100g、冰片10g。

用法：上药共研末，食醋调成糊状，同蓖麻仁糊做成药饼状，贴敷在双涌泉穴上，1天1次，10次为1个疗程，共治疗3个疗程。

（2）吴茱萸100g、干姜50g、黄芪100g、肉桂100g、细辛10g、冰片10g（针对阳气亏虚之夜间低血压）。

用法：上药共研末，白酒调成糊状，外敷关元、气海穴。1天1次，10次为1个疗程，共治疗3个疗程。

4. 穴位点刺放血

选择耳尖、太冲穴、大椎穴放血数滴，每日一次。

二、降压药枕

组方：桑寄生150g，丹参200g，杭白菊150g，益母草150g，磁石200g，罗布麻120g，夏枯草100g，钩藤50g，川芎50g，草决明50g，山绿茶100g。

用法：上述药物通过加工炮制成枕芯，并根据不同病情调整配方和份量。睡眠时枕用配制而成的药枕，不用时用塑料袋封好，以免药味散失，每晚枕用，连续应用15天为一疗程。

三、中药沐足

药物组成：怀牛膝15g，川芎5g，钩藤（后下）5g，泽泻15，夏枯草10g，吴茱萸10g，白术5g，草决明15g。

组方：上方加水3000ml煎煮，水沸后10min，取汁趁温热浴足30min，每晚1次。1～3周为1疗程。

四、脐疗

1. 肝阳上亢型

药物组成：吴茱萸5g，龙胆草5g，明矾3g，川芎3g，白芷3g，夏枯草5g。

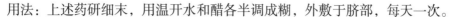

用法：上述药研细末，用温开水和醋各半调成糊，外敷于脐部，每天一次。

2. 痰浊上扰型

药物组成：白芥子3g，胆星3g，川芎2g，郁金2g，白矾3g。

用法：上述药研细末，用温开水和姜汁各半调成糊，外敷于脐部。

五、低频脉冲电疗法

本疗法是应用频率1000Hz以下的脉冲电流治疗疾病。取穴：辨证及循经取穴，通常取太冲、太溪、丰隆、合谷、足三里、三阴交、阳陵泉等。

第四节 中医辨证调护

一、传统行为疗法

1. 气功

古代称之为导引、吐纳修炼、养生等，太极拳作为内家拳的一种，也可列为广义的气功范畴。气功疗法治疗高血压病简便易行，疗效肯定。有研究发现，高血压者练习气功，可使血压降低10mmHg左右，这可大大降低脑卒中的发生率；对于早期高血压患者，则大多可避免病情发展，或减少降压药的使用量。上海市高血压病研究所经研究发现，气功是通过促使紊乱的大脑皮层功能改善，增强和调节人体内脏生理功能而发挥降压作用的，其中大量的实验（呼吸、肌肉、听觉、心电图和脑电图等）也证实了气功可降低血压、稳定血压和巩固疗效。

（1）姿势

卧式：患者取仰卧位，垫上枕头，头部较躯体高15°左右，以使身体舒适，呼吸自然通畅。闭合眼口，自然伸展四肢，使全身骨骼肌肉放松。此式对年老体弱、患有多种慢性消耗性疾病和习惯睡前练功者较适宜。此外，也可采用侧卧式，练功要求与卧式相同。

坐式：患者端坐椅子上，头部与上身保持端正，头颈不后仰前俯。胸部自然垂直，腰部不弯不挺，沉肩垂肘，双手掌分放于大腿上，肘关节自然弯曲，以感舒适为宜。双下肢自然分开，膝关节自然屈曲成90°。双脚平行轻踏地面，与双肩距离相等。大多数高血压病者可采用此式。此式对身体虚弱者较适宜。

立式：患者头部和上半部姿势同坐式，双臂向前伸展，肘部弯成环抱树干状，略比肩部低，肩关节自然外展，微垂肩但不要耸肩。双手掌相对，距离与肩宽相等，高低与乳头同平，手掌微弯曲成半握球状。双腿自然分开，距离与肩宽相等，足尖稍内收，站成一圆形，并使双膝关节向前微弯曲。身体自然垂直下沉，似欲坐凳上。此式对体壮肥胖或肝阳上亢型高血压者较适宜。

（2）呼吸

调整呼吸为气功治疗高血压病最为关键的一环。其要点是：呼吸时舌尖略贴上颚（注意不要故意用力），用鼻呼吸，并有意识地使呼气过程渐渐减慢、延长，直至有"气"沉"丹田"之感。患者初练时不可急于追求上述感觉，而应顺其自然，以免适得其反，事倍功半。

（3）注意事项

练功前：一要休息15～30min，停止工作、学习和有意识的思维活动，并使情绪稳定；二要将纽扣、衣领、腰带、鞋带和过于紧束的内衣放松；三要不饥也不过饱，并排空二便；四要注意保暖和避免过于炎热，并尽量选择安静之地练功；五是每次练功时间不超过30min，每天1～2次，早晨或睡前练习。

练功时：一要放松，轻松，不紧张，不仅指全身关节、肌肉放松，而且精神也要放松；二要安静，除环境外，还指精神集中和排除杂念；三要自然，不但指姿势要自然，而呼吸也要自然；四要下降，指有意识地引气下行，气沉丹田或意守丹田；五要协调，姿势、呼吸和意识相互配合。其中，放松和安静是关键。练功结束后应安静休息15min。

2. 八段锦

八段锦是调身为主的功法，练习中侧重肢体运动与呼吸相配合。该功法大多认为是在南宋初年创编，文字记载见于宋代洪迈的《夷坚志》，距今已有九百多年的历史。该功法柔筋健骨，养气壮力，行气活血，调理脏腑，且其运动量恰到好处，既达到了健身效果，又不感到疲劳。现代研究认为这套功法能改善神经调节功能，加强血液循环，对腹腔内脏有柔和的按摩作用，可激发各系统的功能，纠正机体异常的反应，对许多疾病都有医疗康复作用。包括："两手托天理三焦，左右开弓似射雕，调理脾胃须单举，五劳七伤往后瞧，摇头摆尾去心火，两手攀足固肾腰，攒拳怒目增气力，背后七颠百病消"八个动作。

站式八段锦可强身健体，舒筋活络，可对患者进行针对性的调治。如肝郁气滞，表现为胸闷、急躁易怒、两胁胀痛、头晕耳鸣等，疏肝理气，可选一、二式经常练习。脾虚气滞，表现为脘腹胀痛，食少纳呆，恶心呕吐，消化不良等，应健脾理气，可选用二、三式。心肾不交，眩晕耳鸣，失眠多梦，腰膝酸软，五心烦热，当交通心肾，补肾清心，选用五、六式。清阳不升可选用四、七式；肝阳上亢可选用四、八式。心脑血管病者，选练前四节为宜；呼吸系统疾病者，多练一、二、三、七式；消化系统疾病多练三、五式；颈腰椎病者多练四、五、六式。无病之人防病保健可以全套锻炼。

二、药膳防护

组方：党参10g，黄芪15g，三七3g，菊花10g，天麻5g，夏枯草10g，葛根20g，瘦肉50g。

用法：上述药物加水300mL，文火煲汤，每天一次。

三、日常防治

防治眩晕（高血压病）的日常调摄法见表5-1。

表5-1　防治眩晕（高血压病）的日常调摄法

内容	目标	措施
减少钠盐摄入	每人钠盐摄入量逐步降至＜6g/d	1.日常生活中钠盐主要来源为腌制、卤制、泡制的食品以及烹饪用盐，应尽量少吃上述食品。 2. 建议在烹调时尽可能用量具（如盐勺）称量加用的钠盐。 3. 用替代产品，如代用盐、食醋等。
体育运动	强度：中等量，每周3～5次，每次持续30min左右	1.运动的形式可以根据自己的爱好灵活选择，步行、快走、慢跑、游泳、太极拳等均可。 2. 应注意量力而行，循序渐进。运动的强度可通过心率来反映，可参考脉率公式。 3. 目标对象为没有严重心血管病的患者。
合理膳食	营养均衡	1.食用油，包括植物油（素油）每人＜25g/d。 2. 少吃或不吃肥肉和动物内脏。 3. 其他动物性食品也不应超过50～100g/d。 4. 多吃蔬菜，400～500g/d，水果100g/d。 5. 每人每周可吃蛋类5个。 6. 适量豆制品或鱼类，奶类250g/d。
控制体重	BMI＜24kg/m^2，腰围＜90（男性），腰围＜85cm（女性）	1.减少总的食物摄入量。 2. 增加足够的活动量。 3. 肥胖者若非药物治疗效果不理想，可考虑辅助用减肥药物。
戒烟	彻底戒烟，避免被动吸烟	1.宣传吸烟危害与戒烟的益处。 2. 为有意戒烟者提供戒烟帮助。一般推荐采用突然戒烟法，在戒烟日完全戒烟。 3. 戒烟咨询与戒烟药物结合。 4. 公共场所禁烟，避免被动吸烟。
限制饮酒	每天白酒＜50mL或葡萄酒＜100mL或啤酒＜300mL	1.宣传过量饮酒的危害，过量饮酒易患高血压。 2. 高血压患者不提倡饮酒。 3. 酗酒者逐渐减量；酒瘾严重者，可借助药物。

降压保健操

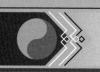

第六章 冠心病

第一节 概 述

一、疾病的定义

冠心病是冠状动脉粥样硬化性心脏病的简称，是由于冠状动脉粥样硬化，使血管腔狭窄，导致心肌缺血、缺氧及冠状动脉痉挛而引起的心脏病变。在中医学中，冠心病属于"真心痛""厥心痛""心痛""胸痹"的范畴。

二、流行病学

冠心病的发病率逐年上升，近年来已成为严重危害中老年人生命健康的常见病、多发病，而且发病年龄有下降趋势。冠心病是发展中国家和发达国家最常见的死亡原因。根据世界卫生组织的数据，2004年全世界大约13%的死亡是由冠心病引起的，且病死率随着年龄的增长而增加。目前，中国心血管病患病率处于持续上升阶段，据《中国心血管健康与疾病报告2020》推算，心血管病死亡占城乡居民总死亡原因的首位，农村为46.66%，城市为43.81%，中国心血管病患患者数约3.3亿，其中冠心病约1139万，给居民和社会带来的负担日益加重。

第二节 疾病诊断标准

一、西医病名及诊断

冠状动脉粥样硬化性心脏病（冠心病）。

1. 劳累性心绞痛

劳累性心绞痛是由于运动或其他增加心肌需氧量的情况所诱发的短暂胸痛发作，休息或舌下含服硝酸甘油后，疼痛常可迅速消失。

劳累性心绞痛可分为3类：

（1）初发型劳累性心绞痛，劳累性心绞痛病程在1个月以内。

（2）稳定型劳累性心绞痛，劳累性心绞痛病程稳定1个月以上。

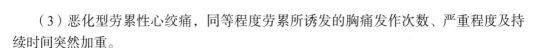

（3）恶化型劳累性心绞痛，同等程度劳累所诱发的胸痛发作次数、严重程度及持续时间突然加重。

2. 自发性心绞痛

自发性心绞痛的特征是胸痛发作与心肌需氧量的增加无明显关系。与劳累性心绞痛相比，这种疼痛一般持续时间较长，程度较重，且不易为硝酸甘油缓解。未见心肌酶变化，心电图常出现某些暂时性的S-T段压低或T波改变。自发性心绞痛可单独发生或与劳累性心绞痛合并存在。

自发性心绞痛患者的疼痛发作频率、持续时间及疼痛程度可有不同的临床表现，有时患者可有持续较长的胸痛发作，类似心肌梗死，但没有心电图及心肌酶的特征性变化。

某些自发性心绞痛患者在发作时出现暂时性的ST段抬高，常称为变异型心绞痛。但在心肌梗死早期记录到这一心电图图型时，不能应用这一名称。

初发型劳累性心绞痛、恶化型劳累性心绞痛及自发性心绞痛常统称为"不稳定型心绞痛"。

二、中医病名及诊断

"真心痛""厥心痛""心痛""胸痹"。

参照国家中医药管理局胸痹急症协作组制订的诊断标准（《中医心病诊断疗效标准与用药规范》）。

（1）膻中或心前区憋闷疼痛，甚则痛彻左肩背、咽喉、左上臂内侧等部位。持续几秒到几十分钟不等，常伴有心悸气短，自汗，甚则喘息不得卧。

（2）多见于中年以上，常因操劳过度，抑郁恼怒或多饮暴食，感受寒冷而诱发。

（3）心电图、动态心电图、运动平板、冠脉CT、心肌同位素显像或冠状动脉造影检查等可辅助诊断。根据病情可进行心肌酶谱测定，用心电图动态观察。

三、辨证论治

1. 心痛发作期治疗

（1）寒凝血瘀证

症状：遇冷则疼痛发作，舌淡暗、苔白腻，脉滑涩。

治法：芳香温通。

方剂：苏合香丸。一次2.5g，一日1～2次。

（2）气滞血瘀证

症状：多与情绪因素有关，舌暗或紫暗、苔白，脉弦滑。

治法：辛散温通，行气活血。

方剂：速效救心丸。发作时予10～15粒舌下含服。

2. 心痛缓解期治疗

（1）气虚血瘀证

症状：胸闷痛，动则尤甚，乏力气短，舌体胖大，舌质暗，有瘀斑或瘀点，苔薄白，脉弦。

治法：益气活血。

方剂：保元汤合桃红四物汤加减。药用人参（另煎兑入）或党参、黄芪、桃仁、红花、川芎、赤芍、当归、生地、桂枝、甘草。

（2）气阴两虚、心血瘀阻证

症状：胸痛时作时止，心悸气短，面色少华，舌暗红少津，脉细弱或结代。

治法：益气养阴，活血通脉。

方剂：生脉饮加减。药用党参、麦冬、丹参、赤芍、葛根、瓜蒌皮、水蛭、炙甘草，气虚甚者加黄芪，阴虚甚者加生地黄，血瘀甚者加红花、川芎。

（3）痰阻血瘀证

症状：胸脘如窒而痛，气短，肢体沉重，形体肥胖，舌暗苔浊腻，脉弦滑。

治法：通阳泄浊，活血化瘀。

方剂：瓜蒌薤白半夏汤合桃红四物汤加减。药用瓜蒌、薤白、半夏、桃仁、红花、川芎、赤芍、当归、生地等。

（4）气滞血瘀证

症状：胸痛时痛时止，多与情绪因素有关，伴有胁胀，舌暗苔白，脉弦。

治法：行气活血。

方剂：血府逐瘀汤加减。药用桃仁、红花、川芎、赤芍、当归、柴胡、牛膝、枳壳等。

（5）热毒血瘀证

症状：胸痛发作频繁，口干、口苦，大便秘结，舌紫暗，苔黄腻，脉弦滑。

治法：清热解毒，活血化瘀。

方剂：四物汤加减。药用丹参、赤芍、红花、川芎、降香等。

第三节　中医特色治疗

一、经脉并治扩冠法

包含内容：针灸、穴位点刺放血、推拿、耳穴压豆、中药敷贴、中药离子导入、磁疗等。

1. 循经刮痧

循经刮痧法根据冠心病不同症候分型进行循经刮痧治疗，视情况而定，如不出痧可每天一次，如果出痧，等褪痧后再行刮痧治疗。

（1）痰浊内阻型冠心病：采用泻法进行治疗，先直刮任脉天突穴至胸部膻中、巨阙穴等穴5～10次，再刮手厥阴心包经，由肘部曲泽穴处沿前臂内侧郄门、内关、太渊穴，最后刮下肢外侧丰隆。

（2）心血瘀阻型冠心病：采用泻法进行治疗，先刮背部心俞、膈俞，直刮5～10次，然后刮巨阙、膻中，最后刮前臂内侧的阴郄、郄门、神门。

（3）寒凝心脉型冠心病：采用泻法进行治疗，先直刮背部心俞、厥阴俞5～10次，再刮腹部气海、关元，最后刮前臂通里、内关。

（4）心肾阴虚型冠心病：采用补法进行治疗，先刮背部心俞、肾俞，然后刮前臂的神门、内关，最后刮下肢内侧三阴交、足部太溪穴。

（5）心气不足型冠心病：采用补法进行治疗，先直刮膻中、巨阙5～10次，再刮腹部气海，然后刮前臂阴郄，最后刮下肢足三里。

2. 耳穴压豆

耳穴压豆法选择一侧耳部穴位：取主穴心、肾、神门、交感、皮质下，配穴肝、脾、胆、胃，以75%酒精消毒耳郭，以镊子夹取带胶布之王不留行籽置于穴位，以拇指和食指按压每穴2min至有得气发热感为止，指导患者或家属每天按压3次，根据季节和患者出汗情况每3～5天更换对侧耳穴，2周为一疗程。

3. 穴位贴敷

"贴敷"又可称"敷贴""敷灸""薄贴""穴位贴药"。该疗法，简单而言，就是将药剂贴敷在与疾病相关连的体表部位，或者依靠涂布药剂而产生治疗效果，从而治疗局部或者全身性疾病。通过药膜穴位贴敷，药物的有效成分直接经过皮肤吸收进入血液循环而发挥治疗作用。

（1）取穴：膻中、内关、至阳、心俞穴（双）、间使、足三里、丰隆等。

（2）常用药物及组成：

麝香通痹膏包括麝香、血竭、丹参、冰片、苏合香、川芎、郁金、川乌头、石菖蒲、细辛、人参等；

通心膏贴包括徐长卿、红花、当归、丹参、乳香、没药、郁金、姜黄、川芎、三七、葛根、延胡索、透骨草、木香、樟脑、冰片、麝香、硫酸镁等；

胸痹贴包括川芎、乳香、没药、肉桂、附子、羌活、细辛、川椒、佛手、丹参、郁金。

4. 针刺疗法

针灸具有疗效好、简单、经济、无毒副作用、安全等特点，其机制是针灸一方面可以减轻由缺血造成的心肌损伤，另一方面能够加快由缺血所致心肌损伤的恢复，并且能够抑制诱发因素，对防止冠心病发作或提早形成有一定作用。针灸通过影响神经系统、内分泌系统及细胞内环境等功能活动而实现其作用。

（1）取穴：膻中、心俞、内关、厥阴俞、肝俞、肾俞、丰隆、至阳穴等。

（2）手法及配穴：阴虚瘀滞配神门，阳虚瘀滞配足三里，用平补平泻之法，得气后留针20～30min，每日1次，10次1疗程；热毒壅滞配合足三里、阳陵泉、丰隆、血海等穴位，用泄法，得气后，留针15min，每日1次，1周为1疗程；阴寒凝滞者可配合温针补法治疗。

5. 灸疗法

（1）取穴：艾灸足三里、绝骨或涌泉、石门、肾俞、脾俞、大椎、膻中、关元、气海等。

（2）操作方法：每穴3~7壮，至灸穴上见到小泡为度，灸毕局部覆以小胶布，待灸疮愈合后再灸。

（3）适应证：阴寒凝滞、阳虚血瘀类胸痹心痛病患者。

6. 足浴疗法

足底有着丰富的神经、血管和穴位，因此又被称为"人的第二心脏"。足浴是传统外治法中的一种，通过刺激足部穴位，可达到疏通经气、调理气血、调节脏腑功能的作用。近年来随着人们绿色保健意识的增强，中药足浴在临床得到广泛应用。

清热凉血方：黄芩15g，毛冬青30g，丹参20g，赤芍15g，降香10g，川芎15g，红花10g；

通痹安神方：川芎30g，白芷30g，牛膝30g，钩藤30g，夏枯草30g，吴茱萸30g，肉桂10g。

组方：上方加水3000ml煎煮，水沸后10min，取汁趁温热浴足30min，每晚1次。1~3周为1疗程。

二、中药熏蒸

熏蒸疗法通过穴位渗透、经络疏通等方式，调节阴阳平衡，可减轻心绞痛症状，提高生活质量。

用药推荐：党参、五指毛桃、瓜蒌、薤白、法半夏、细辛、丹参、乳香、没药、冰片等。

用法：熏蒸足部，每日1剂，每次30min，2周为1疗程。

三、推拿

推拿能够疏通经络，产生温热刺激，并深入到脏腑经络，起温经散寒的作用。此外，推拿对血液循环的改善和对脏腑功能的调节均有一定作用。

选穴：胸部、背部（心俞、膈俞、厥阴俞、内关、间使、三阴交）；心前区（阿是穴）。

操作：根据推拿部位的不同适当选择不同的推拿手法，如一指禅、搓法、摩法、压法、点法、按法等。

第四节 中医辨证调护

　　现代研究认为，中医传统功法如太极拳、八段锦、五禽戏等对心功能的改善有较多的益处。传统功法强度低，动作缓慢柔和，适宜患者心脏康复，可帮助患者改善身心状态，提高患者生活质量。

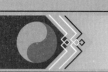 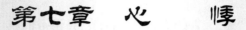

第七章 心 悸

第一节 概 述

因各种原因致气血阴阳亏虚，心失所养；或痰饮瘀血阻滞，心脉不畅，引起以心中急剧跳动，惊慌不安，甚则不能自主为主要临床表现的一种心脏常见病证。西医学各种原因引起的心律失常，如心动过速、心动过缓、过早搏动、心房颤动或扑动、房室传导阻滞、病态窦房结综合征、预激综合征及心功能不全、神经官能症等，凡以心悸为主要临床表现时，均可参考本篇辨证论治。

第二节 疾病诊断标准

一、西医临床表现

心悸的基本证候特点是发作性心慌不安，不能自主，常兼见胸闷气短，神疲乏力，头晕喘促，甚至不能平卧，以至出现晕厥。各种原因引起的心律失常，如心动过速、心动过缓、过早搏动、心房颤动或扑动、房室传导阻滞、病态窦房结综合征、预激综合征及心功能不全、神经官能症等均可出现心悸、心慌的表现。

二、西医检查

1. 发作时的体检

应着重于判断心律失常的性质及心律失常对血液动力状态的影响。

（1）听诊心音：了解心室搏动的快、慢和规则与否，结合颈静脉搏动所反映的心房活动情况，有助于作出心律失常的初步鉴别诊断。

（2）颈动脉窦按摩：对快速性心律失常的影响有助于鉴别诊断心律失常的性质。为避免发生低血压、心脏停搏等意外，应使患者在平卧位有心电图监测下进行，老年人慎用，有脑血管病变者禁用。每次按摩一侧颈动脉窦，一次按摩持续时间不超过5秒，可使心房扑动的室率成倍下降，还可使室上性心动过速立即转为窦性心律。

2. 发作间歇期体检

应着重于有无高血压、冠心病、瓣膜病、心肌病、心肌炎等器质性心脏病的证据。

常规心电图、超声心动图、心电图运动负荷试验、放射性同位素显影、心血管造影等无创和有创性检查有助于确诊或排除器质性心脏病。

体表心电图是诊断心律失常最便捷的方法。心律失常发作时的心电图记录是确诊心律失常性质的重要依据。正常窦性心律的心电图特点为：P波规律出现，且P波形态表明激动来自窦房结（即P波在Ⅰ、Ⅱ、aVF、V4～V6直立，在aVR倒置）。正常窦性心律的频率一般为60～100次/分。动态心电图也称Holter监测，通过24h连续记录心电图，可能记录到心律失常的发作、自主神经对心律失常的影响等，可弥补体表心电图只能做短暂记录的不足。

三、西医诊断

心律失常的确诊大多要靠心电图，部分患者可根据病史和体征作出初步诊断。详细追问发作时心率、节律（规则与否、漏搏感等），发作起止与持续时间。发作时有无低血压、昏厥或近乎昏厥、抽搐、心绞痛或心力衰竭等表现，以及既往发作的诱因、频率和治疗经过，有助于判断心律失常的性质。

四、中医诊断

发作性心悸、心慌不安，不能自主，常兼见胸闷气短，神疲乏力，头晕喘促，甚至不能平卧，以至出现晕厥。其脉象表现或数或迟，或乍疏乍数，并以结脉、代脉、促脉、涩脉为常见。心悸失治、误治，可以出现变证。若心悸兼见浮肿尿少，形寒肢冷，坐卧不安，动则气喘，脉疾数微，此为心悸重症心肾阳虚、水饮凌心的特点。若心悸突发，喘促，不得卧，咯吐泡沫痰，或为粉红色痰涎，或夜间阵发咳嗽，尿少肢肿，脉数细微，此为心悸危症水饮凌心射肺之特点。若心悸突见面色苍白，大汗淋漓，四肢厥冷，喘促欲脱，神志淡漠，此为心阳欲脱之危证。若心悸脉象散乱，极疾或极迟，面色苍白，口唇发绀，突发意识丧失，肢体抽搐，短暂即恢复正常而无后遗症，或一厥不醒，为心悸危症晕厥之特点。

五、中医辨证分型

1. 心虚胆怯
症状：心悸不宁，善惊易恐，坐卧不安，少寐多梦而易惊醒，食少纳呆，恶闻声响，苔薄白，脉细略数或细弦。
治法：镇惊定志，养心安神。
方剂：安神定志丸。可加琥珀、磁石重镇安神。

2. 心脾两虚
症状：心悸气短，头晕目眩，少寐多梦，健忘，面色无华，神疲乏力，纳呆食少，腹胀便溏，舌淡红，脉细弱。

治法：补血养心，益气安神。

方剂：归脾汤。

3. 阴虚火旺

症状：心悸易惊，心烦失眠，五心烦热，口干，盗汗，思虑劳心则症状加重，伴有耳鸣，腰酸，头晕目眩，舌红少津，苔薄黄或少苔，脉细数。

治法：滋阴清火，养心安神。

方剂：黄连阿胶汤。

4. 心阳不振

症状：心悸不安，胸闷气短，动则尤甚，面色苍白，形寒肢冷，舌淡苔白，脉虚弱，或沉细无力。

治法：温补心阳，安神定悸。

方剂：桂枝甘草龙骨牡蛎汤。

5. 水饮凌心

症状：心悸，胸闷痞满，渴不欲饮，下肢浮肿，形寒肢冷，伴有眩晕，恶心呕吐，流涎，小便短少，舌淡苔滑或沉细而滑。

治法：振奋心阳，化气利水。

方剂：苓桂术甘汤。

6. 心血瘀阻

症状：心悸，胸闷不适，心痛时作，痛如针刺，唇甲青紫，舌质紫暗或有瘀斑，脉涩或结或代。

治法：活血化瘀，理气通络。

方剂：桃仁红花煎。

7. 痰火扰心

症状：心悸时发时止，受惊易作，胸闷烦躁，失眠多梦，口干苦，大便秘结，小便短赤，舌红苔黄腻，脉弦滑。

治法：清热化痰，宁心安神。

方剂：黄连温胆汤。

第三节　中医特色治疗

1. 穴位敷贴

敷贴药膏加热后敷于膈俞、脾俞、肾俞、心俞等穴位上。

2. 艾灸

取背俞穴的厥阴段至膈俞段，用固定器点燃艾条，在所取范围内往返熏灸，以患者耐受度为宜。

3. 智能电针

按照循经取穴相关原则，经针上通电或者选择电极片对穴位进行相应的刺激。当患者出现酸、麻或者胀等效果后将治疗仪器进行接通，随后调整设备强度，每日进行1次治疗，或者每隔1日对患者进行治疗。

4. 推拿、拔罐以及刮痧

主要穴位选择背部俞穴，并选择点、揉、按以及擦的方法刺激穴位，按摩手法由轻过度到重，每日进行1次按摩，每个疗程为10天。与此同时，和四肢中的神门、曲池、内关、足三里、三阴交和前胸膻中穴相互配合。

5. 情志护理

观察患者情志失衡症状，借助安慰、移情、情绪发泄等方法，缓解和消除患者紧张、抑郁心情，帮助患者正视疾患。

第四节 中医辨证调护

1. 传统行为疗法

比较适宜患者的运动项目有练功十八法、太极拳、八段锦、五禽戏、呼吸操、定量行走等，长久坚持可增强体质，改善生活质量。

2. 药膳防护

瘀血闭阻型患者表现唇舌紫暗，心悸不宁，胸痛剧烈。护理以活血化瘀、通痹镇痛为主，饮食上宜服用当归、桃仁、木耳等活血化瘀之物；忌食生冷、甜腻之物，多食瓜果蔬菜。心肾阳虚型患者表现为脉细沉、舌苔滑、暗红，表现为胸痛无力、心悸而痛；护理以补气温阳、养心通络为主，忌食生冷及过咸之物，多食核桃、牛肉等温补之物。痰浊闭阻型表现为脉滑、头昏腹胀、心胸痞满腹胀；护理以理气通痹为主，忌食甜食、多食莲子粥、薏苡仁等健脾运胃之物。气阴两虚型表现为舌红少苔、气短贫乏、胸闷心悸等症状，护理以益气养阴、通络镇痛为主；忌食辣椒、羊肉等温燥辛辣之物。

3. 日常防治

情志调畅，饮食有节及避免外感六淫邪气，增强体质等是预防本病的关键。积极治疗胸痹心痛、痰饮、肺胀、喘证及痹病等，对预防和治疗心悸发作具有重要意义。

（1）可以适当练习八段锦中"摇头摆尾去心火"和五禽戏的"猿戏"以及24节气导引养生"夏季节气的动作"。

（2）不宜过度劳累，生活尽量规律。

（3）心悸患者应保持精神乐观，情绪稳定，积极配合，坚持治疗，坚定信心，有助于康复。应避免惊恐刺激及忧思恼怒等。

（4）生活作息要有规律。饮食有节，宜进食营养丰富而易消化吸收的食物，宜低脂、低盐饮食，忌烟酒、浓茶。

（5）轻证可从事适当体力活动，以不觉劳累、不加重症状为度，避免剧烈活动。重症心悸应卧床休息，还应及早发现变证、坏病先兆，做好急救准备。

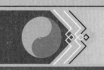

第八章 中 风

第一节 概 述

1. 疾病的定义

中风是由于气血逆乱,产生风、火、痰、瘀导致脑脉痹阻或血溢于脑脉之外,而表现为突然昏仆,半身不遂,口舌歪斜,言语謇涩或不语,偏身麻木为主要特征的一种病证。西医学称为缺血性和出血性脑血管病。

2. 流行病学

约有70%~80%的中风存活者留有不同程度的残疾。若病后处理不当可导致废用综合征和误用综合征。

第二节 疾病诊断标准

一、西医临床表现

（1）以半身不遂、口舌歪斜、舌强语謇、偏身麻木,甚至神志恍惚、迷蒙、神昏、昏聩为主症。

（2）发病急骤,或有渐进发展过程。病前多有头晕、头痛、肢体麻木等先兆。

（3）常有年老体衰、劳倦内伤、嗜好烟酒及膏粱厚味等因素。每因恼怒、劳累、酗酒、感寒等因素诱发。

（4）应进行神经系统以及相关理化检查。

二、西医检查

血压、脑脊液检查、眼底检查、颅脑CT、MRI等检查,有助于诊断。

三、西医诊断

（1）以神志恍惚、迷蒙,甚至昏迷或昏愦,半身不遂,口舌歪斜,舌强言謇或不语,偏身麻木为主症。

（2）多急性起病。

（3）病发多有诱因，病前常有头晕、头痛、肢体麻木、力弱等先兆症。

（4）好发年龄为40岁以上。

（5）血压、脑脊液检查、眼底检查、颅脑CT、MRI等检查，有助于诊断。

四、中医诊断

脑脉痹阻或血溢脑脉之外所引起的脑髓神机受损是中风病的证候特征。其主症为神昏、半身不遂、言语謇涩或不语、口舌歪斜、偏身麻木。次症见头痛、眩晕、呕吐、二便失禁或不通、烦躁、抽搐、痰多、呃逆。舌象可表现为舌强、舌歪、舌卷，舌质暗红或红绛，舌有瘀点、瘀斑；苔薄白、白腻、黄或黄腻；脉象多弦，或弦滑、弦细，或结或代等。

五、中医辨证分型

1. 风痰瘀血，痹阻脉络

症状：半身不遂，口舌歪斜，舌强言謇或不语，偏身麻木，头晕目眩，舌质暗淡，舌苔薄白或白腻，脉弦滑。

治法：活血化瘀，化痰通络。

方剂：桃红四物汤合涤痰汤。

2. 肝阳暴亢，风火上扰

症状：半身不遂，偏身麻木，舌强言謇或不语，或口舌歪斜，眩晕头痛，面红目赤，口苦咽干，心烦易怒，尿赤便干，舌质红或红绛，脉弦有力。

治法：平肝熄风，清热活血，补益肝肾。

方剂：天麻钩藤饮。

3. 痰热腑实，风痰上扰

症状：半身不遂，口舌歪斜，言语謇涩或不语，偏身麻木，腹胀便干便秘，头晕目眩，咯痰或痰多，舌质暗红或暗淡，苔黄或黄腻，脉弦滑或偏瘫侧脉弦滑而大。

治法：通腑化痰。

方剂：大承气汤加味。

4. 气虚血瘀

症状：半身不遂，口舌歪斜，口角流涎，言语謇涩或不语，偏身麻木，面色㿠白，气短乏力，心悸，自汗，便溏，手足肿胀，舌质暗淡，舌苔薄白或白腻，脉沉细、细缓或细弦。

治法：益气活血，扶正祛邪。

方剂：补阳还五汤。

5. 肝阳上亢

症状：半身不遂，口舌歪斜，舌强言謇或不语，偏身麻木，烦躁失眠，眩晕耳鸣，手足心热，舌质红绛或暗红，少苔或无苔，脉细弦或细弦数。

治法：滋养肝肾，潜阳熄风。

方剂：镇肝熄风汤。

第三节　中医特色治疗

一、针灸治疗

针灸治疗可按中经络和中脏腑辨证取穴。

（一）毫针疗法

1. 中经络选穴

内关、极泉、尺泽、委中、三阴交、足三里。

加减法：肝阳暴亢加太溪、太冲；风痰阻络加丰隆、合谷；痰热腑实加曲迟、内庭、丰隆；气虚血瘀加气海、血海；阴虚风动加太溪、风池；口角歪斜加颊车、地仓；上肢不遂加肩髃、手三里、合谷；下肢不遂加环跳、阳陵泉、阴陵泉、风市；头晕加风池、完骨、天柱；足内翻加绝骨、纠内翻、丘虚透照海；足外翻加中封、太溪、纠外翻；足下垂加解溪、胫上；便秘加丰隆、支沟；尿失禁、尿潴留加中极、曲骨、关元；失语：廉泉、听宫、耳门、通里。

操作：内关用捻转泻法，持续运针1～3min；三阴交、足三里用提插补法；刺极泉时，在原穴位置下2寸心经上取穴，避开腋毛，直刺进针，用提插泻法，以患者上肢有麻胀感和出现抽动为度；尺泽、委中直刺，提插泻法，使肢体出现抽动。

2. 中脏腑选穴

素髎、百会、内关。

加减法：闭证加十宣、合谷、太冲；脱证加关元、气海、神阙；呼吸衰竭加气舍。

操作：内关用捻转泻法，持续运针1～3min；水沟、素髎用雀啄法，以患者面部出现反应为度；十宣用三棱针点刺放血；太冲、合谷用泻法，强刺激。关元、气海用大艾柱灸法，神阙用隔盐灸法，直至四肢转温。

3. 头、体针瞬时强电流刺激法（用于Brunnstrom分期软瘫期的患者）

取穴：根据患者CT或MRI检查所示脑损害部位确定头针刺激区；根据患者神经病损情况确定体针所取穴位（如上肢瘫取极泉、肩髃、曲池、内关、合谷；下肢瘫取秩边、环跳、风市、阳陵泉、足三里、悬钟、解溪、太冲、昆仑；配穴取患者瘫痪肌肉肌腱两端。

操作：选取两组头针与瘫痪肢体穴位，将电流强度旋钮瞬时开到最大（1～5秒），迅速回零，依次刺激，刺激过程中可见患者瘫痪肢体有强烈的抽搐。每次治疗可反复强刺激2～3次。刺激过程中注意观察患者的表情、判断其耐受程度，发现晕针随时处理并出针停止强刺激。

（二）头针疗法

取穴：运动障碍取病灶侧运动区、足运感区；感觉障碍取病灶侧感觉区、足运感区；平衡障碍取病灶侧平衡区；不自主运动取病灶侧舞蹈震颤区；语言障碍按类型取语言1～3区。

操作：毫针平刺入头皮下，快速捻转2～3min后，用电针，疏密波，留针30min，留针期间鼓励患者活动肢体。

二、中医按摩治疗

以疏通经络、调和气血、促进功能恢复为法。

1. 头面部操作

取穴及部位：印堂、神庭、精明、太白、鱼腰、迎香、下关、颊车、地仓、人中、头侧部。

主要手法：推法、按法、揉法、扫散法、拿法、擦法、一指禅法。

操作方法：患者仰卧位，医者坐于一侧。先推印堂至神庭，继之用一指禅法自印堂依次至睛明、阳白、鱼腰、太白、迎香、下关、颊车、地仓、人中等穴，往返推2～3遍。然后推百会2min，并从百会穴横行推到耳郭上方发际，往返数次，强度稍大，以微有胀痛感为宜。揉按风池穴1min。同时用掌根轻柔痉挛一侧的面颊部。最后以扫散法施与头部两侧（重点在少阳经），拿五经，擦面部。

2. 上肢部操作

取穴及部位：肩髃、臂臑、曲池、手三里、上肢部。

主要手法：揉法、擦法、按法、摇法、抖法、搓法、捻法。

操作方法：患者仰卧位，或改侧卧位，医者立于患侧。先拿揉肩关节前后侧，继之擦肩关节周围，再移至上肢，依次擦上肢的后侧、外侧（从肩到腕上），往返擦之2～3遍；然后按揉肩髃、臂臑、曲池、手三里等穴，每穴1min；轻摇肩关节、肘关节、腕关节，拿捏上肢3遍；最后搓、抖上肢，捻五指。

3. 腰背部及下肢后侧操作

取穴及部位：八髎、环跳、承扶、殷门、委中、承山、腰部、骶、下肢后侧。

主要手法：推法、擦法、拍打法、擦法、按法、拿法。

操作方法：患者俯卧位，医者立于患侧。先推督脉与膀胱经（用八字推法）至骶尾部，继之施以擦法于膀胱经夹脊穴及八髎、环跳、承扶、殷门、委中、承山等穴；轻轻拍打腰骶部及背部；擦背部、腰骶部及下肢后侧，拿风池，按肩井。

4. 下肢前、外侧操作

取穴及部位：髀关、伏兔、风市、梁丘、血海、膝眼、足三里、三阴交、下肢前、外侧部。

主要手法：滚法、按法、揉法、捻法、搓法、摇法、拿法、捏法。

操作方法：患者仰卧，医者立于患侧。先滚患肢外侧（髀关至足三里、解溪）、前侧（腹股沟至髌上）、内侧（腹股沟至血海），往返滚2～3遍；然后按揉髀关、风市、伏兔、血海、梁丘、膝眼、足三里、三阴交、解溪等穴，每穴1min；轻摇髋、膝、踝等关节；拿捏大腿、小腿肌肉5遍；最后搓下肢，捻五指。

语言謇涩：重点按揉廉泉、通里、风府。

口眼歪斜：用抹法在瘫痪一侧面部轻轻推抹3～5min，然后重按颧髎、下关、童子髎。

口角流涎：按揉面部一侧与口角部，再推摩承浆穴。

三、艾灸治疗

艾有温通经脉、祛风散寒、活血化瘀的功效，可以改善血液循环，减轻炎症、水肿及组织缺氧状态。常选穴位：风池、翳风、曲池、三阴交、阳陵泉、委中、足三里等，以穴位微红为宜。

四、中药熏洗疗法

中药白芍、防己、甘草温热、镇痛、松弛肌肉，抑制痉挛。千年健、川芎、红花、当归、桂枝、乳香、没药、苏木热敷可以活血化瘀，消肿止痛。熏洗时注意药液的温度适中，以患者的健侧肢体所能耐受温度作为参考，避免烫伤。每天1～2次，10次为一疗程，连续使用三个疗程。

五、刮痧

应用现代刮痧疗法，在背部督脉及足太阳膀胱经处涂摸红花油进行刮拭，刮痧板与皮肤呈45°角，力度适中，速度缓慢，每条经脉持续5min，每日1次，10天为1个疗程，休息5～7天后继续下个疗程。刮痧可明显改善中风患者的偏身麻木、半身不遂、头痛、头昏、言语謇涩。

第四节 中医辨证调护

一、临证护理

1. 痰瘀阻络

表现为偏身麻木，腹胀便结，头晕目眩，咳痰或痰多。

（1）室温不宜太高，衣被不可太厚，但避免冷风直接吹。

（2）鼓励患者将痰排出，或予以拍背咳痰，必要时予沐舒坦雾化吸入。

（3）饮食以清热、化痰、润燥为主，如萝卜、绿豆、梨等。

2. 肝阳暴亢

半身不遂、舌强语謇、口舌歪斜、眩晕头痛、面红目赤、心烦易怒、口苦咽干、便秘尿黄。舌红或绛、苔黄或燥、脉弦有力。

（1）病室宜安静，温湿度适宜，空气新鲜、流通。

（2）做好情志护理，告知患者不良情绪对疾病的影响，嘱患者避免暴怒、激动、兴奋，保持情绪稳定。

（3）保持大便通畅，多吃粗纤维的食物，如香蕉、蔬菜等，必要时给予缓泻剂，注意观察用药后反应。

（4）饮食宜清淡，甘寒为主，如绿豆、芹菜、菠菜、冬瓜、黄瓜、橘、梨。忌羊肉、鸡肉、狗肉、鲢鱼、大蒜、葱、韭菜等辛香走窜之品。

3. 气虚血瘀

半身不遂、肢体软弱、偏身麻木、舌歪语謇、手足肿胀、面色淡白、气短乏力、心悸自汗。舌质暗淡、苔薄白或白腻、脉细缓或细涩。

（1）患者气虚卫外不固，体弱多汗，因此病房要求温暖避风。

（2）汗多时随时擦干汗液，更换衣服。

（3）手足肿胀者，抬高患肢，每日帮助患者被动活动肢体，以促进血液循环。

（4）气短、乏力者要协助做好生活护理，外出检查要有人陪同，防跌仆。

（5）饮食宜益气、健脾、通络等，如薏苡仁粥、黄芪粥、莲子粥、白菜、冬瓜、丝瓜、木耳、赤小豆等。

二、康复护理措施

（一）急性期护理

1. 良肢位摆放

（1）仰卧位：头部枕于枕头上，躯干应平展，将患侧上肢置于枕上，使其轻度外展，手略高于心脏位置，肩关节下垫一小枕，使肩上抬，肘伸直，腕关节背伸。在患侧臀部垫一大枕，使骨盆向前突，髋关节中立位，膝关节轻度屈伸。应尽量少用此卧位，因为该卧位受颈紧张性反射和迷路反射的影响，异常反射活动最强。

（2）健侧卧位：患侧上肢用枕头垫起，肩关节屈曲100°左右，上肢伸直，手指伸展开。患侧下肢用枕头垫起，保持屈髋、屈膝位，足部也垫在枕头上，不能悬于枕头边缘。健侧肢体取舒适姿势即可。

（3）患侧卧位：即患侧肢体处于下方的卧位。患侧肩胛向前伸，肩关节屈曲，前臂旋后，腕关节背伸，手指伸展开，患侧下肢伸展，膝关节轻度屈曲，健侧下肢髋关节、膝关节屈曲，下面垫一个枕头，取舒适体位。这是康复护理提倡的体位，因为该卧位可刺激患侧肢体感觉功能恢复，同时也不妨碍健侧肢体的主动活动。

2. 肢体被动运动

先从健侧开始，从肢体的近端到远端屈伸，一般上肢完成一个动作以默数3～5，下肢以默数5～10的速度为宜，每一个动作模式做5～10次，即可达到预防关节挛缩的效果，每天2～3次，动作要轻柔，重点进行肩关节外旋、外展和屈曲，肘关节伸展，腕和手指伸展，髋关节外展和伸展，膝关节伸展，足背屈和外翻。

防止误吸和肺炎：有吞咽困难者易发生误吸和肺炎，通常情况下误吸会诱发咳嗽，但急性期患者发生误吸时约40%不能引发咳嗽反射。所以在经口饮水和进食前应仔细评估吞咽功能，最好采用鼻饲法进食。还应当特别强调：卧床的体位极易产生食物反流和肺吸入。

（二）恢复期护理

1. 坐起训练

只要病情允许，应尽早采取床上坐位。患者仰卧位，双手交叉抓握，向健侧翻身，健足置于患足下并利用健侧下肢移至床边，利用健手支撑坐起，护理人员可扶持患侧肩和盆骨，帮助坐起。

2. 坐位平衡训练

静态平衡训练要求患者无支撑坐在床边或椅子上，脊柱伸展，双侧髋关节和膝关节屈曲90°，足踏在地上或支撑台上，护理人员协助调整躯干和头至中间位，当护理人员感到不用力时松开手，让患者保持静态坐位数秒，然后慢慢向一侧倾斜，要求患者自己调整回中间位，必要时给予帮助。静态平衡完成后，让患者双手交叉抓握，伸向前、后、左、右、上和下方，并有重心移动，此时完成自动坐位平衡。

3. 站立训练

护理人员站在患者对面，双手放在患者的肩部，双膝抵住患者的膝关节，令患者双手交叉抓握，身体前倾重心前移，当双肩前移超过双足时，抬起臀部，伸直膝关节，伸展躯干，完成站立动作。

4. 站位平衡训练

静态站位平衡是患者在站立后，让患者松开双手，上肢垂于身体两侧，护理人员逐渐去除支撑，让患者保持站立，注意站立时不能有髋后缩合膝过伸。患者能保持静态站立平衡后，让患者将重心逐渐向患侧移动，训练患腿的负重能力。同时让患者的双手交叉抓握伸向各个不同方向，并伴有躯干相应的摆动，此时完成自动站立平衡。进一步可以对抗外力完成他动平衡。

5. 步态训练

（1）步行前的准备：扶持站立下进行患腿的前后摆动，注意骨盆的后缩和倾斜，伸髋和屈膝动作的完成，健腿的前后摆动，训练患腿的负重能力。

（2）扶持步行：护理人员站在患侧，一手握住患手，另一手放在患者的腰部，缓慢与患者一起向前行走，训练时要按照正确的步行动作行走或在平行杠内练习行走。

（3）改善步行训练：步行早期常有膝关节控制能力差（膝过伸和膝屈曲）现象，应进行膝关节的控制能力训练。如有划圈步态说明有骨盆上提、膝关节屈曲，应对存在的障碍进行有目的的训练。

6. 上、下楼梯训练

偏瘫患者上下楼梯时应遵循健足先上、患足先下的原则。

（1）上楼梯训练：健手抓住扶手，健足上台阶，利用健手与健足将身体重心引向上一台阶。护理人员可帮助患足抬起，屈髋、屈膝，反复训练，逐渐减少帮助，最终能独立完成上楼梯动作。

（2）下楼梯训练：健手握住前下方扶手，利用健侧手和足支撑身体，患足先下一层台阶，然后再将健足下到与患足同一个台阶。护理人员站在前方加以保护。

7. 作业疗法

包括双上肢共同活动训练、前臂旋前旋后训练、双手协调及精细动作训练等内容。

8. 日常生活能力训练（activity of daily living，ADL）

训练患者穿脱衣服、进餐、入厕、沐浴、拧毛巾等。积极训练患者患侧上肢及手的功能。在ADL训练项目中，尤以移动能力的训练最为重要，在康复护理中还要注意教会患者如何利用残存的功能，借助工具学会翻身、起床以及从床移到轮椅，再从轮椅移动到厕所的技巧动作和方法。

9. 言语训练

要求患者密切观察训练人员的口型，仔细听发音，模仿说话。患者可对着镜子发音，通过多听、多看、多练习，慢慢体会发音感觉，提高发音准确性，并逐渐增加发音的字数及难度，适当结合听力理解方面的训练，如双唇紧闭、伸舌等动作尽量长时间保持，做无声的构音运动引导发音。原则是先训练发元音，后练辅音。发音准确后，再训练语调、音量、速度等。

（三）后遗症期护理

1. 半身不遂

偏身瘫软不用，伴肢体麻木，甚至感觉完全丧失，口舌歪斜。兼见少气懒言，纳差，自汗，面色萎黄，或偏侧肢体强痉而屈伸不利，或见患侧肢体浮肿。

（1）保持病室整洁、舒适，做好基础护理，协助患者日常生活。外出检查要有人陪同，防跌仆。

（2）畅调情志，保持心态平和，情绪稳定，避免不良刺激。

（3）树立信心，坚持康复功能训练，每日帮助患者被动活动肢体，以促进血液循环。

（4）饮食宜益气、健脾、通络等，如薏苡仁粥、黄芪粥、莲子粥、白菜、冬瓜、丝瓜、木耳、赤小豆等。

2. 言语不利

言语謇涩或失语，兼见舌强，口舌流涎，偏身麻木，半身不遂。

（1）保持病室整洁，舒适，做好基础护理，协助生活所需。

（2）加强情志护理，鼓励患者战胜疾病的信心，鼓励多说话，坚持康复训练。

（3）保持心情舒畅，避免急躁恼怒、情志过激而使疾病再度复发。

（4）饮食宜清淡易消化，富含营养，多吃新鲜水果、蔬菜及豆制品，不宜过饱，忌食辛辣、刺激之品。

（5）中药汤剂宜温服。

三、膀胱护理及便秘护理

脑卒中后膀胱的控制障碍可造成尿潴留和尿失禁。发病初期以尿潴留为主，随着膀胱张力的增高，尿失禁成为主要问题。通常可采用留置导尿、间歇放尿的方法训练膀胱功能恢复，反射性排尿功能一旦恢复，应尽早拔除尿管，防止泌尿系感染。

便秘护理：脑卒中后最常见的直肠功能障碍是便秘。主要原因是突然卧床、低张力、饮食不当以及生物钟被破坏。主要护理措施包括饮食调理、建立良好的排便习惯、适量运动、用缓泄药或灌肠等。

四、情志护理

建立良好的医患关系，与家人一起给予患者以精神上的支持和安慰，提高患者对疾病的认识，解除患者思想顾虑，使其配合治疗，加强患者语言训练，树立战胜疾病的信心。

五、并发症护理

1. 阳闭证

突然昏仆、不省人事、高热者可予头部冰袋冰敷，并将头部垫高约2～3cm。

2. 脱证

突然昏仆、抽搐、手撒肢冷、脉微欲绝，可灸神阙、气海、关元等穴。

3. 尿潴留者

可按摩中极、关元、气海穴等，必要时导尿。

4. 肢体活动不利者

要尽早配合针灸、推拿、按摩等疗法。

六、药膳防护

1. 饮食宜忌

（1）痰多者以清热化痰润燥为主，可食萝卜、丝瓜、冬瓜等，忌食鱼腥、辛辣；

（2）肝阳上亢、肝火旺者饮食以清淡甘寒为主，可食橘子、绿豆、芹菜等，忌食肥甘厚味和辛辣刺激之品；

（3）气虚血瘀者饮食宜益气健脾通络，如薏苡仁粥、黄芪粥、莲子粥；

（4）阴虚火旺者饮食以养阴清热为主，如百合莲子粥、甲鱼汤、银耳汤。

注意饮食宜清淡，以低盐、低脂、低胆固醇食物为宜。

2. 常见食疗方

（1）天麻炖猪脑：天麻10g、猪脑1个；做法：将天麻、猪脑洗净，将天麻加入炖锅，加适量水，小火久炖，炖烂后加入猪脑炖熟即可饮食；主治：中风后遗症，症见半身不遂，头晕。

（2）黄芪当归粥：黄芪60g，当归15g，粳米100g；做法：清洗黄芪、当归，将粳米淘净，先将黄芪、当归加适量水，煎煮30min，去渣取汁，用药汁把粳米煮成稀烂粥，调味即可饮服；主治：中风后遗症，症见手足麻木不利，头晕，体倦乏力，甚至肢体痹痛。

（3）黑豆红花饮：黑豆50g，红花6g，红糖15g；做法：将黑豆加适量水，大火煮沸后加入红花，改用小火煎煮，煮至豆烂，去渣取汁，加入红糖拌匀后即可服食；主治：中风后遗症，症见半身不遂，血脉不利，肢体麻木不利。

七、健康指导

（1）节饮食，勿食过饱，忌食肥甘厚味，严禁酗酒吸烟。

（2）生活规律，劳逸结合。

（3）适量进行肢体及语言的功能恢复锻炼。

（4）调畅情志，避免不良情绪刺激。

安全使用轮椅　　　　中风患者保健操　　　　助行器的使用

第九章 癫 痫

第一节 概 述

癫痫是一种反复发作性神志异常的病证。亦称痫病，俗称羊角风。临床以突然意识丧失，发则仆倒，不省人事，强直抽搐，口吐涎沫，两目上视或口中怪叫为特征。移时苏醒，一如常人。发作前可伴眩晕、胸闷等先兆，发作后常有疲倦乏力等症状。

第二节 疾病诊断标准

一、西医临床表现

（1）典型发作时突然昏倒，不省人事，两目上视，项背强直，四肢抽搐，口吐涎沫，或有异常叫声，或仅有突然呆木，两眼瞪视，呼之不应，或头部下垂，腹软无力，面色苍白等。局限性发作可见多种形式，如口、眼、手等局部抽搐而无突然昏倒，或凝视，或语言障碍，或无意识动作等。多数在数秒至数分钟即止。发作突然，醒后如常人，醒后对发作时情况不知，反复发作。

（2）发作前可有眩晕、胸闷等先兆症状。

（3）任何年龄、性别均可发病，但多在儿童期、青春期或青年期发病，多有家族史，每因惊恐、劳累、情志过极等诱发。

二、西医诊断及检查

1. 确定是否为癫痫

详细询问患者本人及其亲属或同事等目击者，尽可能获取详细而完整的发作史，是准确诊断癫痫的关键。脑电图检查是诊断癫痫发作和癫痫的最重要手段，并且有助于癫痫发作和癫痫的分类。临床怀疑癫痫的病例均应进行脑电图检查。需要注意的是，一般常规脑电图的异常率很低，约为10%～30%。而规范化脑电图，由于其适当延长描图时间，保证各种诱发试验，特别是睡眠诱发，必要时加做蝶骨电极描记，因此明显提高了癫痫放电的检出率，可使阳性率提高至80%左右，并使癫痫诊断的准确率明显提高。

2.癫痫发作的类型

主要依据详细的病史资料、规范化的脑电图检查，必要时行24小时脑电图检测等进行判断。

3.癫痫的病因

在癫痫诊断确定之后，应设法查明病因。在病史中应询问有无家族史，出生及生长发育情况，有无脑炎、脑膜炎、脑外伤等病史。查体中有无神经系统体征、全身性疾病等。然后选择有关检查，如头颅磁共振（MRI）、CT、血糖、血钙、脑脊液检查等，以进一步查明病因。

三、中医辨证分型

（一）发作期

1.阳痫

症状：病发前多有眩晕，头痛而胀，胸闷乏力，喜伸欠等先兆症状，或无明显症状，旋即仆倒，不省人事，面色潮红、紫红，继之转为青紫或苍白，口唇青紫，牙关紧闭，两目上视，项背强直，四肢抽搐，口吐涎沫，或喉中痰鸣，或发怪叫，甚则二便自遗。发作后除感到疲乏、头痛外，一如常人，舌质红，苔白腻或黄腻，脉弦数或弦滑。

治法：急以开窍醒神，继以泻热涤痰熄风。

方剂：黄连解毒汤送服定痫丸。

2.阴痫

症状：发痫则面色晦暗，青灰而黄，手足清冷，双眼半开半合，昏愦，偃卧，拘急，或抽搐时作，口吐涎沫，一般口不啼叫，或声音微小。醒后周身疲乏，或如常人，舌质淡，苔白腻，脉多沉细或沉迟。

治法：急以开窍醒神，继以温化痰涎。

方剂：五生饮。

（二）休止期

1.痰火扰神

症状：急躁易怒，心烦失眠，咯痰不爽，口苦咽干，便秘溲黄。病发后，症情加重，甚则彻夜难眠，目赤，舌红，苔黄腻，脉多沉弦滑而数。

治法：清肝泻火，化痰开窍。

方剂：龙胆泻肝汤合涤痰汤。

2.风痰闭阻

症状：发病前多有眩晕，胸闷，乏力，痰多，心情不悦，舌质淡，苔白腻，脉多弦滑有力。

治法：涤痰熄风镇痛。

方剂：定痫丸。

3. 气虚血瘀

症状：头部刺痛，精神恍惚，心中烦急，头晕气短，唇舌紫暗或舌有瘀点、瘀斑，脉弦而涩。

治法：补气化瘀，定风止痛。

方剂：黄芪赤风汤送服龙马自来丹。

4. 心脾两虚

症状：反复发作不愈，神疲乏力，面色苍白，体瘦，纳呆，大便溏薄，舌质淡，苔白腻，脉沉弱。

治法：补益心脾为主，辅以理气化痰。

方剂：归脾汤合温胆汤。

5. 肝肾阴虚

症状：痫病频作，神思恍惚，面色晦暗，头晕目眩，两目干涩，耳轮焦枯不泽，健忘失眠，腰膝酸软，大便干燥，舌红苔薄黄，脉沉细而数。

治法：滋养肝肾。

方剂：大补元煎。

第三节 中医特色治疗

一、穴位按摩

每天早晚给患者按摩人中穴、三阴交、涌泉穴、太冲穴、大椎穴等，每次约为20min，按摩患者的穴位能够使患者神智越发清醒、虚症得以调节，可化痰。

二、针灸治疗

主穴取四神聪、百会、内关、水沟穴，配穴取太阳、曲池、神庭、风池、合谷、上星、足三里、阳陵泉、丰隆、三阴交以及太冲穴，留针15min，1天1次。急以针刺人中、十宣、合谷等穴，醒神开窍，治疗阳痫；急以针刺人中、十宣穴，开窍醒神，治疗阴痫。

三、灯火疗法

在四肢上取足通谷、少冲、少商、行间、太冲、大敦、解缓、金门、刺骨、历兑、十宣、京骨、隐白、充阳、内关、大陵、间使、神门；在躯干上取膈俞、心俞、腰俞、肝俞、身柱、脊中、大椎和筋缩；在头部取风池、风府、脑户、百会、上星和神庭；在头面部取太阳穴和人中，将蘸取桐油约3寸长的灯芯点燃，以其刺激上述穴位。

四、割治疗法

分批进行治疗，将双心俞、身柱、大椎和腰俞作为第1批；将双肝俞、陶道和命门作为第2批；将双肾俞、双膈俞和脊中作为第3批，循环取穴；常规消毒，用手术刀在穴位处划长约0.5cm的切口，将穴位下脂肪都排净，拔火罐约30min，在后刀口覆盖酒精纱条。

第四节 中医辨证调护

一、传统行为疗法

每天清晨坚持学习二十四式太极拳，并且坚持30min以上，清晨打太极拳能够修心养性，磨练心智，帮助患者逐步掌控自己的意识和心智，逐渐恢复正常神智。

二、药膳防护

（1）天麻陈皮粥：天麻、陈皮各10g，大米100g，白糖适量。天麻（切片）、陈皮与米同煮成粥，熟后加入白糖调匀，分2次，1日服完。

（2）明矾橄榄：明矾1.5g，橄榄12个。将橄榄洗净，用刀片将橄榄划割数条纵纹，然后将明矾末掺入纹内，待明矾浸入橄榄后，每小时食1～2个，细嚼，吞汁吐渣。

（3）地龙竹沥粥：地龙2g，淡竹沥30g，大米100g。干地龙焙干研细末，大米煮粥。粥熟后调入竹沥、地龙末，分1～2次食完。

（4）谷菊麻肝汤：谷精草6g、白菊花10g、天麻10g、羊肝50g。天麻切片，与白菊花、谷精草入锅内加清水煎煮，20min后去药渣留汤，再将羊肝切片后入汤，稍煮2min起锅调味，吃肝饮汤，每天1次，连服7天为一疗程。

（5）人参橘皮汤：生晒参、橘皮各10g，白糖适量。人参、橘皮先煎，去渣取汁，加入白糖，代茶饮。每天数次。

（6）枸杞炖羊脑：枸杞30g，羊脑1副，油盐适量，枸杞、羊脑放盅内炖，加水适量，清炖，加油、盐调味。每天1次，连服7天为一疗程。

（7）怀山枸杞煲瘦肉：怀山药30g、枸杞15g、猪瘦肉100g，同放煲内，加清水适量，煲熟后加油、盐调味，分次服食。每日2次，早晚服食。

（8）青果郁金饮：鲜青果500g，打碎；郁金250g入砂锅加水1000ml，煮1h取汁；

再加水500ml煎汁，两次汁混合，用文火浓缩至500ml，加蜂蜜适量，每次服10ml，开水送下。

三、日常防治

（1）对因遗传性疾病引起的癫痫，要进行产前诊断，发现患某种遗传性疾病伴发癫痫的胎儿可以终止妊娠，这样就可以减少这类癫痫的发生。

（2）癫痫患者在选择婚配对象时，应避免与有癫痫家族史的结婚，癫痫患者的未婚夫（妻）在婚前要做脑电地形图检查，如脑电地形图有癫痫波者避免结婚，双方都有癫痫家族史的人也应避免结婚。

（3）为了预防出生时脑损伤引起的癫痫，对于高龄初产妇，如预计生产过程不顺利，应及早剖腹取胎，这样可以避免因缺氧、窒息、产伤引起婴儿日后患癫痫。

（4）对于各种颅内感染引起的癫痫，要积极地预防这些感染的发生，一旦发生了颅内感染性疾病，应及早诊断，正确治疗，减轻脑组织损伤程度。在颅内感染的急性期，不少患者常有癫痫发作，这时应及时、足量地使用抗癫痫药物，以减轻脑组织因癫痫发作造成的损害，也可减少日后癫痫发作的机会。

（5）预防脑外伤引起的癫痫，重点是预防脑外伤的发生，避免因工作、交通事故引起脑外伤。

（6）高热惊厥患者以后约有15%左右转变成癫痫，如对有复发可能的高热惊厥，应及早地采取预防措施，可大大减少高热惊厥造成的脑损伤，也就减少了癫痫的发生率。

（7）去掉癫痫发作诱因，是预防癫痫复发的重要环节之一，如饮酒、吸烟、疲劳、精神压抑、暴饮暴食、感染性疾病、受惊发热、睡眠不足、近亲结婚及有害的声光刺激等。

（8）药物治疗最重要的一点就是，一旦开始服药治疗，必须坚持服用，不能间断，只有这样才能有效地控制发作，若发作已完全控制，减药时要逐渐减量，不可骤停。如在停药或减药过程中复发，应在医生指导下立即恢复原治疗剂量。

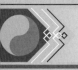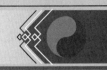

第十章 郁 证

第一节 概 述

郁证是由于情志不舒、气机郁滞所致，以心情抑郁、情绪不宁、胸部满闷、胸胁胀痛，或易怒易哭，或咽中如有异物梗塞等为主要临床表现的一类病证。郁证的临床表现及其以情志内伤为致病原因的特点，主要见于西医的神经衰弱、癔症及焦虑症等。

第二节 疾病诊断标准

一、西医临床表现

心情抑郁、情绪不宁、胸部满闷、胸胁胀痛，或易怒易哭，或咽中如有异物梗塞等。

二、中医辨证分型

1. 肝气郁结

症状：精神抑郁，情绪不宁，胸部满闷，胁肋胀痛，痛无定处，脘闷嗳气，不思饮食，大便不调，苔薄腻，脉弦。

治法：疏肝解郁，理气畅中。

方剂：柴胡疏肝散。

2. 气郁化火

症状：性情急躁易怒，胸胁胀满，口苦而干，或头痛、目赤、耳鸣，或嘈杂吞酸，大便秘结，舌质红，苔黄，脉弦数。

治法：疏肝解郁，清肝泻火。

方剂：丹栀逍遥散。

3. 血行郁滞

症状：精神抑郁，性情急躁，头痛，失眠，健忘，或胸胁疼痛，或身体某部有发冷或发热感，舌质紫暗，或有瘀点、瘀斑，脉弦或涩。

治法：活血化瘀，理气解郁。

方剂：血府逐瘀汤。

4. 痰气郁结

症状：精神抑郁，胸部闷塞，胁肋胀满，咽中如有物梗塞，吞之不下，咯之不出，苔白腻，脉弦滑。本证亦即《金匮要略·妇人杂病脉证并治》所说"妇人咽中如有炙脔，半夏厚朴汤主之"之症。《医宗金鉴·诸气治法》将本症称为"梅核气"。

治法：行气开郁，化痰散结。

方剂：半夏厚朴汤。

5. 心神失养

症状：精神恍惚，心神不宁，多疑易惊，悲忧善哭，喜怒无常，或时时欠伸，或手舞足蹈，骂詈喊叫，舌质淡，脉弦。多见于女性，常因精神刺激而诱发。临床表现多种多样，但同一患者每次发作多为同样几种症状的重复。《金匮要略·妇人杂病脉证并治》将此种证候称为"脏躁"。

治法：甘润缓急，养心安神。

方剂：甘麦大枣汤。

6. 心脾两虚

症状：多思善疑，头晕神疲，心悸胆怯，失眠，健忘，纳差，面色不华，舌质淡，苔薄白，脉细。

治法：健脾养心，补益气血。

方剂：归脾汤。

7. 心阴亏虚

症状：情绪不宁，心悸，健忘，失眠，多梦，五心烦热，盗汗，口咽干燥，舌红少津，脉细数。

治法：滋阴养血，补心安神。

方剂：天王补心丹。

8. 肝阴亏虚

症状：情绪不宁，急躁易怒，眩晕，耳鸣，目干畏光，视物不明，或头痛且胀，面红目赤，舌干红，脉弦细或数。

治法：滋养阴精，补益肝肾。

方剂：滋水清肝饮。

第三节　中医特色治疗

一、针刺疗法

针刺在焦虑症的中医综合疗法中占据主要地位，通常采用醒脑开窍针法。主穴：百会、四神聪、印堂、人中、合谷、三阴交、太冲。百会穴位于巅顶，是脑病治疗的首选穴；人中穴位于面部水沟，是急救常用穴，两穴同属督脉，历代医家有"病变在脑，首选督脉"的说法。四神聪穴位于头顶，印堂穴位于两眉之间，二者皆位于头部，属于经外奇穴。以上4穴皆具有激发脑神、调神导气、清利头目的作用。合谷穴位于手掌虎口，是手阳明经原穴，可通经活络，调理阳明经气；三阴交穴位于小腿内侧，是足三阴经之交会穴，能调理三阴经经气，调补气血；太冲穴位于足部，为肝经原穴，可调情志，舒肠胃，畅气机。加减：若心烦不寐、躁扰不宁，加神门、内关，泻火安神；急躁易怒、不寐多梦，甚至彻夜不眠，加期门、肝俞，清肝泻火；心烦易怒、惊惕不安、痰多呕恶，加丰隆、曲池，清热化痰；心悸胆怯、处事易惊，加胆俞、心俞，安神定志。

第四节　中医辨证调护

一、传统行为疗法

比较适宜患者的运动项目有练功十八法、太极拳、八段锦、五禽戏、呼吸操、定量行走等，长久坚持可增强体质，改善生活质量。

二、药膳防护

（1）银耳灵芝羹：银耳与灵芝各6g、冰糖15g。将银耳和灵芝充分洗净泡发，文火炖2～3h，加入冰糖汁。日服3次。适用于肺肾功能不足，具有安神止咳、助眠的功效。

（2）龙眼汤：取桂圆肉50g，文火煎汤，每日服用两次，可治疗心脾两虚引发的失眠、心悸。莲心汤：莲心30个。每日临睡前加少许盐煎服，可缓解多梦易醒、遗精等症状。

（3）百合汤：鲜百合100g，加红枣30g，莲子25g，煮烂，每日服用100ml，有助于消除体内虚火，减少由此引起的心烦、失眠。

（4）红烧乳鸽：对于气血两亏，体虚易汗的患者，坚持食用可以显著改善身体状态。

（5）桂圆芡实粥：取桂圆肉20g，芡实20g，糯米100g和酸枣仁5g，煮粥，早晚加入蜂蜜食用，可改善智力减退、肝肾功能降低等症状。

（6）远志枣仁粥：使用远志10g，炒酸枣仁10g，煎汁去渣，再配合粳米50g煮粥。每日睡前食用，可以治疗惊悸、失眠。

（7）芝麻核桃粥：桑叶60g，煎汁去渣，黑芝麻50g和核桃仁50g研碎，再与粳米100g一起煮粥。

三、日常防治

（1）正确对待各种事物，避免忧思郁怒，防止情志内伤，是防止郁证的重要措施。

（2）医务人员深入了解病史，详细进行检查，用诚恳、关怀、同情、耐心的态度对待患者，取得患者的信任，在郁证的治疗及护理中具有重要作用。

（3）对郁证患者，应做好精神治疗的工作，使患者能正确认识和对待疾病，增强患者战胜疾病的信心，并解除情志致病的病因，以促进郁证的完全治愈。

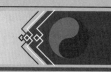

第十一章 血 证

第一节 概 述

凡由多种原因引起火热熏灼或气虚不摄，致使血液不循常道，或上溢于口鼻诸窍，或下泄于前后二阴，或渗出于肌肤所形成的疾患，统称为血证。也就是说，非生理性出血性疾患，称为血证。在古代医籍中，亦称为血病或失血。西医学中多种急慢性疾病所引起的出血，包括呼吸、消化、泌尿系统疾病有出血症状者，以及造血系统病变所引起的出血性疾病，均可参考本节辨证论治。

第二节 疾病诊断标准

一、西医临床表现

血证明显的证候特征为血液或从口、鼻，或从尿道、肛门，或从肌肤而外溢。出血是常见的症状和体征，常见的出血有鼻衄、齿衄、咳血、吐血、便血、尿血、紫斑等。

二、西医诊断及西医检查

1. 鼻衄

凡血自鼻道外溢而非因外伤、倒经所致者，均可诊断为鼻衄。

2. 齿衄

血自齿龈或齿缝外溢，且排除外伤所致者，即可诊断为齿衄。

3. 咳血

（1）多有慢性咳嗽、痰喘、肺痨等肺系病证。

（2）血由肺、气道而来，经咳嗽而出，或觉喉痒胸闷一咯即出，血色鲜红，或夹泡沫；或痰血相兼、痰中带血。

（3）实验室检查，如白细胞及分类、血沉、痰培养细菌、痰检查抗酸杆菌及脱落细胞，以及胸部X线检查、支气管镜检或造影、胸部CT等，有助于进一步明确咳血的病因。

4. 吐血

（1）有胃痛、胁痛、黄疸、癥积等宿疾。

（2）发病急骤，吐血前多有恶心、胃脘不适、头晕等症。

（3）血随呕吐而出，常会有食物残渣等胃内容物，血色多为咖啡色或紫暗色，也可为鲜红色，大便色黑如漆，或呈暗红色。

（4）实验室检查，呕吐物及大便潜血试验阳性。纤维胃镜、上消化道钡餐造影、B超等检查可进一步明确引起吐血的病因。

5. 便血

（1）有胃肠道溃疡、炎症、息肉、憩室或肝硬化等病史。

（2）大便色鲜红、暗红或紫暗，或黑如柏油样，次数增多。

（3）实验室检查如大便潜血试验阳性。

6. 尿血

（1）小便中混有血液或夹有血丝，或如浓茶或呈洗肉水样，排尿时无疼痛。

（2）实验室检查，小便在显微镜下可见红细胞。

7. 紫斑

（1）肌肤出现青紫斑点，小如针尖，大者融合成片，压之不褪色。

（2）紫斑好发于四肢，尤以下肢为甚，常反复发作。

（3）重者可伴有鼻衄、齿衄、尿血、便血及崩漏。

（4）小儿及成人皆可患此病，但以女性为多见。

（5）辅助检查。血常规、尿常规，大便潜血试验，血小板计数，出血、凝血时间，血管收缩时间，凝血酶原时间，毛细血管脆性试验及骨髓穿刺，有助于明确出血的病因，帮助诊断。

三、中医辨证分型

（一）鼻衄

1. 热邪犯肺

症状：鼻燥衄血，口干咽燥，或兼有身热、咳嗽痰少等症，舌质红，苔薄，脉数。

治法：清泄肺热，凉血止血。

方剂：桑菊饮。

2. 胃热炽盛

症状：鼻衄，或兼齿衄，血色鲜红，口渴欲饮，鼻干，口干臭秽，烦躁，便秘，舌红，苔黄，脉数。

治法：清胃泻火，凉血止血。

方剂：玉女煎。

3. 肝火上炎

症状：鼻衄，头痛，目眩，耳鸣，烦躁易怒，面目红赤，口苦，舌红，脉弦数。

治法：清肝胃火，凉血止血。

方剂：龙胆泻肝汤。

4. 气血亏虚

症状：鼻衄，或兼齿衄、肌衄，神疲乏力，面色苍白，头晕，耳鸣，心悸，夜寐不宁，舌质淡，脉细无力。

治法：补气摄血。

方剂：归脾汤。

（二）齿衄

1. 胃火炽盛

症状：齿衄血色红，齿龈红肿疼痛，头痛，口臭，舌红，苔黄，脉洪数。

治法：清胃泻火，凉血止血。

方剂：加味清胃散合泻心汤。

2. 阴虚火旺

症状：齿衄，血色淡红，起病较缓，常因受热及烦劳而诱发，齿摇不坚，舌质红，苔少，脉细数。

治法：滋阴降火，凉血止血。

方剂：六味地黄丸合茜根散。

（三）咳血

1. 燥热伤肺

症状：喉痒咳嗽，痰中带血，口干鼻燥，或有身热，舌质红，少津，苔薄黄，脉数。

治法：清热润肺，宁络止血。

方剂：桑杏汤。

2. 肝火犯肺

症状：咳嗽阵作，痰中带血或纯血鲜红，胸胁胀痛，烦躁易怒，口苦，舌质红，苔薄黄，脉弦数。

治法：清肝泻火，凉血止血。

方剂：泻白散合黛蛤散。

3. 阴虚肺热

症状：咳嗽痰少，痰中带血或反复咳血，血色鲜红，口干咽燥，颧红，潮热盗汗，舌质红，脉细数。

治法：滋阴润肺，宁络止血。

方剂：百合固金汤。

（四）吐血

1. 胃热壅盛

症状：脘腹胀闷，甚则作痛，吐血色红或紫黯，常夹有食物残渣，口臭，便秘，大便色黑，舌质红，苔黄腻，脉滑数。

治法：清胃泻火，化瘀止血。

方剂：泻心汤合十灰散。

2. 肝火犯胃

症状：吐血色红或紫黯，口苦胁痛，心烦易怒，寐少梦多，舌质红绛，脉弦数。

治法：泻肝清胃，凉血止血。

方剂：龙胆泻肝汤。

3. 气虚血溢

症状：吐血缠绵不止，时轻时重，血色暗淡，神疲乏力，心悸气短，面色苍白，舌质淡，脉细弱。

治法：健脾养心，益气摄血。

方剂：归脾汤。

（五）便血

1. 肠道湿热

症状：便血色红，大便不畅或稀溏，或有腹痛，口苦，舌质红，苔黄腻，脉濡数。

治法：清化湿热，凉血止血。

方剂：地榆散合槐角丸。

2. 气虚不摄

症状：便血色红或紫黯，食少，体倦，面色萎黄，心悸，少寐，舌质淡，脉细。

治法：益气摄血。

方剂：归脾汤。

3. 脾胃虚寒

症状：便血紫黯，甚则黑色，腹部隐痛，喜热饮，面色不华，神倦懒言，便溏，舌质淡，脉细。

治法：健脾温中，养血止血。

方剂：黄土汤。

（六）尿血

1. 下焦湿热

症状：小便黄赤灼热，尿血鲜红，心烦口渴，面赤口疮，夜寐不安，舌质红，脉数。

治法：清热泻火，凉血止血。

方剂：小蓟饮子。

2. 肾虚火旺

症状：小便短赤带血，头晕耳鸣，神疲，颧红潮热，腰膝酸饮，舌质红，脉细数。

治法：滋阴降火，凉血止血。

方剂：知柏地黄丸。

3. 脾不统血

症状：久病尿血，甚或兼见齿衄、肌衄，食少，体倦乏力，气短声低，面色不华，舌质淡，脉细弱。

治法：补脾摄血。

方剂：归脾汤。

4. 肾气不固

症状：久病尿血，血色淡红，头晕耳鸣，精神困惫，腰膝酸痛，舌质淡，脉沉弱。

治法：补益肾气，固摄止血。

方剂：无比山药丸。

（七）紫斑

1. 血热妄行

症状：皮肤出现青紫斑点或斑块，或伴有鼻衄、齿衄、便血、尿血，或有发热，口渴，便秘，舌红，苔黄，脉弦数。

治法：清热解毒，凉血止血。

方剂：十灰散。

2. 阴虚火旺

症状：皮肤出现青紫斑点或斑块，时发时止，常伴鼻衄、齿衄或月经过多，颧红，心烦，口渴，手足心热，或有潮热，盗汗，舌质红，苔少，脉弦数。

治法：滋阴降火，宁络止血。

方剂：茜根散。

3. 气不摄血

症状：反复发生肌衄，久病不愈，神疲乏力，头晕目眩，面色苍白或萎黄，食欲不振，舌质淡，脉细弱。

治法：补气摄血。

方剂：归脾汤。

第三节 中医特色治疗

一、鼻衄

1. 外治法

（1）冷敷法：冷水浸湿的毛巾或冰袋敷于患者的前额或颈部。

（2）压迫法：用手指揉按患者前发际正中线1～2寸处，或紧捏一侧或两侧鼻翼，以达止血目的。

（3）导引法：令患者双足浸于温水中，或以大蒜捣烂，敷于足底涌泉穴上，有引热下行、协助止血的功效。

（4）滴鼻法：用香墨研浓汁，滴入鼻中，也可用滴鼻灵或1%～3%麻黄素液等滴鼻。

（5）吹鼻法：用血余炭、马勃、百草霜、田七末、云南白药等药末吹入鼻腔，也可将上述药物放在棉片上，贴于出血处，或填塞鼻腔。

（6）鼻腔填塞法：用上述方法而未能止血者，可用明胶海绵或凡士林纱条填塞患侧鼻腔；若仍未达止血目的，可行后鼻孔填塞法。

2. 针灸

（1）实证鼻衄：主穴取合谷、上星。配穴：心火亢盛者取后溪；肺经热盛者取尺泽，并刺少商出血；胃热炽盛者取上巨虚；肝火亢逆者取太冲、丘墟。毫针刺用泻法。

（2）虚证鼻衄：取上星、三阴交。方法：患者取半坐卧位，先针上星，再针三阴交，轻刺激，留针20～30min；上星穴针后不灸，三阴交针后可灸3～5壮。

3. 中医烙法

本法治疗鼻出血则属于烧灼法的范畴，对鼻利特氏区的出血有较好的疗效。中医烙法通过热效应使局部组织蛋白凝固，封闭破损的血管，同时烙法产生的瘢痕可保护下组织达到止血目的。

4. 耳穴疗法

取内鼻、外鼻穴，肺热熏鼻者加肺穴；胃火燔鼻加胃穴；肝火上扰者加肝穴。耳穴用酒精棉球消毒后，以王不留行籽贴压，隔天更换1次，嘱患者按压穴位并加强刺激，使耳郭有热、胀和微痛的感觉，每日按压4次，每穴每次按压2～3min。

二、齿衄

（1）每日3餐后立即用软毛牙刷刷牙，做到两个"3"，即每日3次，每次刷3min并要求竖刷，或饭后用温淡盐开水漱口。

（2）牙龈局部可用3%双氧水或0.1%高锰酸钾溶液冲洗，擦干后，再涂以碘甘油。

（3）生西瓜籽50～100g，水煎服，能治牙及牙龈出血。生石灰、白糖等份，混合研匀，取少许敷患处，可治牙缝出血及牙衄。

（4）毛姜、熟地、生地各15g，鸡蛋1个，水煎服，吃蛋喝汤，可治牙周炎、牙龈出血。

（5）先用糖搽患处，继用卤水煅干粉搽，也可用卤水蘸洗牙龈部。

（6）取霜降前老黄色芋叶煅焦，研细末酌加冰片末和匀，搽患处。

（7）橄榄（或盐橄榄）3个，火煅存性研末，加冰片2.5g搽患处；马齿苋2.5～5kg，洗净，切碎，用干净纱布包裹压出原汁，1次饮1小杯，1日饮2～3次。

（8）苦参100g，僵蚕40g，共研细末，吹入患处及齿缝，每日3次。

（9）姜黄5g，蒜1瓣，共捣烂和匀，敷双足心涌泉穴；黄连3g，生蜜4g，黄连蜜炙7～8次，研末，搽患处。

（10）金银花20g，水煎，含口内洗漱。

（11）鲜冬青树叶适量，切碎捣烂，用棉棒涂患处，也可将叶晒干焙末，每10g干粉加1g冰片涂患处，也可将叶晒干焙末，每10g干粉加1g冰片涂患处可止血消炎。

三、咳血

1.穴位贴敷
（1）阴虚肺热：穴位贴敷孔最、肺俞以滋阴润肺。
（2）肝火犯肺：穴位贴敷孔最、肺俞以清肝泻肺。
（3）燥热伤肺：穴位贴敷肺俞、太溪以清热润肺、宁络止血。

2.耳穴压豆
（1）阴虚肺热：耳穴压豆肾上腺、神门以滋阴安神、宁络止血。
（2）肝火犯肺：耳穴压豆肾上腺、耳尖以清肝泄肺止血。
（3）燥热伤肺：耳穴压豆肾上腺、缘中以润燥宁络止血。

四、吐血

1.针灸用泻法，取肝俞、梁丘、风池、内关、公孙、太冲等。
2.多见暴吐如涌，可遵医嘱采用三腔管压迫止血。

五、便血

1.针灸治疗
脾胃虚寒证
治法：脾胃虚寒者温经散寒止痛，针灸并用，虚补实泻。
处方：中脘、内关、公孙、足三里，可加神阙、气海、脾俞、胃俞，温中散寒。

2.中药或中成药保留灌肠
对热毒内结之便血者，可使用中成药双黄连3g配以锡类散1g加入0.9%氯化钠注射液100ml中保留灌肠，每日1～2次，以清热解毒；对有血瘀者，可单独使用中成药云南白药4g，或云南白药4g配以锡类散1g加入0.9%氯化钠注射液100ml中保留灌肠，每日1～2次，以化瘀止血。

3.穴位按摩
主要取督脉及足太阳经穴，如长强、承山、上巨虚、次髎等。

六、尿血

1. 针灸治疗

主穴：关元、气海、中脘、百会、足三里、三阴交、肾俞；配穴：内关、复溜、照海、阳陵泉、列缺、中极。临床随症加减，每次取穴不少于10对，采用相应补泻手法，留针30min，每日1次，7天为一疗程。

2. 药熨法

"下焦湿热"者之小便灼热涩痛，可用食盐半斤炒热，包布熨脐腹，待冷即可。

3. 耳穴压豆

取心、脑、交感、肾、膀胱、输尿管、内分泌穴，每日按压3～5次，每次5～10下，力度以耳郭微微发红为宜。

4. TDP电磁波治疗仪（红外线）治疗

适用于肾虚者，可选用中医诊疗设备TDP电磁波治疗仪照射腰部，每次20min，每日1次。

5. 中药沐足

药物组成：桂枝20g，当归20g，伸筋草15g，毛冬青15g，川芎15g，适用于气虚、虚寒、血瘀者，煎汤沐足，每次20min，每日1次。

6. 中药热奄包治疗

药物组成：吴茱萸250g、粗盐50g炒热外敷腰部，适用于脾肾气虚者，每次30min。

7. 穴位敷贴

主要取背俞穴及足太阴脾经穴，如肾俞、膀胱俞、血海、三阴交等。

七、紫斑

（1）中药熏洗：消癜外洗方（紫苏叶50g、蝉蜕30g、蒲公英50g、紫草50g），煎水外洗。

（2）中药外敷：硝黄散（大黄、芒硝、蒜泥）或双柏散，水调成糊状，外敷于患部，每次20～30min，每日1次。

（3）穴位注射：维D胶性钙1ml穴位注射，取穴：双血海、双足三里、双曲池。

第四节 中医辨证调护

一、传统行为疗法（导引、气功、八段锦等）

比较适宜患者的运动项目有练功十八法、太极拳、八段锦、五禽戏、呼吸操、定量行走等，长久坚持可增强体质，改善生活质量。

二、药膳防护

1. 鼻衄

（1）凤尾草海带汤：凤尾草30g（鲜品用60g）、海带30g，水3碗，煎至1碗，加食盐少许以调味，去渣饮用，有清热、凉血、止血的作用，多用于炎热夏季。

（2）荠菜蜜枣汤：鲜荠菜100g（干品用30g）、蜜枣5～6枚，水3碗，煎至1碗，去渣饮汤，有清热养阴、益气生津的功效，四季可用。

（3）田七藕汁炖鸡蛋：生鸡蛋1个，去壳，放入碗中搅拌，再加入藕汁30ml（用新鲜藕节洗净、削皮，榨取藕汁）及三七末3g，拌匀（可加少许冰糖或白糖调味）隔水炖熟服用。

（4）藕汁蜜糖露：鲜藕适量洗净，榨汁100～150ml，加入蜂蜜15～30g，调匀内服。每日1次，连服数日。

（5）茅根竹蔗水：白茅根60～120g，竹蔗100～300g，煎水代茶饮。

（6）韭菜根90g，捣汁，用童便或冷开水冲服。

（7）鲜韭菜一小把，洗净切碎，置干净研钵中捣烂，用布包裹后拧取其汁，放于开水内炖热，每次服一酒杯。

（8）乌豆桂圆肉大枣汤：乌豆50g，桂圆肉15g，大枣50g，加清水3碗，煎至2碗，早晚分服。

（9）岗稔果煲瘦猪肉：鲜岗稔果60g（干品用15g），瘦猪肉60g，加清水3～4碗，煎至1碗，分服。

（10）旱莲草红枣汤：旱莲草50g，红枣8～10枚，加清水2碗，煎至1碗，去渣饮汤。

2. 齿衄

（1）头发灰少许，莲藕片500g，白糖200g。以莲藕蘸发灰、白糖吃。本法也可治吐血、鼻血和尿血。

（2）绿茶1g，芒果（去核）皮肉50g，白糖25g。先将芒果皮肉加水400ml，煮沸3min，加入绿茶和白糖即可，分2次温服，每日服1剂。

（3）绿茶1g、番茄100g。将番茄洗净，开水烫洗后，捣碎和绿茶置于杯中，加水400ml，分2次服。

（4）青椒250g，放锅内炒至外皮稍皱时，加盐、糖和少量水，翻炒后食用，可治因维生素C缺乏所致的齿衄。

（5）猕猴桃100g，山楂100g，赤小豆100g，白糖100g。将前3味放入锅内，加水1000ml煎熬成浓汁后去渣。加白糖再煮沸片刻，趁热加入黄酒，冷却贮瓶备饮，用时分数次食之，可治维生素C缺乏所致的牙齿出血。

（6）鲜仙鹤草30g（或干品20g），白糖适量，先将仙鹤草捣烂，加冷开水1小碗，搅拌，榨取汁液，加入白糖，1次饮用，每日2～3次，本方也可治疗其他各种出血病证。

（7）白菜50g，烧汤服用。

（8）血余炭75g，干藕节150g，上两味加水适量，以文火烧，浓缩至100ml，每次服10ml，每日服2～3次。

（9）藕节10只，荷叶顶10只，蜜适量。将二味同蜜捣细，加水煎煮，去渣温服。

（10）藕粉适量，沸水冲，调糖服。

3. 咳血

提供高热量、高蛋白、富含维生素饮食，少食多餐。宜用性味偏寒凉，具有止血生津、清热泻火作用的易消化之品，如冬瓜、萝卜、葫芦等，鼓励多吃有滋阴润肺、清热降火的食物，如百合、梨、芹菜、苦瓜等。多吃富含粗纤维的新鲜蔬菜水果，如韭菜、芹菜、香蕉等，保持大便通畅。忌油腻、香燥、辛辣、油炸之品及烟酒。

（1）大咯血时应暂时禁食。活动性大咯血停止后，可进食温凉食物，避免生冷食物诱发咳嗽，避免过热食物诱发咯血。

（2）咳血后，一般都口中无味，不想进食。可先食用帮助消化的药物，然后再食用营养丰富、容易消化、水分多的食物，如汤面条、稀饭、鸡蛋汤、鸡汤、豆浆、牛羊奶等软食，以使患者食用可口为宜。进食前后漱口，保持口腔清洁，增进食欲。

（3）燥热伤肺型患者发热时应多喝水，或食绿豆汤、生梨、萝卜等，平时可多选用黑木耳、红枣、山药等补血养血之品。

（4）阴虚肺热型饮食以清淡、半流质为宜，可选用百合、绿豆、红枣、黑木耳等食物，口干咽燥者可多食梨、萝卜、白木耳等。

4. 吐血

原料：取三七粉5g，莲藕100g，鸡蛋1个，猪油、食盐各适量。做法：将莲藕洗净捣烂，用纱布取汁液（约1小杯），加适量水，煮沸备用；将鸡蛋打成糊状与三七粉调匀，倒入藕汁中，加入猪油和食盐，略煮1～2沸即成。每日1次，趁热温服，连服5～7日。

5. 便血

（1）马齿苋绿豆汤：鲜马齿苋120g（干30g），绿豆60g，共煎汤加适量红糖服食，适用于肠道湿热便血。

（2）火炭母茶：火炭母30g，绿茶10g，共煎汤，加白糖调味服，适用于肠道湿热便血。

（3）黄芪三七煲瘦肉：黄芪30g，三七10g，大枣5枚，猪瘦肉150g，共煲汤加盐调味服食，适用于脾胃虚寒便血。

6. 尿血

（1）芹菜1500g。将芹菜洗净，捣烂取汁，加热煮沸，每次服60ml，日服3次。该食疗方有凉血止血的作用，可清热解毒去火。

（2）萝卜1500g，蜂蜜、盐适量。将萝卜洗净，去皮切片，用蜂蜜浸渍10min，放在瓦上焙干，然后再浸再焙（不要焙焦）连制3次。每日连续嚼服数片，盐水送服，每日4～5次。萝卜和蜂蜜有滋阴去火的作用，有凉血的效果，同时也可缓解血虚，对尿血有改善作用。

（3）花生仁适量。将花生仁炒熟，取其外面红衣半茶杯，研为细末，开水冲服。功效：清热、止血。适合尿血的患者调理体质，同时也有缓解气虚的作用。

（4）黑槐子末2g、大黄末2g、鸡蛋1枚。鸡蛋打孔，将黑槐子末、大黄末放入鸡蛋内搅匀，用白面糊孔后蒸熟，每服2枚，每日1次，服4日，停2日，服后多喝开水。对于尿血有调理作用，还有凉血止血功效，适合尿血患者。

（5）大黄3g、鸡蛋1枚。鸡蛋打一孔，将大黄研末装入蛋内，湿纸封口后蒸熟服食。每日1次。

7. 紫斑

（1）宜食用水果、蔬菜，补充维生素及高蛋白饮食。

（2）饮食应以松软、易消化食品为宜。

（3）莲茅瘦肉汤：红旱莲草、白茅根各30g，瘦肉适量，三味同煮，吃肉喝汤即可。

（4）猪皮茅根煎：猪皮500g，白茅根60g（布包），冰糖适量，将猪皮去毛洗净，加入煎好的白茅根水炖至稠黏，再加入冰糖拌匀，分4～5次食用，每日1次，连服数剂。

（5）多食用含有维生素C、维生素P的食物，如果出现消化道出血，更应该注意饮食的调节，要根据患者的具体情况注意饮食禁忌。尽量食用流食和一些比较容易消化的食物，从而减轻病情的恶化。

（6）必须禁止喝酒，喝酒对身体的伤害很大。出血严重的话，一定要卧床休息。避免过度劳累和外伤。还可以根据体力情况进行适当锻炼，饮食宜软而细，这样容易消化，应多进食蛋类、肉类食物等。

三、日常防治

1. 鼻衄

积极治疗可以引起鼻衄的各种疾病，是预防鼻衄的关键。鼻衄患者情绪多较紧张，恐惧不安，因此安定患者的情绪，使患者能够与医生密切配合，以便迅速止血。止血操作时动作要轻巧，不能粗暴，以免加重损伤。一般采取坐位或半坐卧位（疑有休克时，可取平卧低头位）。嘱患者将流入口中之血液尽量吐出，以免咽下刺激胃部，引起呕吐。忌食辛燥刺激食物，以免资助火热，加重病情。要注意锻炼身体，预防感邪，天气干燥时，应饮服清凉饮料。在情志调节方面，尤忌暴怒。且要改正挖鼻习惯，避免损伤鼻部。

2. 齿衄

如果是由于口腔卫生不良，有大量牙垢、牙石导致的刺激出血（这种情况最常见），可到口腔科请医生清洁牙齿，去除牙垢、牙石（俗称洗牙，医学上称洁治、刮治），并口服抗生素1周，牙龈炎症会很快消除，出血也就随之停止。一般来讲，就是不发生牙龈出血，也应半年到一年洗牙1次。如果是由于残根、残冠引起的牙龈出血，应拔除残冠、残根，以后镶假牙；如果是制作不良的牙套或不良修复体导致的牙龈出血，应重新制作牙套或重补牙。女性月经期、妊娠期要注意保持口腔卫生，通常在经期及妊娠期过后，牙龈出血就可明显减轻。选用新型保健牙刷，避免用力横刷牙齿，采用竖刷法，以防刺激牙龈造成出血。遇有原因不明的大范围自发性牙龈出血时，应及早到医院检查，以便确定是否存在血液系统疾病，尤其是隐蔽的血液病。要高度注意，多方面查找原因并及时处理。

3. 咳血

（1）镇静、休息和对症治疗。

（2）中量咯血者，应定时测量血压、脉搏、呼吸。鼓励患者轻微咳嗽，将血液咯出，以免滞留于呼吸道内。为防止患者用力大便，加重咯血，应保持大便通畅。对大咯血伴有休克的患者，应注意保温。对高热患者，胸部或头部可置冰袋，有利降温止血。须注意发现患者早期窒息迹象，做好抢救窒息的准备。大咯血窒息时，应立即体位引流，尽量排出积血，或用吸引器将喉或气管内的积血吸出。

4. 吐血

（1）发生过呕血的患者生活起居要有规律，不可过劳，劳累过度不但会影响食物的消化，还会妨碍溃疡的愈合。呕血患者要注意休息，避免精神紧张，焦虑或情绪波动会使人易患和加重消化性溃疡。

（2）溃疡病发作与气候变化有一定关系，因此溃疡患者必须注意气候变化，根据节气冷暖，及时添减衣物。

（3）在使用药物的时候要尽量避免服用对胃黏膜有损害的药物，如阿司匹林、泼尼松、地塞米松、消炎痛和其他口服解热镇痛药等。如因病情必须服用，可配合些保护胃黏膜或其他辅助药物，尽量饭后服用，以减少对消化道的不良刺激。

（4）饮食方面要清淡、有规律，吃饭要细嚼慢咽，避免过酸、过辣、生冷及粗糙食物，还要控制酒、咖啡、浓茶、可乐等能刺激胃酸分泌增多的饮料，戒除吸烟等不良习惯。

5. 便血

便血应注意休息，避免疲劳。饮食以软烂少渣、容易消化、少刺激为宜，戒烟酒，忌食辛辣动火之物。

6. 尿血

（1）一般预防：平时多饮水，情志要舒畅，不动怒，积极锻炼身体，增强体质，预防感冒，积极治疗感冒及疮疖等皮肤疾患。

（2）避免进食以下食物：某些食物过敏可导致血尿应避免服用，如蚕豆、海产品、生番茄、生花生、生栗子、生核桃，还如一些有刺激性的食物，如辣椒、胡椒、酒、芥末、姜等。某些红色食物进食以后，可使血尿患者尿色变得更红，易导致误诊，故应避免进食。

（3）避免使用以下药物。口服药：氨基比林、硝基呋喃妥因、山道年、利福平或大黄（在碱性尿中）容易出现红尿，造成误诊；磺胺类、盐酸氯胍可引起真性血尿。

肌肉注射：维生素B_{12}肌注可以引起红尿，汞撒利肌注可引起血尿。静脉注射：静脉注入大量甘露醇可以引起血尿，抗凝剂静脉注入过量也可引起血尿。大量丹参静脉输入、异型血输血等也可引起血尿。

（4）饮食调理。燥烈性食物可以加重血尿：饮酒过多，尤其是烈性酒，可加重血尿。因酒中含乙醇，能刺激黏膜，扩张血管，使泌尿系统器官在有炎症的基础上更加扩张，黏膜更加充血，红细胞容易渗出，形成血尿；大蒜食用过多，蒜中含有大蒜素，能刺激黏膜，也使有病的泌尿道黏膜更易充血水肿，红细胞渗出增多，容易出现血尿；辣椒食用过多，其中含辣脂碱挥发油物质，刺激有炎症的泌尿道黏膜更加充血，红细胞更易渗入尿中。中医理论认为"辛温燥热之品，纯阳之物，动火伤气，迫血妄行"，上述燥烈之品，可以加重血尿。高脂、肥厚、油腻食物过多，易致肾动脉硬化：血尿病因中，肾动脉硬化占有重要位置，对这类血尿患者，宜少吃这类食物，老年人更应注意。

（5）运动调理：长时间剧烈运动可出现血尿。因剧烈运动时，肾脏血管收缩，导致肾血流量减少，氧供暂时不足，致肾小球毛细血管的通透性增加，从而引起血尿，或使原有血尿加重。故应劝告患者卧床休息，松弛肌肉，增加饮水。长时间站立不动，腰肌压迫肾静脉，使肾脏出现短暂瘀血，可以见到血尿。故患者应坐立交换，不宜久站，有伤肾气。

（6）情志调理：在中医七情理论的指导下，充分进行心理情志治疗。

7. 紫斑

（1）积极参加体育活动，增强体质，提高抗病能力。

（2）尽可能找出引发的各种原因。积极防治上呼吸道感染，控制扁桃体炎、龋齿、鼻窦炎，驱除体内各种寄生虫，不吃容易引起过敏的食物及药物。

（3）发病期间还需要特别注意调护，应该注意以下几点：急性期或出血量多时，要卧床休息，限制患者活动，消除其恐惧紧张心理。避免外伤跌扑碰撞，以免引起出血。饮食宜清淡，富于营养，易于消化。呕血、便血者应吃半流质食物，忌硬食及粗纤维食物，忌辛辣刺激食物。

第十二章 失 眠

第一节 概 述

一、疾病的定义

失眠是由于入睡困难或睡眠维持障碍，导致睡眠时间不足或睡眠质量差，不能满足个体生理需要，而明显影响患者白天活动的一种睡眠障碍综合征。失眠即中医的不寐，与心、肝、胆、脾、胃、肾等脏腑功能失调有关，在古代书籍中称为"不得眠""目不瞑"，亦有称为"不得卧"者。

二、流行病学

临床医学调查结果表明，我国女性失眠患病率高于男性，女性为11.5%，男性为7.0%，中年人群占比高，城市人群大于农村人群，学历高者大于学历低者。

第二节 疾病诊断标准

失眠细化为失眠的正常心理反应、失眠症和失眠亚临床状态。若符合失眠症其余诊断标准，但病程短于1个月者为失眠亚临床状态；若仅有失眠症状，但未导致痛苦或功能损害者为失眠的正常心理反应；若病程尚不符合失眠的病程标准，则为失眠亚临床状态。若过去3个月存在失眠症状且1周至少发生3次，并伴日间残留效应者，定义为失眠。

一、辨证分型

（1）肝火扰心证：突发失眠，性情急躁易怒，不易入睡或入睡后多梦惊醒，胸胁胀闷，善太息，口苦咽干，头晕头胀，目赤耳鸣，便秘溲赤，舌质红苔黄，脉弦数。

治法：疏肝泻火。

推荐方药：龙胆泻肝汤。

（2）痰热扰心证：失眠时作，恶梦纷纭，易惊易醒，头目昏沉，脘腹痞闷，口苦心烦，饮食少思，口黏痰多，舌质红苔黄腻或滑腻，脉滑数。

治法：清化痰热。

推荐方药：黄连温胆汤。

（3）胃气失和证：失眠多发生在饮食后，脘腹痞闷，食滞不化，嗳腐酸臭，大便臭秽，纳呆食少，舌质红苔厚腻，脉弦或滑数。

治法：和胃降逆。

推荐方药：保和丸合平胃散。

（4）瘀血内阻证：失眠日久，躁扰不宁，胸不任物，夜多惊梦，夜不能睡，夜寐不安，面色青黄，或面部色斑，胸痛、头痛日久不愈，痛如针刺而有定处，或呃逆日久不止，或饮水即呛，干呕，或内热瞀闷，或心悸怔忡，或急躁善怒，或入暮潮热，舌质暗红、舌面有瘀点，唇暗或两目暗黑，脉涩或弦紧。

治法：活血化瘀。

推荐方药：血府逐瘀汤。

（5）心脾两虚证：不易入睡，睡而不实，多眠易醒，醒后难以复寐，心悸健忘，神疲乏力，四肢倦怠，纳谷不香，面色萎黄，口淡无味，腹胀便溏，舌质淡苔白，脉细弱。

治法：补益心脾。

推荐方药：归脾汤加减。

（6）心胆气虚证：心悸胆怯，不易入睡，寐后易惊，遇事善惊，气短倦怠，自汗乏力，舌质淡苔白，脉弦细。

治法：益气镇惊。

推荐方药：安神定志丸合酸枣仁汤加减。

（7）心肾不交证：夜难入寐，甚则彻夜不眠，心中烦乱，头晕耳鸣，潮热盗汗，男子梦遗阳痿，女子月经不调，健忘，口舌生疮，大便干结，舌尖红少苔，脉细。

治法：交通心肾。

推荐方药：六味地黄丸合交泰丸。

第三节 中医特色治疗

1. 针灸疗法

大量资料表明，针灸对失眠有确切疗效，可用清脑调神针刺法，针刺神门、三阴交、安眠、印堂、太阳穴为主，同时配合舌针，用针灸针在患者舌面横向及纵向轻滑几下，若舌下有瘀络，则点刺玉液、金津。

2. 耳穴压豆疗法

取耳部穴位如心、脑、肾、大肠、小肠、脾等，适用于各种失眠。

3. 穴位帖敷

将黄连、肉桂、酸枣仁按1∶1∶1研粉制成药膏，于睡前贴敷于双涌泉和神阙穴，

4周一疗程。

4. 穴位埋线疗法

用羊肠线埋藏于三阴交、心俞、肝俞、脾俞、肾俞，隔1周一次，6周一疗程。

5. 身心灵疗法

积极治疗身体器质性病变，同时给予心理疏导，引导患者积极向上的人生观、价值观。

第四节 中医辨证调护

一、食药膳防护

1. 黄花菜

黄花菜又称"安神菜"，具有镇定安神的功效，除了煮汤喝，也可以与其他菜炒成各种美味佳肴。而在改善失眠症状时，坚持每日三餐喝黄花菜汤。制作时将黄花菜先用热水焯半分钟，去除表面过敏物质，加水用大火煮沸后，再用小火续煮30min，滤渣取汤，再加点盐即可。也可以加一些其他菜料，如小芹菜、豆腐皮、香菇等，味道更好。

2. 酸枣仁

酸枣仁是中药，以助眠闻名。方法很简单，只要拿它来煮汤或泡茶喝就行了。失眠较多的人，除了常喝酸枣仁茶，还可以用酸枣仁汤来煮小米粥喝，由于小米也含有能助眠的色氨酸，所以这道粥对改善失眠有显著的功效。

3. 洋葱

一般人都认为洋葱是调味菜，其实它也是功效极强的"安神菜"。它不仅含有刺激泪腺的大蒜素，更能提升人体吸收维生素B_1的能力，促进新陈代谢，消除疲劳，改善注意力涣散状况，对安神助眠帮助最大。不过，比起其他的安神菜，洋葱的用法很独特，除了用于菜肴中，与红葡萄酒搭配时助眠效果最好。将1个洋葱剥去皮切成片，不能沾到水，然后放入一个用滚水烫过并晾干的玻璃罐中，再加入约500ml的红葡萄酒。将盖子封好，放进冰箱冷藏，大约3天后可以饮用。这道酒又香又好喝，每天睡前喝30～50ml，不久就能睡得很香了。

二、偏方调理

1. 白酒泡灵芝可治失眠

原料：白酒500g，灵芝25g。灵芝用水洗净，放进白酒瓶内，盖封严；酒逐渐变成红颜色，一周就可饮用，每晚吃饭时或睡觉前根据自己的酒量，多则喝25g左右，如果平时不喝酒的人可少喝。

2. 鲜果皮能使你安眠

将鲜桔皮或梨皮、香蕉皮50～100g，放入一个不封口的小袋内。晚上睡前把它放在枕边。上床睡觉时，便闻到一股果皮散发的芳香，它能使你安然入睡。

3. 红果核大枣治失眠

红果核洗净晾干，捣成碎未（可求助中药店）。每剂40g，加撕碎的大枣7个，放少许白糖，加水400g，用砂锅温火煎20min，倒出的汤汁可分3份服用。每晚睡觉前半小时温服，效果好，无副作用。

4. 吃大蒜可治失眠

每天晚饭后或临睡前，吃两瓣大蒜，若不习惯吃蒜，也可把蒜切成小碎块用水冲服。

5. 喝葡萄酒可治疗失眠

由于葡萄酒中含有抗氧化剂和酒精，其所含褪黑素的数量可能更高，更有助于睡眠。

中药沐足　　　　　运耳术

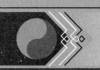

第十三章 眩 晕

第一节 概 述

眩晕是指由情志、饮食内伤、体虚久病、失血劳倦及外伤、手术等引起的以风、火、痰、瘀上扰清空或精亏血少，清窍失养为基本病机，以头晕、眼花为主要临床表现的一类病证。眩即眼花，晕是头晕，二者常同时并见，故统称为"眩晕"，其轻者闭目可止，重者如坐车船，旋转不定，不能站立，或伴有恶心、呕吐、汗出、面色苍白等症状。西医学中的高血压、低血压、低血糖、贫血、美尼尔氏综合征、脑动脉硬化、椎-基底动脉供血不足、神经衰弱等疾病，临床表现以眩晕为主要症状者，可参照本节辨证论治。

第二节 疾病诊断标准

一、西医临床表现

本病的临床表现特征是头晕与目眩，轻者仅眼花，头重脚轻，或摇晃浮沉感，闭目即止；重则如坐车船，视物旋转，甚则欲仆，或兼目涩耳鸣，少寐健忘，腰膝酸软；或恶心呕吐，面色苍白，汗出肢冷等。发作间歇期长短不一，可为数月发作一次，亦有一月数次。常见情志不舒的诱因，但也可突然起病，并可逐渐加重。眩晕若兼头胀而痛，心烦易怒，肢麻震颤者，应警惕发生中风。

二、西医检查

查血红蛋白、红细胞计数、血压、心电图、颈椎X线摄片、头部CT、MRI等项检查，有助于明确诊断。

三、中医辨证分型

（1）肝阳上亢

症状：眩晕耳鸣，头痛且胀，劳累、恼怒加重，肢麻震颤，失眠多梦，急躁易怒，舌红苔黄，脉弦。

治法：平肝潜阳，滋养肝肾。

方剂：天麻钩藤饮。

（2）肝火上炎

症状：头晕且痛，其势较剧，目赤口苦，胸胁胀痛，烦躁易怒，寐少多梦，小便黄，大便干结，舌红苔黄，脉弦数。

治法：清肝泻火，清利湿热。

方剂：龙胆泻肝汤。

（3）痰浊上蒙

症状：眩晕，头重如蒙，视物旋转，胸闷作恶，呕吐痰涎，食少多寐，苔白腻，脉弦滑。

治法：燥湿祛痰，健脾和胃。

方剂：半夏白术天麻汤。

（4）瘀血阻窍

症状：眩晕头痛，兼见健忘、失眠、心悸、精神不振、耳鸣耳聋、面唇紫暗，舌瘀点或瘀斑，脉弦涩或细涩。

治法：活血化瘀，通窍活络。

方剂：通窍活血汤。

（5）气血亏虚

症状：头晕目眩，动则加剧，遇劳则发，面色㿠白，爪甲不荣，神疲乏力，心悸少寐，纳差食少，便溏，舌淡苔薄白，脉细弱。

治法：补养气血，健运脾胃。

方剂：归脾汤。

（6）肝肾阴虚

症状：眩晕久发不已，视力减退，两目干涩，少寐健忘，心烦口干，耳鸣，神疲乏力，腰酸膝软，遗精，舌红苔薄，脉弦细。

治法：滋养肝肾，养阴填精。

方剂：左归丸。

第三节 中医特色治疗

1.气功疗法

基本原则是放松、入静和沉气。方法是全身松弛，姿态自然，思想安定，心平气和，排除杂念，然后在意识引导下，气沉"丹田"，调整呼吸，思想集中，循序渐进，坚持不懈，可达效果。

2. 磁疗

解除小血管痉挛而使血压下降，常用穴位有合谷、曲池、足三里、三阴交、内关、涌泉等。

3. 药枕疗法

野菊花500g，红花100g，薄荷200g，冬桑叶、辛夷、冰片各50g，共研粗末，装入枕芯，3个月为一疗程。适用于肝阳上亢所致的眩晕。

4. 填脐疗法

黄芪、五味子各10g，研为细末，加清水适量调为稀糊状，外敷肚脐孔处，敷料包扎，胶布固定，每日换药一次，连续3～5天，适用于气血亏虚之眩晕。

5. 敷涌泉法

吴茱萸20g，肉桂2g，共研细末，米醋调匀，捏成饼状，于睡前贴敷于双足心涌泉穴，次晨取下，连续3～5次，适用于肾精不足之眩晕。

6. 湿热敷法

药用当归、伸筋草、路路通、丹参各50g，防风、雪上一枝莲各20g，白芷花10g，乳香15g。捣碎和匀，分装布袋中，放入水中浸泡约20min后，放入蒸锅中加热20min，取出降温至50℃左右时，置于颈部热熨。每次30min，凉了可再加热，每日2次，10日为一疗程。有条件者，亦可将上述药物加水煎煮，取浓缩液至100ml，用8cm×12cm与12cm×12cm绒布两块，浸透药汁，置于颈部，并加置相等大小的两块电极板，通以15mA强度的直流电进行离子导入。本法是中医湿敷疗法的扩大应用，利用直流电使药物离子通过皮肤、黏膜引入机体内，达到治疗目的。

7. 塞耳疗法

灵磁石10g，研为细末，分成2份，用纱布包裹，塞于双耳中，每日1～2次，每次1h，连续5～7天。可平肝潜阳，适用于肾虚眩晕。民间还有用鲜生地塞患侧耳治眩晕的方法。

8. 耳穴疗法

取米粒大小的冰片，放在0.5cm×0.5cm的橡皮膏中心，贴于双耳穴上（取穴：神门、脑、皮质下、交感，双侧，每次2～3个穴位），3天1换，4次为1疗程。用药时应将橡皮膏严格密封周围，防止冰片挥发。个别人贴药后有欲寐感，以后转清醒，不必多虑。本方也可治失眠证。

9. 敷百会法

蓖麻仁、生半夏各等量，共捣成膏状，外敷于百会穴处，敷料包扎，胶布固定，每日换药1次，连续2～3天。可化痰除湿，适用于痰湿眩晕，一般用药30min后，眩晕可明显减轻。过敏者禁用。

10. 敷手心法

曼陀罗叶10g，最好用鲜叶，捣碎，加白酒数滴，包于左手掌心，每日换药2次，对肝阳上扰引起的眩晕效果较好。本品有毒，慎勿内服。

11. 足浴疗法

取山栀子、钩藤各10g，水煎，取药液泡脚，每日1～2次，每次15～30min，连续5～7天；也可用夏枯草30g，钩藤、桑叶、菊花各20g，水煎，足浴。此法适用于肝阳上亢型眩晕。

（第四节）中医辨证调护

1. 传统行为疗法

比较适宜患者的运动项目有练功十八法、太极拳、八段锦、五禽戏、呼吸操、定量行走等，长久坚持可增强体质，改善生活质量。

2. 药膳防护

（1）将枸杞15g、红枣10枚加水煮30min，将鸡蛋2个打破调入煮熟，早晚两次服用。可补养气血、增强体质，对贫血、慢性肝炎、肺结核等慢性病所致头晕眼花、精神恍惚、视力减退、夜尿增多有疗效。

（2）将鸡肉250g与首乌、当归、枸杞各20g加水共煮，食肉饮汤。可补血养肝，治疗肝血不足所致的头晕、眼花。

（3）将牛肝100g切成片，与枸杞30g加水共煮，食牛肝饮汤，每日一剂。可补血养肝，治疗肝血不足所致的头晕、眼花。

（4）甘菊粳米粥：取甘菊新鲜嫩芽或者幼苗15～30g，洗净，与粳米60g、冰糖适量煮粥，早晚餐服用，每日1次，连服7日。适用于高血压、肝火亢盛之眩晕。

（5）芹菜苦瓜汤：芹菜500g、苦瓜60g，同煮汤饮用。或用芹菜250g、苦瓜30g，用沸水烫2min，切碎绞汁，加砂糖适量，开水冲服，每日1剂，连服数日。适用于高血压、阴虚阳亢之眩晕。

（6）葛根粳米粥：鲜葛根适量洗净切片，沙参、麦冬各20g，经水磨后澄取淀粉，晒干，每次用葛根沙参麦冬粉30g与粳米60g煮粥吃，每日一剂，可以常食。适用于高血压阴阳两虚之眩晕。

（7）车前粳米粥：车前子15g（布包）煎水去渣，加入粳米60g煮粥，玉米粉适量，用冷水溶和，调入粥内煮熟吃，每日1剂，常吃。适用高血压痰湿壅盛之眩晕。

（8）乌鸡粳米粥：乌鸡1只剖洗干净，浓煎鸡汁，黄芪15g煎汁，与粳米100g共煮粥，早晚趁热服食，用于气血两亏之眩晕患者。

（9）荔枝粳米粥：荔枝肉50g，山药10g，莲子10g，加入适量水同煎煮至软烂时再放入大米250g，煮成粥即可。日服2次，用于脾虚血亏之眩晕者。

（10）龙眼鸡子粥：龙眼肉50g，鸡蛋1只，枣30枚，加粳米适量同煮常服，用于气血不足之眩晕患者。

（11）人参粳米粥：人参粉（片）3g，粳米100g，加清水适量同煮成粥，再把熬成汁的冰糖徐徐加入粥中，搅匀即成。用于中气不足、清阳不升之眩晕患者。

3. 日常防治

（1）均衡膳食：均衡饮食非常有用，可增强免疫系统。尽量少地摄取咖啡因；适量饮酒；吃复合碳水化合物（全麦面包、面食和带皮土豆），它们对减少情绪波动尤其有帮助，少吃精致的饼干、蛋糕等；吃足够量的新鲜水果和蔬菜；少吃脂肪含量高的食物；慢吃，抽足够时间吃饭，狼吞虎咽只会使患者精神更加紧张。

（2）保证放松时间：确保每天都有放松时间，如听音乐、阅读、洗澡、看搞笑片等。此外，每天保证睡眠充足。

（3）深呼吸消除焦虑：面对纷杂环境，深呼吸最有帮助，它既可使你镇静，又可恢复精神，患者常感到疲乏、头痛、头晕，实际上是由于紧张而导致的。有意识地进行深度呼吸练习可有效地解除上述症状，令人神清气爽、精神焕发。练习的方法很多，最简单的操作程序是尽可能深吸一口气，气沉腹底，然后屏气，感到有点憋闷时再缓缓呼出，呼气要尽可能彻底些。如此循环20次左右，一般就可起到平缓紧张情绪的作用。

（4）坚持锻炼：把锻炼当成生活中的一部分。开始不需要太高难度，轻松散步即可。进行室外活动但运动不要太剧烈，可以进行户外长距离散步、游泳、慢跑或外出旅游。注意调整自己心理，还可以从环境和生理的角度来调整人体，以减轻头痛及焦虑发作。

（5）消除不良姿势：注意预防和矫正各种不良姿势，避免引起头颈和肩背部肌肉的持续性收缩，比如长期低头伏案工作、电脑操作屏幕过近、女士织毛衣等。职业病患者工作之余更要进行放松锻炼。

（6）自我按摩与梳头：自己为自己按摩也是一种有效的方法，用手指在太阳穴部位反复以顺时针和逆时针方向按摩5min。颈部和背部的热敷，对头皮、颈部肌肉进行轻柔的按摩，用手指压迫穴位等，这些方法可以让患者自己亲身体会到自身的放松，可以减轻局部肌肉的痉挛、收缩，从而减轻头晕。

（7）学会闭目养神：闭目养神对终日劳心用脑或长期使用目力者大有裨益。

眩晕　　　　　　预防跌倒坠床

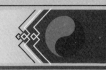

第十四章 头 痛

第一节 概 述

头痛病是指由于外感与内伤，致使脉络拘急或失养，清窍不利所引起的以头部疼痛为主要临床特征的疾病。头痛既是一种常见病证，也是一个常见症状，可以发生于多种急慢性疾病过程中，有时亦是某些相关疾病加重或恶化的先兆。西医学中的偏头痛、周期性偏头痛、紧张性头痛、丛集性头痛及慢性阵发性偏头痛等，凡符合头痛证候特征者均可参考本节辨证论治。

第二节 疾病诊断标准

一、西医临床表现

患者自觉头部包括前额、额颞、顶枕等部位疼痛，为本病的证候特征。按部位中医有在太阳、阳明、少阳，或在太阴、厥阴、少阴，或痛及全头的不同，但以偏头痛者居多。按头痛的性质有掣痛、跳痛、灼痛、胀痛、重痛、头痛如裂、空痛、隐痛、昏痛等。按头痛发病方式，有突然发作，有缓慢而病。按头痛持续时间长短来分，有持续疼痛，痛无休止，有痛势绵绵，时作时止。根据病因，还有相应的伴发症状。

二、西医检查

检查血常规，测血压，必要时做脑脊液、脑血流图、脑电图检查，有条件时做经颅多普勒、颅脑CT和MRI检查。

三、西医诊断

（1）以头痛为主症，表现为前额、额颞、巅顶、顶枕部甚至全头部疼痛，头痛性质或为跳痛、刺痛、胀痛、昏痛、隐痛、空痛，可以突然发作，也可以反复发作。疼痛持续时间可以数分钟、数小时、数天或数周不等。

（2）有外感、内伤因素引起头痛，或有反复发作的病史。

（3）检查血常规，测血压，必要时做脑脊液、脑血流图、脑电图检查，有条件时做经颅多普勒、颅脑CT和MRI检查，有助于排除器质性疾病，明确诊断。

四、中医辨证分型

（一）外感头痛

1. 风寒证

症状：头痛起病较急，其痛如破，痛连项背，恶风畏寒，口不渴，苔薄白，脉多浮紧。

治法：疏风散寒。

方剂：川芎茶调散。

2. 风热证

症状：起病急，头胀痛，甚则头痛如裂，发热或恶风，口渴欲饮，面红目赤，便秘溲黄，舌红苔黄，脉浮数。

治法：疏风清热。

方剂：芎芷石膏汤。

3. 风湿证

症状：头痛如裹，肢体困重，胸闷纳呆，小便不利，大便溏，苔白腻，脉濡。

治法：祛风胜湿。

方剂：羌活胜湿汤。

（二）内伤头痛

1. 肝阳证

症状：头胀痛而眩，心烦易怒，面赤口苦，或兼耳鸣胁痛，夜眠不宁，舌红苔薄黄，脉弦有力。

治法：平肝潜阳。

方剂：天麻钩藤饮。

2. 肾虚证

症状：头痛而空，每兼眩晕耳鸣，腰膝酸软，遗精，带下，少寐健忘，舌红少苔，脉沉细无力。

治法：滋阴补肾。

方剂：大补元煎。

3. 气血虚证

症状：头痛而晕，遇劳加重，面色少华，心悸不宁，自汗，气短，畏风，神疲乏力，舌淡苔薄白，脉沉细而弱。

治法：气血双补。

方剂：八珍汤。

4. 痰浊证

症状：头痛昏蒙，胸脘满闷，呕恶痰涎，苔白腻，或舌胖大有齿痕，脉滑或弦滑。

治法：健脾化痰，降逆止痛。

方剂：半夏白术天麻汤。

5. 瘀血证

症状：头痛经久不愈，其痛如刺，入夜尤甚，固定不移，或头部有外伤史，舌紫或有瘀斑、瘀点，苔薄白，脉沉细或细涩。

治法：活血通窍止痛。

方剂：通窍活血汤。

6. 雷头风

症状：头痛如雷鸣，头面起核或憎寒壮热，名曰"雷头风"，多为湿热毒邪上冲，扰乱清窍所致。

治法：以清宣升散、除湿解毒治之。

方剂：可用清震汤加薄荷、黄芩、黄连、板蓝根、僵蚕等。

7. 偏头风

症状：偏头风，又称偏头痛，其病暴发，痛势甚剧，或左或右，或连及眼、齿，痛止如常人，不定期地反复发作，此多肝经风火所致。

治法：治宜平肝熄风为主。

方剂：天麻钩藤饮或羚角钩藤汤。

第三节 中医特色治疗

一、针灸治疗

（1）一般头痛，点按合谷穴。

（2）根据头痛的轻重缓急，或针，或灸，或点刺放血，或局部取穴，或远道取穴，或两者兼用，方法有腕踝针、电针等。主穴：风池、太阳、百会、合谷。

（3）可选用阿是穴邻点透刺加缠针震颤法、热敏灸疗法、浅针疗法、火针疗法等，用于偏头痛发作期治疗或预防性治疗。

二、推拿治疗

依据辨证选穴原则进行推拿治疗。如外感头痛拿风池、风府，揉按两侧太阳穴；一般头痛可按摩太阳，推印堂，拿风池。

三、中药外治和其他治疗

可采用相关中医特色诊疗，如中药熏洗治疗、超声透入治疗、穴位贴敷、中药药枕、中药热封包治疗、脑电生物反馈治疗、单纯超声治疗、电脑中频电治疗，进行辅助治疗。

四、耳针法

耳穴选枕、额、脑、神门，毫针针刺治疗，埋线治疗，或用王不留行籽压穴。对于顽固性头痛，可在耳背静脉点刺出血。

五、皮肤针法

用皮肤针叩刺太阳、印堂及头痛处，出血少量，适用于外感头痛。

六、穴位注射法

选风池穴，用1%的盐酸普鲁卡因或维生素B_{12}注射液注射，每穴0.5～1.0ml，每日或隔日1次，适用于顽固性头痛。

第四节　中医辨证调护

一、传统行为疗法

比较适宜患者的运动项目有练功十八法、太极拳、八段锦、五禽戏、呼吸操、定量行走等，长久坚持可增强体质，改善生活质量。

二、药膳防护

（一）风寒外袭型

1. 葱豉粥

配方：葱白10g，淡豆豉10g，粳米50～100g。

制法：粳米煮成粥，下葱白、淡豆豉，再煮数沸即成。

功效：辛温解表，祛风散寒。

用法：每日2～3次，连服3～5日。

2. 川芎白芷炖鱼头

配方：鳙鱼（花鲢鱼）头1个，川芎3～9g，白芷6～9g。

制法：将川芎、白芷用纱布包好，与鱼头共煮汤，文火炖至鱼头熟透，调味即可。

功效：疏风散寒。

用法：饮汤食鱼头。

（二）风热上犯型

1. 桑菊薄竹饮

配方：桑叶10g，竹叶15～30g，菊花10g，白茅根10g，薄荷6g。

制法：将以上五味洗净，放入茶壶内，用沸水浸泡10min，即可。

功效：疏风散热。

用法：每日1剂，代茶饮，连服3～5日。

2. 川芎茶

配方：川芎3g，茶叶6g。

制法：上二味，加水适量，煎汁温服。

功效：祛风散热，理气止痛。

用法：每日2剂，食前温服。

（三）肝阳上亢型

1. 西红柿粥

配方：西红柿250g，西米100g，白糖150g，玫瑰露少许。

制法：用刀在西红柿皮上划十字，再放入开水中烫一下，去皮，切成小丁。将西米（先用温水泡胀）放入沸水内煮一会儿，放入西红柿丁再煮沸，加白糖、玫瑰露调味即成。

功效：清热凉血平肝。

用法：每日2次，可作点心服食。

2. 天麻鲤鱼头

配方：天麻25g，川芎10g，茯苓10g，鲜鲤鱼1尾（约1000g）。

制法：将川芎、茯苓切片，与天麻一同放入二次米泔水中，浸泡4～6h，捞出天麻，置米饭上蒸透，切片，再将天麻片与川芎、茯苓一起放入洗净的鱼腹中，置盆内，加姜、葱蒸30min，按常规制作调味羹汤，浇于鱼上即成。

功效：平肝宁神，活血止痛。

用法：佐餐食用。

（四）气血亏虚型

1. 参杞蛤士蟆

配方：干蛤士蟆仁60g，人参3g（或党参15g），枸杞子30g，青豆25g，甜酒汁

50g，冰糖250g，葱头20g，生姜片10g。

制法：将蛤士蟆仁洗净，放瓦罐内，加水50ml、甜酒汁25g及葱、姜，共入笼蒸约2h。去蛤士蟆上面的黑色筋膜，入罐中，加清水500ml、甜酒汁25g，上笼再蒸2h，取出放碗中。枸杞子洗净，人参研成末。将冰糖置大碗内，加开水350ml，将人参、枸杞子入笼蒸化，取出，去沉淀，倒入蛤士蟆碗内，再加青豆即成。

功效：养血滋阴，补肾益气。

用法：佐餐食用。

2. 黄精蒸鸡

配方：黄精30g，党参30g，淮山药30g，仔母鸡1只（约500g）。

制法：将母鸡剁成3cm见方的块，放入沸水锅内烫3min捞出，洗净血沫，装入汽锅内，加入姜、葱、盐等调料，再将洗净切好的黄精、党参、淮山药放入，上笼蒸3h即可。

功效：益气补虚。

用法：佐餐食之。

3. 五味腰柳

配方：五味子20g，猪里脊肉200g，鸡蛋2个，面粉25g，猪油50g，鸡汤100g。

制法：里脊肉切成2.5cm厚的大长片。将葱、姜末、精盐、味精、绍酒、五味子药液和里脊肉放在一起拌匀，腌渍10min后，蘸上面粉待用，将鸡蛋打在碗内，搅匀。锅内猪油烧热后，将里脊肉蘸上鸡蛋，放入锅内煎，待两面煎成色，添鸡汤，加精盐、花椒水、绍酒，用慢火煨3min，熟透取出。将里脊肉片切成条状码在盘内。将锅内汤浮沫打净，用湿淀粉勾芡，放入葱、姜末，浇在里脊肉条上，撒上香菜段即成。

功效：益气养血，健运脾胃。

用法：每日1剂，食肉饮汤，分2次食完，连续食用10～15日。

（五）痰浊闭阻型

1. 竹笋粥

配方：熟冬笋100g，猪肉末50g，粳米100g，麻油25g。

制法：先将熟冬笋切成丝，锅内放麻油烧热，下入猪肉末煸炒片刻，加入葱、姜末、盐、味精，翻炒入味，装碗备用。粳米加水，用文火熬粥，粥将成，把碗中的备料倒入，稍煮片刻即成。

功效：化痰祛湿。

用法：每日2次，早晚空腹服食。

2. 橘红糕

配方：橘红10g，米粉500g，白糖200g。

制法：橘红研细末，与白糖和匀为馅；米粉以水少许湿润，以橘红为馅做成糕，放蒸锅屉布上蒸熟，冷后压实，切为夹心方块米糕。

功效：燥湿化痰，理气健脾。

用法：可作点心服食。

3. 天麻陈皮炖猪脑

配方：天麻10g，陈皮10g，猪脑1个。

制法：将猪脑、天麻、陈皮洗净，置瓦盅内，加清水适量，隔水炖熟食用。

功效：化痰降浊，平肝熄风。

用法：佐餐食用。

4. 半夏山药粥

配方：山药30g，半夏30g。

制法：山药研末。先煮半夏，取汁一大碗，去渣，调入山药末，再煮沸，酌加白糖和匀。

功效：燥湿化痰，降逆止呕。

用法：每日早晚空腹服食。

5. 僵蚕葱白茶

配方：白僵蚕不拘量，葱白6g，茶叶3g。

制法：将白僵蚕焙后研成细末，用葱白与茶叶煎汤，调服。

功效：化痰祛风止痛。

用法：每日1～2次，每次取上末3g，以葱白、茶叶煎汤调服。

（六）瘀血型

1. 姜葱炒螃蟹

配方：雄螃蟹500g，干葱头150g，姜丝25g，猪油75g。

制法：螃蟹洗净切块。把炒锅用武火烧热，下猪油，烧至六成热，下葱头，翻炒后，把葱头捞出，在锅内略留底油，武火爆炒姜丝、蒜泥和炸过的葱头，下蟹块炒匀，依次炝料酒，加汤、食盐、白糖、酱油、味精，加盖略烧，至锅内水分将干时，下猪油10g及香油、胡椒粉等炒匀，用湿淀粉勾芡即成。

功效：活血化瘀，滋阴清热。

用法：佐餐食用。

2. 川芎红花茶

配方：川芎3～6g，红花3g，茶叶3～6g。

制法：上物水煎取汁，当茶饮。

功效：活血化瘀，祛风止痛。

用法：每日1剂，不拘时饮服。

三、日常防治

（1）自我按摩：平日里可用指尖像洗头那样抓挠，或用天然鬃毛硬刷、木齿梳子梳头来进行头部按摩。具体方法：从鬓角朝额头向后脑勺缓慢做圆周运动，不论你采取以上哪种方式，按摩时都会感觉很舒服、很轻松。

（2）良好睡眠：利用睡眠摆脱头痛。许多人用睡觉消除头痛，但应避免睡的时间过长，以免睡醒后更加头痛。睡觉时不要俯卧，因为这种睡觉姿势会使脖子肌肉发麻。如果睡眠不好，反复翻身，可使用特殊枕头，形状要适合脊椎脖子处的自然弯曲，让脖子有个可靠的依托。

（3）及早治疗：要经常检查自己是否有紧张的征兆，包括紧咬牙齿、握紧拳头、肩膀耸起等，这些征兆可能会引起头痛，有这些表现者最好及早到医院进行诊治。

（4）减轻视力负担：每隔一小时左右用手掌掩眼，让眼睛休息不少于30秒钟，然后将手移开，缓慢睁开眼睛。此外，眼睛在经受不易察觉的闪烁时，也会使大脑疲劳而引起头痛。

（5）注意科学饮食：忌食巧克力、咖啡和可可等食品，因为这些食品含有能够使血管收缩的物质，随着血管的扩张会引起头部疼痛感。省略或延迟用餐也可能引起头痛，要多食大豆、海产品、核桃等含镁元素丰富的食物。

（6）要合理安排好工作与休息的时间，千万不要长时间工作，这只会加重头痛症状。另外，头痛患者每天要保持一个良好的心情，要消除紧张、焦虑、烦闷的情绪。饮食上以清淡为主。

（7）当神经痛头痛发作的时候，要自我观察头痛情况，最好用笔记本记录下每次头痛的时间、程度、性质，同时，要注意神经性头痛时是否有呕吐、恶心、视力降低、肢体抽搐等情况。如有以上症状，最好及时去医院检查。

（8）当有轻微神经性头痛的时候，最好能对症治疗。有些人食用了蛋类、肉类、海鲜类等后出现过敏反应，从而引发偏头痛。当情况比较严重的时候，患者最好去医院做个检查，采用药物治疗等方法对症治疗。

（9）在日常生活中，要注意劳逸结合，避免出现不稳定情绪，不要让自己过度劳累，不要吸烟、喝酒，饮食也要有所节制。

（10）注意个人卫生。有些疾病感染会引起头痛症状，比如牙科疾病。

（11）如果是长期抑郁所引起的神经性头痛，不能忽视。当头痛并伴有头晕的症状时，最好去做个CT检查。

自我穴位按摩

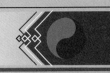

第十五章 呕 吐

第一节 概 述

呕吐是由于胃失和降、胃气上逆所致的以饮食、痰涎等胃内之物从胃中上涌，自口而出为临床特征的一种病证。对呕吐的解释，前人有两种说法：一说认为有物有声谓之呕，有物无声谓之吐，无物有声谓之干呕；另一说则认为呕以声响名，吐以吐物言，有声无物曰呕，有物无声曰吐，有声有物曰呕吐。呕吐可以出现于多种疾病之中，如西医学的神经性呕吐、急性胃炎、心源性呕吐、胃黏膜脱垂症、幽门痉挛、幽门梗阻、贲门痉挛等。其他如肠梗阻、急性胰腺炎、急性胆囊炎、尿毒症、心源性呕吐、颅脑疾病以呕吐为症状时，亦可参照本节辨证论治，同时结合辨病处理。

第二节 疾病诊断标准

一、西医临床表现

（1）具有饮食、痰涎、水液等胃内之物从胃中上涌、自口而出的临床特征。也有干呕无物者。

（2）常伴有脘腹不适、恶心纳呆、泛酸嘈杂等胃失和降之症。

（3）起病或缓或急，常先有恶心欲吐之感，多由饮食、情志、寒温不适、闻及不良气味等因素诱发，也有由服用化学药物、误食毒物所致者。

二、西医检查

上消化道X线检查、纤维胃镜检查、呕吐物的实验室检查等，有助于脏腑病变的诊断。可用胃镜、上消化道钡餐透视了解胃黏膜情况和贲门、幽门口关闭情况及十二指肠黏膜的改变。若呕吐不止，伴有腹胀、矢气减少或无大便，应做腹部透视及腹部B超检查，以了解有无肠梗阻。若患者面色萎黄，呕吐不止，伴有尿少，浮肿，应及时检查肾功能，以排除肾功能衰竭、尿毒症所致呕吐。若患者暴吐，呈喷射状，应做头部CT或MRI检查，以排除颅脑占位性病变，也可以做腹部B超检查，了解胰腺及胆囊的情况，必要时结合血常规、尿淀粉酶检查结果。若呕吐不止，需要检查电解质，了解有无电解质紊乱。育龄期妇女，应化验小便，做妊娠试验。

三、西医诊断

（1）初起呕吐量多，吐出物多有酸腐气味，久病呕吐时作时止，吐出物不多，酸臭气味不甚。

（2）新病邪实，呕吐频繁，常伴有恶寒、发热，脉实有力。久病正虚，呕吐无力常伴精神萎靡，倦怠乏力，面色萎黄，脉弱无力等症。

（3）本病常有饮食不节，过食生冷，恼怒气郁，或久病不愈等病史。

四、中医辨证分型

（一）实证

1. 外邪犯胃

症状：呕吐食物，吐出有力，突然发生，起病较急，常伴有恶寒发热，胸脘满闷，不思饮食，舌苔白，脉濡缓。

治法：疏邪解表，和胃降逆。

方剂：藿香正气散。

2. 饮食停滞

症状：呕吐物酸腐，脘腹胀满拒按，嗳气厌食，得食更甚，吐后反快，大便或溏或结，气味臭秽，苔厚腻，脉滑实。

治法：消食化滞，和胃降逆。

方剂：保和丸。

3. 痰饮内停

症状：呕吐物多为清水痰涎，胸脘满闷，不思饮食，头眩心悸，或呕而肠鸣，苔白腻，脉滑。

治法：温化痰饮，和胃降逆。

方剂：小半夏汤合苓桂术甘汤。

4. 肝气犯胃

症状：呕吐吞酸，嗳气频作，胸胁胀满，烦闷不舒，每因情志不遂而呕吐吞酸更甚，舌边红，苔薄白，脉弦。

治法：疏肝理气，和胃止呕。

方剂：四逆散合半夏厚朴汤。

（二）虚证

1. 脾胃虚弱

症状：饮食稍有不慎，或稍有劳倦，即易呕吐，时作时止，胃纳不佳，脘腹痞闷，口淡不渴，面白少华，倦怠乏力，舌质淡，苔薄白，脉濡弱。

治法：益气健脾，和胃降逆。

方剂：香砂六君子汤。

2. 胃阴不足

症状：呕吐反复发作，但呕吐量不多，或仅吐唾涎沫，时作干呕，口燥咽干，胃中嘈杂，似饥而不欲食，舌红少津，脉细数。

治法：滋养胃阴，和胃降逆。

方剂：麦门冬汤。

第三节 中医特色治疗

一、针灸治疗

【取穴】主穴取足三里、中脘、内关，外邪犯胃者加公孙、合谷，饮食停滞者加公孙、天枢、下脘，肝气犯胃者加阳陵泉、太冲，浊毒壅盛者加阳陵泉、丰隆、支沟、天枢，素体虚弱者加脾俞、胃俞、章门、三阴交。

【用法】以泻法和平补平泻为主，并可用灸法。

二、穴位注射

【取穴】足三里。

【药物】维生素B_6。

【用法】维生素B_6 100 mg单侧足三里封闭，每日1～2次。

三、穴位敷贴

方法1

【取穴】中脘、双侧内关。

【药物】清半夏粉，用生姜汁适量调成糊状。

【功能】化湿利浊，和胃止呕。

【主治】湿浊中阻所致的呕吐。

【用法】研末，生姜汁调，敷于上述穴位，12h后去除，每日1次。

方法2

【取穴】脾俞、胃俞、中脘、天枢、气海。

【药物】大黄、丁香各1份。

【功能】化浊解毒，和胃止呕。

【主治】浊毒犯胃所致的呕吐。

【用法】研末，用生姜汁调，敷于上述穴位，12h后去除，每日1次。

方法3

【取穴】中脘、双侧内关。

【药物】姜汁炒黄连、紫苏叶、白蔻仁、神曲。

【功能】健脾和胃，消食止呕。

【主治】饮食停滞所致的呕吐。

【用法】研末，生姜汁调，敷于上述穴位，12h后去除，每日1次。

方法4

【取穴】中脘、双侧内关。

【药物】荜拨、川椒。

【功能】散寒止呕止痛。

【主治】风寒袭胃所致的呕吐、胃痛。

【用法】研末，生姜汁调，敷于上述穴位，12h后去除，每日1次。

第四节　中医辨证调护

一、传统行为疗法

比较适宜患者的运动项目有练功十八法、太极拳、八段锦、五禽戏、呼吸操、定量行走等，长久坚持可增强体质，改善生活质量。

二、药膳防护

（1）热姜汁：取一大块生姜（连皮），洗净，用纱布包裹之后捣烂，挤压出姜汁，加入热开水和蜂蜜，调味饮用。

功效：姜汁可减轻恶心呕吐的症状。

（2）白扁豆粥：鲜白扁豆120g，粳米150g，红糖适量。扁豆与干净的粳米一同下锅煮粥。

功效：健脾止泻，消暑化湿。此方适用于脾胃虚弱、慢性腹泻以及恶心呕吐的患者。

（3）马铃薯生姜橘子汁：马铃薯100g洗净去皮，生姜8g洗净，橘子肉15g，共榨汁去渣饮用。

功效：对胃神经官能症引起的食欲不振、胃痛恶心、呕吐反胃，治疗效果良好。

（4）大麦100g，泡半日，煮粥，加少量苏打、糖及盐，以喝米汤为主。加苏打是为了防治因呕吐发生的代谢性酸中毒。

（5）猪肚或羊肚半只，去脂膜，开水焯过后切丝，慢火煨汤，快熟时加鲜姜片50g，再煮10min即可。

（6）橘皮、佛手各50g，文火炖约30min，藕粉50g冷水冲开后加入，煮开，加白糖调味即可。

（7）猪或羊腔骨约500g，慢火煨烂，白萝卜200g切块，加入干姜、橘皮各50g，再煮约20min，加盐及调料，频频喝汤。

（8）谷芽及麦芽各100g（自备或中药店有售），洗净，文火煮约30min，加入枇杷果100g（去皮核），山楂50g（去核），再煮约20min，加冰糖适量，可食果肉、喝汤。

三、日常防治

（1）起居有常，生活有节，避免风寒暑湿秽浊之邪的侵入。

（2）保持心情舒畅，避免精神刺激。

（3）饮食调理：脾胃素虚者，饮食不宜过多，且勿食生冷瓜果，禁服寒凉药物。胃热者忌食肥甘厚腻、辛辣香燥、醇酒等，戒烟。

（4）呕吐不止者，卧床休息，密切观察病情变化。服药时尽量选择刺激性气味小的药物，否则随服随吐，更伤胃气。服药方法以少量频服为佳。根据患者的情况，以热饮为宜，并可加入少量生姜或姜汁，以免格拒难下。

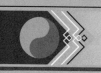

第十六章 胃 脘 痛

第一节 概 述

胃痛是由于胃气阻滞，胃络瘀阻，胃失所养导致的以上腹胃脘部疼痛为主症的一种脾胃肠病证。胃痛，又称胃脘痛。本病证以胃脘部疼痛为主症，西医学的急性胃炎、慢性胃炎、胃溃疡、十二指肠溃疡、功能性消化不良、胃黏膜脱垂等病以上腹部疼痛为主要症状者，属于中医学胃痛范畴。

第二节 疾病诊断标准

一、西医临床表现

胃痛的部位在上腹部胃脘处，俗称心窝部。其疼痛的性质表现为胀痛、隐痛、刺痛、灼痛、闷痛、绞痛等，常因病因、病机的不同而异，其中尤以胀痛、隐痛、刺痛常见，可有压痛，按之其痛或增或减，但无反跳痛，其痛有呈持续性者，也有时作时止者，其痛常因寒暖失宜、饮食失节、情志不舒、劳累等诱因而发作或加重。本病证常伴有食欲不振、恶心呕吐、吞酸嘈杂等症状。

二、西医诊断

（1）上腹胃脘部近心窝处发生疼痛，其疼痛有胀痛、刺痛、隐痛、剧痛等性质的不同。

（2）常伴食欲不振、恶心呕吐、嘈杂泛酸、嗳气吐腐等胃肠道症状。

（3）发病特点：以中青年居多，多有反复发作病史，发病前多有明显的诱因，如天气变化、恼怒、劳累、暴饮暴食、饥饿、吃生冷干硬和辛辣的食物、抽烟喝酒或服用有损脾胃的药物等。

（4）上消化道X线、钡餐透视、纤维胃镜及病理组织学等检查。

三、中医辨证分型

1. 寒邪客胃

症状：胃痛暴作，甚则拘急作痛，得热痛减，遇寒痛增，口淡不渴，或喜热饮，苔薄白，脉弦紧。

治法：温胃散寒，理气止痛。

方剂：良附丸。

2. 饮食停滞

症状：暴饮暴食后，胃脘疼痛，胀满不消，疼痛拒按，得食更甚，嗳腐吞酸，或呕吐不消化食物，其味腐臭，吐后痛减，不思饮食或厌食，大便不爽，得矢气及便后稍舒，舌苔厚腻，脉滑有力。

治法：消食导滞，和胃止痛。

方剂：保和丸。

3. 肝气犯胃

症状：胃脘胀满，攻撑作痛，脘痛连胁，胸闷嗳气，喜长叹息，大便不畅，得嗳气、矢气则舒，遇烦恼郁怒则痛作或痛甚，苔薄白，脉弦。

治法：疏肝理气，和胃止痛。

方剂：柴胡疏肝散。

4. 肝胃郁热

症状：胃脘灼痛，痛势急迫，喜冷恶热，得凉则舒，心烦易怒，泛酸嘈杂，口干口苦，舌红少苔，脉弦数。

治法：疏肝理气，泄热和中。

方剂：丹栀逍遥散合左金丸。

5. 瘀血停滞

症状：胃脘疼痛，痛如针刺刀割，痛有定处，按之痛甚，食后加剧，入夜尤甚，或见吐血、黑便，舌质紫暗或有瘀斑，脉涩。

治法：活血化瘀，理气止痛。

方剂：失笑散合丹参饮。

6. 脾胃湿热

症状：胃脘灼热疼痛，嘈杂泛酸，口干口苦，渴不欲饮，口甜黏浊，吃甜食则冒酸水，纳呆恶心，身重肢倦，小便色黄，大便不畅，舌苔黄腻，脉滑数。

治法：清热化湿，理气和中。

方剂：清中汤。

7. 胃阴亏虚

症状：胃脘隐隐灼痛，似饥而不欲食，口燥咽干，口渴思饮，消瘦乏力，大便干结，舌红少津或光剥无苔，脉细数。

治法：养阴益胃，和中止痛。

方剂：益胃汤合芍药甘草汤。

8. 脾胃虚寒

症状：胃痛隐隐，绵绵不休，冷痛不适，喜温喜按，空腹痛甚，得食则缓，劳累、食冷或受凉后疼痛发作或加重，泛吐清水，食少，神疲乏力，手足不温，大便溏薄，舌淡苔白，脉虚弱。

治法：温中健脾，和胃止痛。

方剂：黄芪建中汤。

第三节 中医特色治疗

一、中药膏方

中药膏方称膏滋、煎膏，是一种将中药饮片反复煎煮，去渣取汁，经蒸发浓缩后，加阿胶等动物胶质、滋补细料及黄酒、蜂蜜、糖或木糖醇制成的半流体状或固体状物称为膏剂。它以补虚纠偏、平衡阴阳、调和气血、协调脏腑功能为主要目的，可运用于胃脘痛治疗。

二、针灸治疗

1. 肝胃不和证

选穴：中脘、内关、足三里、阳陵泉、合谷、太冲。针刺手法以泄法为主，重在泻肝气以和胃气。以上腧穴可以交替针刺。

2. 脾胃气虚证

选穴：中脘、内关、足三里、脾俞、胃俞。针刺手法以补益为主。以上腧穴可以交替针刺。

3. 脾胃虚寒证

选穴：足三里、血海、关元、天枢、内庭、脾俞、章门。针刺手法以补益为主。以上腧穴可以交替针刺。

4. 肝胃郁热证

选穴：内关、中脘、足三里、阴陵泉、上巨虚、太冲、内庭等穴。针刺用泄法。以上腧穴可以交替针刺。

5. 胃阴不足证

选穴：脾、胃、中脘、内关、足三里、三阴交、太溪等穴，针刺用补法。以上腧穴可以交替针刺。

三、中药穴位敷贴

分为寒、热两个证型，在治疗过程中均可以取中脘、上脘、脾俞、胃俞、足三里五穴进行中药穴位贴敷。

（1）寒证：吴茱萸、小茴香、细辛、冰片。

（2）热证：黄连、黄芩、乳香、没药。

使用：辨证选用上述各组药物，加适量凡士林调成糊状，置于无菌纺纱中，贴敷于穴位，用胶布固定，亦可选用奇正消痛贴、胃脘痛、元胡止痛贴、暖脐膏等取中脘、上脘、胃俞、脾俞、足三里五穴贴敷。

四、五子散热敷

其主要成分为紫苏子、白芥子、菟丝子、莱菔子、漆辣子（吴茱萸），在肝胃不和证、脾胃气虚证、脾胃虚寒证中应用广泛。取紫苏子、白芥子、菟丝子、莱菔子、漆辣子各100g。将上述药物装入布袋中，将布袋口缝好。将此药袋放入微波炉中加热3min（加热时需在微波炉中放一杯清水，以防止药物被烤焦。每个药袋可反复加热20次），然后趁热用此药袋热敷患处，直至药袋变凉。可每天热敷2～4次。需要注意的是，患者在使用五子散热敷后，可行揉按，以促进胃肠道对药物的吸收，每次应至少30min。

五、耳穴压豆

选择1～2组耳穴，进行耳穴探查，找出阳性反应点，并结合病情，确定主辅穴位。以酒精棉球轻擦消毒，左手手指托持耳郭，右手用镊子夹取割好的方块胶布，中心粘上准备好的药豆，对准穴位紧贴压其上，并轻轻揉按1～2min。每次以贴压5～7穴为宜，每日按压3～5次，隔1～3天换1次，两组穴位交替贴压。两耳交替或同时贴用。

六、中药离子导入仪离子导入

中药离子导入仪又称多功能数码综合理疗机，仪器融中频药物导入和中频按摩于一体，调制中频电流能使皮肤电阻下降，扩张小动脉和毛细血管，改善局部血液循环，具有消炎、消肿、镇痛、疏通经络、松解粘连、调节局部循环的作用。

七、其他

根据病情需要，可选用穴位注射、背俞穴拔罐等疗法。

第四节　中医辨证调护

一、传统行为疗法

比较适宜患者的运动项目有练功十八法、太极拳、八段锦、五禽戏、呼吸操、定量行走等，长久坚持可增强体质，改善生活质量。

二、药膳防护

1. 寒邪客胃食疗

除按一般原则给予软烂熟、清淡饮食及少食多餐外，忌生冷、肥甘厚味、辛辣刺激之品，注意节制饮食，切忌暴饮暴食与狼吞虎咽，定时、定量就餐，防止过饱。

生姜红枣粥：生姜5片，红枣10枚，粳米100g，同煮为粥，早晚服用。此款药膳能温中散寒、暖胃止痛。

2. 食滞肠胃食疗

根据病情给予软食、半流食或禁食12～24h，忌食不易消化食物，如土豆、山芋等壅阻气机的食物，少食多餐，宜低脂肪饮食，主食以面食为主。

曲末粥：神曲15g、粳米100g，白糖适量，先将神曲捣碎，煎取药汁，入粳米同煮为粥。此款药膳能消食导滞、调和脾胃。

3. 肝胃气滞食疗

悲伤、生气、发怒时切不可进食，忌辛辣刺激及不消化食品，如土豆、地瓜等阻滞气机之食品。

萝卜生姜粥：萝卜250g，鲜姜1块，均切片加大米100g，煮粥食用。此款药膳能疏肝理气和胃。

4. 脾胃虚寒食疗

平时饮食宜温，忌食生冷瓜果、辛辣食物，饭前胃痛可在饥饿时稍进食糕点，以缓解疼痛。

山药羊肉粥：羊肉25g，鲜山药300g，煮烂放入粳米250g，加水适量煮粥食之，早晚各一碗。此款药膳能温中散寒、健脾和胃。

三、日常防治

对胃脘痛患者，要重视生活调摄，尤其是饮食与精神方面的调摄。饮食以少食多餐、营养丰富、清淡易消化为原则，忌粗糙多纤维饮食，忌食浓茶、咖啡、烟酒和辛辣食物等，进食宜细嚼慢咽，慎用水杨酸、肾上腺皮质激素等西药。应保持精神愉快，避免忧思恼怒及情绪紧张；注意劳逸结合，避免劳累，病情较重时，需适当休息，这样可减轻胃痛，减少胃痛发作次数，进而达到预防胃痛的目的。保持乐观的情绪，避免过度劳累与紧张，也是预防本病复发的关键。

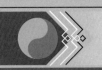

第十七章　呃　逆

第一节　概　述

呃逆是指胃气上逆动膈，以气逆上冲，喉间呃呃连声，声短而频，令人不能自止为主要临床表现的病证。呃逆古称"哕"，又称"哕逆"。西医学中的单纯性膈肌痉挛即属呃逆。而胃肠神经官能症、胃炎、胃扩张、胃癌、肝硬化晚期、脑血管病、尿毒症，以及胃、食道手术后等其他疾病所引起的膈肌痉挛，均可参考本节辨证论治。

第二节　疾病诊断标准

一、西医临床表现

呃逆的主要表现是喉间呃呃连声，声音短促，频频发出，患者不能自我控制。临床所见以偶发者居多，为时短暂，多在不知不觉中自愈；有的则屡屡发生，持续时间较长。呃声有高有低，间隔有疏有密，声出有缓有急。发病因素与饮食不当、情志不遂、受凉等有关。本病常伴胸膈痞闷、胃脘嘈杂灼热、嗳气等症。

二、西医诊断

（1）临床表现以喉间呃呃连声，声短而频，令人不能自止为主症。
（2）常伴胸膈痞闷、胃脘嘈杂灼热、嗳气、情绪不安等症。
（3）多有饮食不当、情志不遂、受凉等诱发因素，起病较急。
（4）呃逆控制后，进行胃肠钡剂X线透视及内窥镜等检查，有助于诊断。

三、中医辨证分型

（一）实证

1. 胃中寒冷
症状：呃声沉缓有力，胸膈及胃脘不舒，得热则减，遇寒则甚，进食减少，口淡不渴，舌苔白，脉迟缓。

治法：温中散寒，降逆止呃。

方剂：丁香散。

2. 胃火上逆

症状：呃声洪亮有力，冲逆而出，口臭烦渴，喜饮冷，脘腹满闷，大便秘结，小便短赤，苔黄燥，脉滑数。

治法：清热和胃，降逆止呃。

方剂：竹叶石膏汤。

3. 气机郁滞

症状：呃逆连声，常因情志不畅而诱发或加重，胸胁满闷，脘腹胀满，纳减嗳气，肠鸣矢气，苔薄白，脉弦。

治法：顺气解郁，降逆止呃。

方剂：五磨饮子。

（二）虚证

1. 脾胃阳虚

症状：呃声低长无力，气不得续，泛吐清水，脘腹不舒，喜温喜按，面色㿠白，手足不温，食少乏力，大便溏薄，舌质淡，苔薄白，脉细弱。

治法：温补脾胃，和中降逆。

方剂：理中汤。

2. 胃阴不足

症状：呃声短促而不得续，口干咽燥，烦躁不安，不思饮食，或食后饱胀，大便干结，舌质红，苔少而干，脉细数。

治法：益胃养阴，和胃止呃。

方剂：益胃汤。

第三节 中医特色治疗

一、深呼吸

进食时发生呃逆可以暂停进食，做几次深呼吸，往往在短时内能止住。

二、穴位按压

呃逆频繁时，可自己或请旁人用手指压迫两侧的少商穴。少商穴位于大拇指甲根部桡侧面，距指甲缘约0.6cm，在黑白肉际交界处。压迫时要用一定的力量，使患者有明显酸痛感。患者自行压迫可两手交替进行。

三、针刺

针刺是治疗顽固性呃逆最快捷有效的方法，常可达到针刺呃止的速效。针刺取穴：①翳风（双）、膻中、中脘、足三里（双）。②攒竹（双）、公孙（双）、内关（双）。以上二组穴位交替选取，针刺部位及术者手指常规消毒，以一次性毫针刺入，大幅度捻转，得气后加华佗牌戒型电针仪选取连续波刺激，电流强度以能耐受为宜，运针一次，留针，每天针刺一次，三天为一疗程。

四、艾灸

对于辨证属虚、属寒者取中脘、足三里、三阴交、脾俞、中魁穴艾条悬灸，以局部皮肤出现红晕，针下有热感而不伤皮肤为度，可与针刺结合应用。

五、指压针

在上述针灸的同时，若呃逆仍无缓解或不具备针灸条件时，医者以双手拇指指腹按压患者攒竹穴（双）、鱼腰穴（双）压力舒缓，由轻至重，以能耐受为度。此法对于年老或者有心脏疾病者慎用，并嘱患者深吸气—屏气—吞咽—呼气，如此反复，医者以拇指及食指指腹斜向上用力捏压患者中魁穴（经外奇穴，位于手背中指近端指关节的中点），以局部酸胀感为度。

六、穴位注射

在针刺得气后，给予穴位注射。

七、脾俞穴注射盐酸氯丙嗪注射液

患者取俯卧位，充分暴露背部，第11胸椎棘突下旁开1.5寸处即为脾俞穴，常规消毒皮肤，用一次性注射器抽取盐酸氯丙嗪注射液。针刺穴位，回抽无血，即将药液注射到脾俞穴皮下，每日一次，左右两穴交替进行，三日为一疗程，此法可用于呃逆昼夜不停寝食不能而烦燥不安者，心电图异常及帕金森综合征者禁用。

八、足三里穴注射盐酸消旋山莨菪碱注射液

患者仰卧位，取双侧足三里穴，常规消毒，以一次性注射器抽取盐酸消旋山莨菪

碱注射液，在双侧足三里穴位处针刺得气后，抽取无回血后每穴推注，每日一次为一疗程。此法可用于呃逆不止腹部拘挛者，前列腺增生、排尿不畅者禁用。

第四节 中医辨证调护

一、传统行为疗法

比较适宜患者的运动项目有练功十八法、太极拳、八段锦、五禽戏、呼吸操、定量行走等，长久坚持可增强体质，改善生活质量。

二、药膳防护

（1）麦冬竹茹茶

材料：绿茶3g，麦冬20g，竹茹10g，冰糖10g；

功效：清热，降气，止呃。

做法：将麦冬、竹茹、绿茶一起放入砂锅，加400ml清水，浸透；煎至约250ml，去渣取汁，再调入冰糖溶化即可。

用法：代茶频服。

（2）苁蓉炖羊肉

材料：核桃15g，黑枣6颗，羊肉250g，姜3片，米酒少许，当归6g，肉苁蓉9g，淮山15g，桂枝3g，盐适量；

做法：先将羊肉洗净，在沸水中烫一下，去除掉血水和羊臊味。将所有药材放入锅中，羊肉置于药材上方，加入少量米酒及适量水（水量盖过材料即可）。用大火煮沸后，再转文火炖约40min即可。

（3）鹌鹑柿蒂汤

材料：鹌鹑1只，柿蒂10g，丁香3g，姜、味精、盐、麻油各适量；柿蒂和丁香洗净，一同放入砂锅中，煎2次，每次用水250ml，煎0.5h，将汁混合，去渣留汁于锅中。再将鹌鹑宰净，斩切，和姜片、盐一起放入锅中，小火炖至熟烂，下味精，淋麻油，即可。

（4）黑芝麻、白糖各50g。将芝麻炒熟，研碎，拌入白糖，每次服3～5匙。一般服后即可止呃。若无效，可隔2h后再服。复发再服，也有效。

（5）生山楂汁适量，每次15ml，每日3次。治顽固性呃逆，一般2天内见效。

（6）猪胆1个，赤小豆20粒。把赤小豆放入猪胆内，挂房檐下阴干，共研粉备用。每次1g；服2次，用白开水冲服，一般2～4天内治愈。

（7）生姜大枣粥

取生姜8g，洗净切成薄片或细粒，加入100g洗净的粳米或糯米中，放入大枣2枚，一同煮成粥。此方源于《兵部手集方》，宜温热服，日服2次，每次食半剂。具有散风寒、暖脾胃功效。适用于脾胃虚寒、反胃呕逆、呕吐清水、腹痛泄泻患者；对风寒感冒、头痛鼻塞患者亦适用。胃热而致呃逆、呕吐者忌用。

取50g紫苏子打碎，放入500g黄酒中浸泡，5日后即可饮用。此方源于民间经验，日服3次，每次饮25～50g为佳，具有开胃行气、祛寒降逆功效，适用于呃呃连声、脘胁胀闷、气机郁滞呃逆患者。大便溏者忌服。

（8）鲫鱼汤

取250g新鲜活鲫鱼1条，去鳞、内脏并洗净，放入砂锅内，加生姜5片，黄酒适量，食盐少许或不加，清水适量煮至汤成乳白色为止。此方源于民间经验，温热时食鱼喝汤，常食为佳。具有暖胃、益气、下乳等功效。适用于胃寒致呃逆呕吐、妇女产后缺乳等症。

（9）柿蒂梅花粥

取粳米50g洗净煮粥，水沸后加柿蒂3个，生姜3片，粥快熟时加入白梅花3g，再煮片刻后，捞出柿蒂、生姜渣即可。此方源于《食疗百味》，宜温热服食，早晚各1次。具有行气化痰、和胃止呃功效。适用于呃逆，胸胁胀闷，头昏目眩，恶心不欲食等症。

三、日常防治

应保持精神舒畅，避免过喜、暴怒等精神刺激；注意避免外邪侵袭；饮食宜清淡，忌食生冷、辛辣，避免饥饱失常。发作时应进食易消化食物、半流质食物。

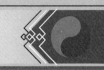

第十八章　慢性结肠炎

第一节　概　述

一、疾病的定义

慢性结肠炎是指结肠受细菌感染、病原菌侵袭结肠黏膜上皮细胞，并在此繁殖，进而侵入固有层，致黏膜急性充血、渗出和细胞浸润，在肠黏膜上产生溃疡出血，分泌增加而腹泻，又因治疗不当或治疗不彻底，黏膜反复受侵害而出现增生，炎性息肉形成，纤维结缔组织增生从而导致肠壁增厚、管腔狭窄等不同程度改变的疾病。慢性结肠炎不是一个独立性疾病，它是一个综合征，广义上包括特异性和非特异性结肠炎（特异性结肠炎包括细菌性、阿米巴性、结核性、寄生虫性、理化因子刺激性结肠炎等；非特异性结肠炎包括溃疡性、过敏性、结肠激素综合征、继发性肠功能紊乱性结肠炎）两大类。本病属祖国医学"腹泻""腹痛""泄泻"等范畴。中医辨证论治多与肝、脾、肾三脏功能失调有关。临床以腹痛、腹泻、黏液便、病程长、反复发作为特点，脾虚湿盛是导致本病发生的重要因素。

二、流行病学

慢性结肠炎是临床上常见的多发病，约占消化内科就诊人数的6.4%。肠炎极为普遍，全世界每年发病约30～50亿人次，尤以发展中国家发病率和病死率为高，特别是儿童。根据世界卫生组织统计，在发展中国家中，感染性腹泻是儿童发病率最高的传染病，仅在亚洲、非洲、拉丁美洲地区，它每年就要夺去约460万婴幼儿的生命。

第二节　疾病诊断标准

1. 慢性结肠炎的诊断标准

（1）临床表现

① 既往有急性感染性肠炎或食物中毒病史；

② 反复腹痛、腹泻稀便（或便秘），大便带黏液，甚至脓血便，超过2个月；

③ 服西药抗生素及止泻药，均服药时见效，停药后症状反复。

（2）体征

全腹软，下腹部局限性轻压痛，多在左下腹或左腹。肠鸣音活跃，可有体温轻度增高；可伴有消瘦、面色少华、萎黄等慢性营养不良体征。

（3）实验室检查

大便常规检查可见红、白细胞及少量脓细胞，未能发现痢疾杆菌及阿米巴原虫。大便培养找到致病菌，此项是诊断慢性结肠炎的重要方法之一。

（4）电子肠镜检查

① 肠镜检查是本病最主要、最可靠的诊断方法。结肠镜检查：早期病变可见肠黏膜有多发性糜烂或浅表溃疡，伴弥漫性充血（有充血性红斑，常呈斑片状、斑点状或线条状）、水肿（比正常黏膜湿润，反光度增强）；或黏膜粗糙呈细颗粒状，黏膜血管模糊，质脆易出血或附有脓性分泌物。病变慢性发展则可见炎性息肉、纤维组织增生、管腔狭窄、结肠袋往往变钝或消失。

② 结肠黏膜组织病理检查发现慢性炎症改变。组织活检病理诊断为诊断慢性结肠炎的"金标准"。

（5）X线钡剂灌肠

多无阳性发现，但当结肠黏膜糜烂及有浅表溃疡时，也可见结肠黏膜象粗乱或有细颗粒变化、多发性浅龛影或小的颗粒状充盈缺损；长期慢性病变可见肠管呈铅管样僵硬、缩短，结肠袋消失可呈管状；管壁边缘毛糙呈锯齿状或毛刺样。

（6）鉴别诊断

排除慢性细菌痢疾、慢性阿米巴痢疾、慢性血吸虫病、缺血性结肠炎、克隆病、溃疡性结肠炎、胶原性肠黏膜病变、肠结核及结肠癌等。

第三节 中医特色治疗

1. 针刺疗法

取中脘、天枢、关元、足三里、上巨虚、太冲等穴位。辨证使用补泻手法。

2. 中药灌肠疗法

辨证使用中草药煎剂，保留灌肠，可使药物直达病所，直接由肠黏膜吸收，能有效地作用于患处肠黏膜，促进炎症愈合，可准确迅速地调整肠道环境。

3. 灸法

辨证选取神阙、关元、足三里等穴位，用艾条灸，每天1次，每次15min。

4. 药物敷贴

取木香、肉豆蔻、补骨脂、五味子各9g，八角、茴香、吴茱萸各6g。烘干，共研细末，用醋调成糊状，外敷神阙穴（肚脐），用纱布覆盖，用胶布固定，每1～2天换药1次，至痊愈为止。

第四节　中医辨证调护

1. 传统行为疗法

慢性结肠炎患者平常可练习太极拳以强腰壮肾，增强体质。

2. 药膳防护

（1）五味芡实粥：五味子10g，芡实、莲子各30g，山药20g，粳米100g，白糖20g。将五味子、芡实、莲子洗净，莲子去皮心；粳米淘洗干净，山药打成细粉。粳米、五味子、芡实、莲子一同放入锅内，加适量水后，置武火上烧沸，转文火煮30min，撒入山药粉、白糖，再煮5min即可。每日1次。适用于脾肾阳虚患者，有补肾虚、止泄泻的功效。

（2）黄芪薏米粥：黄芪、薏苡仁各30g，粳米100g。黄芪洗净切片；粳米、薏苡仁淘洗干净。将粳米、黄芪、薏苡仁放入锅内，加水适量，置武火上烧沸，再用文火煮40min即成。每日1次。有补元气、止泄泻的功效。适用于脾虚慢性肠炎患者。

（3）黄芪薏米炖乌鸡：黄芪、薏苡仁各20g，乌鸡1只，料酒10ml，姜10g，味精3g，盐6g。将乌鸡、薏苡仁、黄芪、姜、料酒一同放炖锅内，加水适量，置武火上烧沸，再用文火炖煮50min，加入味精、盐即成。每日1次，每次吃乌鸡肉50～80g，喝汤。有滋阴、补气、止泻的功效。

（4）砂仁鸡肉粥：砂仁6g，鸡肉100g，粳米150g，料酒6ml，盐、味精各3g。鸡肉洗净，切成2cm见方的鸡块，用料酒、盐调味；砂仁打成细末。粳米淘洗干净，放入锅内。加水适量，置武火上烧沸，下鸡肉、砂仁末，再用文火煮40min，加入味精搅匀即成。每日1次。有补虚损、助消化的功效。适用于消化不良型结肠炎患者。

3. 日常防治

慢性结肠炎的自我保健是预防复发、根治该病的关键所在。日常起居要注意休息，注意腹部保暖，保持良好心态，饮食均衡，注意饮食卫生，不要暴饮暴食，不吃生冷、坚硬及变质的食物，禁酒及辛辣刺激性强的调味品。本病在发作期、缓解期不能进食豆类及豆制品、麦类及面制品，以及大蒜、韭菜、洋山芋、皮蛋、卷心菜、花生、瓜子等易产气食物。因为一旦进食，胃肠道内气体增多，胃肠动力受到影响，即可诱发本病，甚至加剧症状。慢性结肠炎的病程长，经常反复发作，为改善营养状况和肠道环境，要给予高蛋白、高热量的饮食。还应再供给富含维生素、无机盐、微量元素的食物，尤其是维生素C、维生素B及铁含量高的食物，以补充体力、滋养身体。此外饮食方面还需要适当控制脂肪。不要吃多油食品及油炸食品。烹调要少用油，采用蒸、汆、烩、焖等方法。忌食猪油、羊油、奶油、牛油、核桃仁等多脂肪食物，以免加重腹泻。最后，可根据自身条件，选择适宜的运动方式，并经常自我按摩腹部，以改善腹部气血流通。

第十九章 便 秘

第一节 概 述

一、疾病的定义

便秘是指由于大肠传导失常，导致大便秘结，排便周期延长，或周期不长，但粪质干结，排出艰难，或粪质不硬，虽频有便意，但排便不畅的病症。按照中医来分，便秘可分为气秘、虚秘、实秘，另外还有阳结、阴结、脾约等一系列分类。

二、流行病学

临床医学调查结果表明，我国便秘患病率为3%～17.6%，成人慢性便秘患病率为4%～6%，并随年龄增长而升高，60岁以上高达22%。男女患病率之比最高达1∶4.5，而且患病率正逐年上升。

第二节 疾病诊断标准

（1）排便次数每周少于3次，或周期不长，但粪质干结，排出艰难，或粪质不硬，虽频有便意，但排便不畅。
（2）常伴腹胀、腹痛、口臭、纳差及神疲乏力、头眩心悸等症状。
（3）常有饮食不节、情志内伤、年老体虚等。

第三节 中医特色治疗

1. 耳穴压豆疗法
取耳部穴位，如内分泌、皮质下、大肠、小肠、脾等。适用于功能型便秘。
2. 手指按压穴位治疗
选取合适穴位，如大肠穴、小肠穴、三焦穴、肝穴等。适用于习惯性便秘。

3. 针刺疗法

随证选取足三里、三阴交、气海、关元、胃俞、大肠俞等穴位，辨证使用手法补泻。

4. 穴位贴敷

辨证使用中药制剂做成的贴敷，选取合适穴位如关元、胃俞、足三里等，使用中药敷贴，改善胃肠蠕动。

5. 刮痧

取大肠经食指段，从合谷穴沿大肠经刮至商阳穴，力度适中。每次两百下，隔日一次。10天为一个疗程。

第四节 中医辨证调护

一、传统行为疗法

1. 意想运气法

解大便解不出时，思想要镇静，集中注意力，排除杂念，舌抵上腭，吸气时深收，呼气慢慢由口轻轻吹出，同时意想此气到小腹，到达直肠，这样不断意想，几分钟后大便即可排出。

2. 摩脐疗法

取坐位或立位，右手手掌放于脐上，左手掌放于右手背上，在小腹部顺时针方向揉动，揉5min，然后按逆时针方向再揉5min，共做10min。每天早晚各做1次，连续两周。

二、药膳防护

（1）麻仁、杏仁、芝麻各等分。三味共为细末，白蜜炼为丸（如枣大），温开水送下。本方清热润肠，适用于大便干结者。

（2）用胡桃仁15个，大米60g。把胡桃仁捣碎，加大米，煮为稀粥。功效是补肾纳气，润肠通便，适用于肾亏便结者。

（3）沙参、玉竹各50g，老公鸭1只，调料适量。将鸭去毛及内脏，洗净，与沙参、玉竹一同放入砂锅内，加葱、姜、水，烧沸，文火闷煮1h，至鸭肉烂熟，加盐、味精，随意用。本方适用于胃阴亏损之肠燥便秘者。

（4）猪脊瘦肉、粳米各100g，茴香、食盐、香油、川椒粉各少许。先将脊肉切成小块，在香油中稍炒，后加入粳米，煮粥，将熟，加茴香、川椒、食盐等，再煮1～2沸，早晚空腹食。本方适用于热病伤津之便秘者。

（5）郁李仁15g，白米50g。将郁李仁捣烂，置水中搅匀，滤渣，取其汁，亦可将郁李仁加500ml水煎煮取汁，以药汁同淘洗净的白米煮粥，每日早晚温热服食。本方润燥滑肠，适用于便秘老人。

（6）黑芝麻25g，粳米50g。黑芝麻炒后研细末备用，粳米淘洗干净备用，将黑芝麻与粳米放入锅内，加清水，旺火烧沸后，再改用小火煮至粥成。本方有补益肝肾、滋养五脏功效，适用于肝肾不足、肠燥便秘者。

三、日常防治

养成排便习惯，多喝水，多吃些粗杂粮和蔬菜等含膳食纤维较多的食物，刺激肠道蠕动，加快粪便及时排出。调整作息时间，养成每天一排便的习惯。坚持吃早餐，提供肠动力，为每天的排毒做好准备。可根据自身条件，选择适宜的运动方式，并经常自我按摩腹部，以改善气血流通，促进胃肠蠕动和便秘的康复。只有防治结合，才能远离便秘，健康轻松生活。

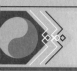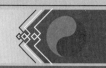

第二十章 糖 尿 病

第一节 概 述

一、疾病的定义

糖尿病是一组以慢性血葡萄糖水平增高为特征的代谢综合征。高血糖是由于胰岛素分泌缺陷和（或）胰岛素作用缺陷而引起的。除碳水化合物外，尚有蛋白质、脂肪代谢异常。久病可引起多系统损害，导致眼、肾、神经、心脏、血管等组织的慢性进行性病变，引起功能缺陷及衰竭。临床上以多饮、多食、多尿及消瘦、乏力为特点，本病属中医"消渴"范畴。

二、流行病学

根据国际糖尿病联盟统计，2011年全球糖尿病患者人数已达3.7亿，其中80%在发展中国家，估计到2030年全球将有近5.5亿糖尿病患者。2007—2008年中华医学会糖尿病学分会在我国部分地区开展的糖尿病流行病学调查结果显示，在20岁以上的人群中，糖尿病患病率为9.7%，糖尿病前期的比例为15.5%。

第二节 疾病诊断标准

一、中医诊断标准

中医病名：消渴病。

多饮、多食、多尿，形体消瘦，尿糖增高等表现，是诊断消渴病的主要依据。有的患者"三多"症状不明显，但若中年之后发病，且嗜食膏粱厚味，形体肥胖，以及伴发肺痨、水肿、眩晕、胸痹、中风、雀目、痈疽等病症，应考虑消渴病的可能。

二、西医诊断标准

西医病名：糖尿病。

（1）有糖尿病症状，符合下列一项者可诊断为糖尿病：一次空腹血糖≥7.0mmol/L，或一次随机血糖≥11.1mmol/L，或OGTT2h血糖≥11.1mmol/L；

（2）无糖尿病症状符合下列一项者可诊断为糖尿病：两次以上空腹血糖≥7.0mmol/L，或两次以上随机血糖≥11.1mmol/L，或一次空腹血糖≥7.0mmol/L及一次随机血糖≥11.1mmol/L，或两次以上OGTT2h血糖≥11.1mmol/L。

（3）根据发病年龄、起病缓急、有无自发性酮症倾向、对胰岛素依赖与否及胰岛素、C肽水平、ICA、IAA、GAD免疫学指标等综合判定，进行糖尿病分型。

（4）根据症状、体征及辅助检查，确定有无糖尿病慢性并发症，如糖尿病神经病变、糖尿病肾病、糖尿病视网膜病、糖尿病外周血管病变等。

第三节 中医特色治疗

一、推胰揉腹降糖法

推揉腹部及点按腹部及背部穴位。点按中脘、胰俞、脾俞、肾俞、足三里、太溪、肺俞、胃俞、三焦俞等穴，每次依据上、中、下三消选3~4个穴位点按，每穴点按1~2min，每日或隔日治疗一次。

原理：经络是人体气血营卫的运行道路，从人体内在脏腑至外在的皮肤、肌肉、筋骨等一切组织，经络无不纵横贯穿于其间。腧穴是人体脏腑经络之气输注于体表之所在，也是针灸推拿及其他一些外治法施术的部位，通过刮痧、点穴按摩、中药外敷、穴位放血等方法，刺激经络腧穴，以调高外周组织对葡萄糖的利用，增加胰岛素敏感性，从而达到治疗疾病、调整脏腑功能的目的。

二、浴足（糖尿病周围神经病变、糖尿病足）

药物组成：当归15g、赤芍12g、川芎9g、桂枝6g、红花6g、鸡血藤15g、豨莶草15g、伸筋草15g、没药6g、乳香6g、细辛3g、水蛭3g。

上消：加天花粉15g，黄连6g，黄芩6g，威灵仙15g等。

中消：加牛膝15g，石膏15g，黄连6g，桑枝15g等。

下消：阴虚者口服六味地黄丸；阴阳两虚者口服金匮肾气丸。

三、耳穴

主穴：选胰、胆、屏间、阿是穴。

配穴：脾胃虚弱者配脾、胃；阴虚火旺者配肺、胃；气阴两虚者配脾、肺、肾；阴阳两虚者配脾、肾、三焦。

糖耐量异常者：

左耳取穴为胰、肾、肺、脾、肾上腺、三焦；

右耳取穴为胆、肾、肺、胃、耳尖、内分泌。

方法：用王不留行籽贴压耳穴，每天按压2～3次，每次1～10min，以耳部发红并感觉热胀酸痛为宜。两耳交替贴压，更换周期为3天，7～10天为1个疗程。

四、中药敷贴（糖尿病周围神经病变）或中药离子导入

药物组成：黄芪、丁香、肉桂、细辛、生地。

用法：以上药物共碾成细粉末，以生姜调成糊状备用，取药物少许，贴双侧脾俞、肾俞、大椎穴，3天换药1次，半个月为一个疗程。

五、中药灌肠（糖尿病肾病）

药物组成：大黄30g，蒲公英30g，生牡蛎（先煎）30g，制附子15g，黄芪40g，党参30g，白花蛇舌草30g，丹参30g，炙甘草15g。

六、糖尿病治疗仪

1. 普通糖尿病

取穴：肺俞、廉泉、合谷（右）、鱼际、神门、三阴交、照海、内庭、中府（右）、合谷（左）。

2. 并发心血管疾病

取穴：大椎、肺俞、心俞、胰俞、少府、神门、太渊、复溜、中府（右）、合谷（左）。

3. 并发眼底疾病

取穴：章门、天枢、大都、公孙、太溪、三阴交、陷谷、足三里、中脘、合谷（左）。

4. 并发脑血管疾病

取穴：肺俞、胰俞、脾俞、足三里、阳陵泉、太溪、曲池、合谷（右）、涌泉（左）、合谷（左）。

5. 并发肾病

取穴：脾俞、肾俞、京门、章门、气海、阳陵泉、三阴交、足三里、涌泉（左）、合谷（左）。

6. 并发皮肤瘙痒、性欲减退疾病

取穴：胰俞、肾俞、关元、京门、章门、三阴交、太溪、太冲、涌泉（左）、合谷（左）。

7. 并发神经系统疾病

取穴：肺俞、胰俞、脾俞、中脘、关元、鱼际、太溪、足三里、涌泉（左）、合谷（左）。

8. 并发末梢微循环障碍烂手、烂脚疾病

取穴：胰俞、肝俞、肾俞、京门、太冲、太溪、尺泽、足三里、涌泉（左）、合谷（左）。

七、脐疗

组成：生石膏10g，知母10g，黄芪5g，葛根5g，花粉5g，玄参5g，黄连3g，生地10g，冰片2g。

用法：上述药研细末，用温开水和酒或醋各半调成糊，外敷于脐部。

八、消渴明目方（糖尿病视网膜病变）

消渴明目方：将西洋参、田七、石斛、炮山甲、醋龟板、决明子、水蛭按2：2：1：1：1：1：1比例打成粉，每次2g，每日两次，冲服。

九、腕踝针

腕踝部进针点：分别在腕横纹上两横指（内关、外关）一圈处及内外踝最高点上三横指（悬钟、三阴交）一圈处进针，根据病变对应不同区域，选择进针点。每次留针20～30min，不做捻转提插，一般隔日一次。

十、督灸

用于糖尿病、老年失能综合征阳虚患者，取督脉的大椎穴至腰俞的脊柱部位，常规消毒后，在治疗部位涂抹生姜汁，再在治疗部位上撒上"督灸粉"（保密处方），之后在其上覆盖桑皮纸，然后再在桑皮纸上铺生姜泥如梯状，最后在姜泥上面放置三角锥形艾柱，然后点燃三点，连续灸治三次后，把姜泥和艾灰去除。最后用湿热毛巾把治疗部位擦干净。糖尿病一般不予发泡。

第四节 中医辨证调护

一、传统行为疗法

（一）气功导引法

气功导引法是我国特有的一种古老行为疗法，通过有意识的躯体内部自我调整，达

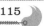

到祛病、强身、延年的目的。它通过姿势的调节、呼吸的锻炼、意念的集中和运用，以及配合有节律的肢体动作等，达到意气形相合、精气神兼练的目的，具有安宁心神、协调脏腑、增强正气、疏通经络的作用，可保健强身、防病治病、益智延年。近年来国内外不少人报道用气功治疗糖尿病取得较满意的疗效，尤其老年糖尿病效果更好。临床观察与实验研究都表明气功对内分泌系统有直接或间接的影响，对改善临床症状、降低血糖和尿糖均有一定作用。

（1）各种类型的糖尿病。

（2）气阴两虚型糖尿病：典型的多饮、多尿、多食症状不明显，口咽干燥，神疲乏力，气短，腰膝酸软，大便干结，或兼心悸自汗，或眩晕耳鸣，或肢体麻痛，或视物模糊，舌体胖或有齿印，舌苔白，脉沉细。

1. 口干导引法

① 采取自由盘膝坐式，全身放松，调息入静。

② 用手搓左、右足心的涌泉穴各36次。

③ 每日按时做功，口中有津时缓缓咽下，咽6次后再重复上述动作数次。再接练运功，净心安神，舌尖轻托上腭，意守悬壅垂，意想悬壅垂后有一井凉水，渐提入口，再缓缓咽下。

2. 消渴导引法

① 取坐式或卧式，全身放松，调息静心。

② 舌抵上腭，意守两肾处，以意引气意想肾水沿督脉上至心脏，洗心头之火。

③ 两眼注视两脚，意想肾水洗至全身。

3. 养阴导引法

① 取坐式或卧式，全身放松，调息静心，舌抵上腭，意守喉下，意想有一井凉水，以意引气，将凉水提到口中，或舌抵上腭，或舌压下腭，口中可自生津液，然后再缓缓咽下。

② 以意引气，从涌泉升至命门，复从命门沿督脉上至头顶百会，再从百会向前沿任脉下行至口中，津液满口再鼓漱3~6次，分3次徐徐咽下，以意念引至下丹田。

4. 内养功

内养功采用两种闭停式呼吸法：第一种叫停闭呼吸法：吸—呼—呼—吸；第二种叫停闭式呼吸法：吸—呼—停—吸……如此循环不已，周而复始地进行呼吸锻炼。呼吸锻炼的要领如下：

① 呼吸深长、轻细、均匀是调整呼吸的前提。在整个呼吸中，只有细细地吸，才能深长。呼吸要轻，没有声音；要细微，不能粗糙，不然呼吸将会短促、吃力、不能持久；呼吸均匀也很重要。检查呼吸轻细情况，一般用耳朵听，以听不到呼吸声响为合适。

② 鼻呼鼻吸，气沉丹田。在练呼吸时，要有意识地诱导气体下降到小腹，不能操之过急，如用劲鼓肚子憋气等，气往往贯不到丹田，膈肌不会下降或下降不深，反而形成胸式呼吸，使练功者易于疲劳，不能坚持锻炼。

③ 停闭呼吸法气贯丹田，小腹的膨大是逐渐练成的，至于膨大的程度，腹肌收缩内凹的深浅，各人不同，不可强求，应逐渐锻炼。

5. 强壮功

① 姿势：

站式：常用三圆式。练功时，两足分开与肩同宽，两脚尖稍向里扣，两膝稍弯曲，头略前倾，含胸拔背，沉肩垂肘，两手自然伸开，四指微屈与拇指相对，置于胸前如抱球状，双目微闭，额部放松下沉。

坐式：一般采用自然盘坐式，两小腿交叉于两大腿下，足掌朝后外方向，头颈躯干自然平直端正，两上臂自然下垂，两手十指交叉互握，或一手置于另一手上放在腹前大腿之上。额部及眼的要求与站式相同。

② 呼吸：初练时采用自然呼吸法，任其自然，不用意识呼吸。练习到一定阶段后可采用深长的胸腹混合呼吸法，即吸气时先是腹部鼓起，然后胸部扩张，呼气时先腹部收缩，然后胸部收缩。呼气稍长于吸气，整个呼吸逐渐达到匀细、深长、柔缓。吸气经鼻，呼气最好经口。每次呼吸保有余量，切宜满呼满吸，以免憋气。这种深呼吸法，应逐渐由不自然到自然，由粗变细，由短变长，让其自然形成。

③ 意念：放松大脑活动的紧张状态，把额部放松，舒展眉头，达到思维下沉，入静即可到来。

6. 八段锦

"八段锦"是我国传统医学的瑰宝之一，历史悠久，其固定动作是"两手托天理三焦，左右开弓似射雕；调理脾胃须单举，五劳七伤往后瞧；摇头摆尾去心火，背后七颠百病消；攒拳怒目增气力，两手攀足固肾腰"。

据现代研究证实，八段锦对人体神经系统、呼吸系统、循环系统、内分泌系统等均有良好的影响。长期锻炼可以提高肌肉和组织对葡萄糖的利用率，使血中胰岛素水平下降，并提高胰岛素敏感性，改善胰岛素抵抗，此外，还可以增强体质，增加脂肪的消耗，直接或间接地控制血糖，从而有效地预防糖尿病发生。

八段锦作为中医传统运动方式，整套功法柔和缓慢，圆活连贯，动静相兼，神与形合，具有行气活血、疏通经络、调整阴阳、祛病延年之功效。八段锦作为干预糖尿病前期患者的运动疗法之一，实乃中医"治未病"思想的充分体现，这将有效地提高糖尿病前期患者的逆转率，降低糖尿病的发生率，使处于"未病"阶段的人群避免发展为"已病"。

二、药膳防护

糖尿病的主要症状是口渴多饮、多食而消瘦、多尿或尿浑浊。在治疗糖尿病时，应该采取药物治疗与食疗相辅相成的方法，下面简单介绍几种养生药膳。

1. 枸杞叶蚌肉汤

原料：胡萝卜60g、蚌肉100g，加清水适量，文火煮1h，放入洗净的鲜枸杞叶

60g，煮沸片刻即可食用。

功能：养肝明目，清热止渴。用于糖尿病视力下降、肝阴虚损者及视物模糊、视力下降、心烦易怒、失眠多梦、口渴多饮、形体消瘦者。枸杞叶既能清热明目，治肝虚目暗，又能除烦止渴。胡萝卜性味甘凉，能补肝明目、清热止渴，因含高纤维素，还有降血糖、降血脂等作用。蚌肉性味甘咸，微寒，具有养肝明目、清热止渴的功效。

2. 淮山黄芪茶

原料：淮山30g、黄芪30g，煎水代茶。

功用：黄芪性味甘，微温。能使白细胞的吞噬能力增强，故能增强机体的抵抗力，有补气止汗、利水消肿作用，并能抑制糖原，与淮山同用，可益气生津、健脾补肾、涩精止遗、降糖，对糖尿病脾胃虚弱者较为适宜。

3. 山药小麦粥

原料：淮山药60g，小麦60g，粳米30g，加水适量，武火煮沸后，文火煮至小麦烂即可。功用：养心阴，止烦渴。用于糖尿病心阴虚者，即有心烦口渴、多饮多食、小便频数量多等表现者。小麦为高纤维食物，能明显降低血糖。

4. 山药熟地黄瘦肉汤

原料：淮山药30g、熟地黄24g、泽泻9g、小茴香3g、猪瘦肉60g，加清水适量，武火煮沸后，文火煮1h即可。

功用：滋阴固肾，补脾摄精。适用于糖尿病脾肾俱虚者，即有小便频数量多、尿浊如米泔水样、困倦乏力、便溏等表现者。

5. 杞子炖兔肉

原料：枸杞子15g、兔肉250g，文火炖熟。

功能：方中枸杞子有降血糖和胆固醇的作用，有滋补肝肾、益精明目功效；兔肉有补中益气、健脾止渴作用。两味合用，滋养肝肾，健脾止渴，适合糖尿病偏于肝肾不足者使用。

三、日常防治

生活方式干预可以延缓或者预防糖尿病的发生。生活方式干预包括糖尿病知识教育、糖尿病患者自我监测、饮食控制和调理及运动疗法。

1. 糖尿病知识教育

包括糖尿病基础知识，糖尿病血糖监测指标、方法，饮食、运动、药物治疗的方法及注意事项，糖尿病并发症的预防等。

2. 糖尿病监测

监测项目包括空腹血糖、餐后血糖，必要时监测全天血糖（三餐前后、晚睡前及夜间）、糖化血红蛋白、血脂、血尿酸、肾功能、尿糖、尿酮、尿蛋白、尿微量白蛋白、眼底视网膜、心电图、肌电图及血压、体重。

3. 饮食控制

合理饮食是治疗糖尿病的基础，应在规定的热量范围内达到营养平衡，从而保证患者正常的体重和体力，并减轻胰岛β细胞的负担。

（1）控制全日总热量：视患者的标准体重、生理状况、活动强度而定。

（2）确定三大营养素的量：糖类占总热量的60%，蛋白质为15%或1～1.2g/（kg·d），有肾功能损害者应减至0.6～0.8g/（kg·d），脂肪占总热量20%～25%或1.0g/（kg·d）。

（3）膳食分配：可按各1/3或1/5、2/5、2/5三餐分配。

4. 运动

选择运动治疗前行全面体检，有严重心、脑、肾损害或急性感染者、1型糖尿病血糖控制不良者不适应运动疗法。运动方式以散步、打拳、骑车、做操为宜。

成年糖尿病患者每周至少要有150min（如每周运动5天，每次30min）中等强度（50%～70%最大心率，运动时有点用力，心跳和呼吸加快但不急促）的有氧运动。中等强度的体育运动包括快走、骑车、打太极拳、乒乓球、羽毛球和高尔夫球。较强体育运动为舞蹈、有氧健身操、慢跑、游泳、骑车上坡。如无禁忌证，每周最好进行2次抗阻运动，锻炼肌肉力量和耐力。训练时阻力为轻或中度。联合进行抗阻运动和有氧运动可获得更大程度的代谢改善。运动项目要与患者的年龄、病情及身体承受能力相适应，并定期评估，适时调整运动计划。记录运动日记，有助于提升运动依从性，养成健康的生活习惯。培养活跃的生活方式，如增加日常身体活动，减少静坐时间，将有益的体育运动融入日常生活。运动前后要加强血糖监测，运动量大或激烈运动时应建议患者临时调整饮食及药物治疗方案，以免发生低血糖。

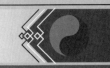

第二十一章　痛　风

第一节　概　述

痛风（gout）是指长期嘌呤代谢紊乱、血尿酸增高而引起组织损伤的一组异质性疾病。中西医学均称之为"痛风"，中医学通常称为"痹症"。痛风的患病率逐年升高，国内的数据显示，其患病率为1%～3%，发病年龄正趋于年轻化。

第二节　疾病诊断标准

一、疾病诊断

1. 中医诊断标准

（1）多以单个趾指关节，卒然红肿疼痛，逐渐疼痛剧如虎咬，昼轻夜甚，反复发作，可伴发热、头痛等症。

（2）多见于中老年男子，可有痛风家族史。常因劳累、暴饮暴食、吃高嘌呤食物、饮酒及外感风寒等而诱发。

（3）初起可单关节发病，以第一跖趾关节多见，继而足踝、跟、手指和其他小关节出现红肿热痛，甚至关节腔可有渗液。反复发作后，可伴有关节周围及耳郭、耳轮及趾、指骨间出现"块瘰"（痛风石）。

（4）血尿酸、尿尿酸增高。发作期白细胞总数可增高。

（5）必要时进行肾B超探测、尿常规、肾功能等检查，以了解痛风后肾脏病变情况。X线摄片检查结果显示：软骨缘邻近关节的骨质有不整齐的穿凿样圆形缺损。

2. 西医诊断标准

（1）关节液中有特异性的尿酸盐结晶体。

（2）有痛风石，用化学方法或偏振光显微镜观察证实含有尿酸盐结晶。

（3）具备下列临床、实验室和X线征象12条中6条者：

① 1次以上的急性关节炎发作。

② 炎症表现在1天内达到高峰。

③ 单关节炎发作。

④ 观察到关节发红。

⑤ 第一跖趾关节疼痛或肿胀。

⑥ 单侧发作累及第一跖趾关节。

⑦ 单侧发作累及跗骨关节。

⑧ 可疑的痛风石。

⑨ 高尿酸血症。

⑩ 关节内非对称性肿胀（X线片）。

⑪ 不伴骨质侵蚀的骨皮质下囊肿（X线片）。

⑫ 关节炎症发作期间关节液微生物培养阴性。

上述（1）（2）（3）项中，具备任何一项即可确诊。

二、证候诊断

1. 湿热蕴结证

局部关节红肿热痛，发病急骤，病及一个或多个关节，多兼有发热、恶风、口渴、烦闷不安或头痛汗出，小便短黄，舌红苔黄，或黄腻，脉弦滑数。

2. 湿热夹瘀证

局部关节红肿热痛，病及一个或多个关节，多兼有发热、恶风、口干、口渴、烦闷不安或头痛汗出，小便短黄，舌红苔黄，或黄腻，舌下有瘀，唇色暗，脉弦滑数或涩。

3. 脾虚湿阻证

无症状期，或仅有轻微的关节症状，或高尿酸血症，或见身困倦怠，头昏头晕，腰膝酸痛，纳食减少，脘腹胀闷，舌质淡胖或舌尖红，苔白或黄厚腻，脉细或弦滑等。

4. 寒湿痹阻证

关节疼痛，肿胀不甚，局部不热，痛有定处，屈伸不利，或见皮下结节或痛风石，肌肤麻木不仁，舌苔薄白或白腻，脉弦或濡缓。

5. 痰瘀痹阻证

关节疼痛反复发作，日久不愈，时轻时重，或呈刺痛，固定不移，关节肿大，甚至强直畸形，屈伸不利，皮下结节，或皮色紫暗，脉弦或沉涩。

（第三节）中医特色治疗

一、基础治疗

（1）急性发作期要卧床休息，抬高患肢，注意保护受累关节。

（2）低嘌呤饮食，禁酒限烟。

（3）饮用足够的水，每日2000ml以上。

二、辨证选择口服中药汤剂、中成药

1. 湿热蕴结证

治法：清热利湿，通络止痛。

推荐方药：三妙散合当归拈痛汤加减。炒苍术，川黄柏，川牛膝，茵陈，羌活，独活，全当归，川芎，虎杖，防风，防己，土茯苓，萆薢，泽泻。

湿热痹泰颗粒加减。石膏30g，薏苡仁20g（2袋），土茯苓、忍冬藤、络石藤各15g，炒苍术、川牛膝、秦艽、防己、醋鳖甲、炮山甲、地龙、知母各10g，黄柏6g，细辛3g。

可在原方基础上，加用火炭母、五指毛桃等清热利湿药，或加用山慈菇、金钱草、海金沙降尿酸。

中成药：复方伸筋胶囊、珍宝丸、痛风定、新癀片胶囊等。

2. 湿热夹瘀证

治法：清热利湿，活血化瘀。

推荐方药：三妙散合失笑散加减。炒苍术，川黄柏，川牛膝，薏苡仁，五灵脂，蒲黄，羌活，独活，防己。

中成药：复方伸筋胶囊、珍宝丸、痛风定胶囊等。

3. 脾虚湿阻证

治法：健脾利湿，益气通络。

推荐方药：黄芪防己汤加减。黄芪，防己，桂枝，细辛，当归，独活，羌活，白术，防风，淫羊藿，薏苡仁，土茯苓，萆薢，甘草。

中成药：健脾丸、补中益气丸、珍宝丸、参苓白术丸等。

4. 寒湿痹阻证

治法：温经散寒，除湿通络。

推荐方药：乌头汤加减。川乌，生麻黄，生黄芪，生白芍，苍术，生白术，羌活，片姜黄，当归，土茯苓，萆薢，甘草。

中成药：通络开痹片、祖师麻片、盘龙七片等。

5. 痰瘀痹阻证

治法：活血化瘀，化痰散结。

推荐方药：桃红四物汤合当归拈痛汤加减。全当归，川芎，赤芍，桃仁，茵陈，威灵仙，海风藤，猪苓，茯苓，金钱草，土茯苓，萆薢。

中成药：通络开痹片、盘龙七片、如意珍宝丸、复方伸筋胶囊等。

三、辨证选择静脉滴注中药注射液

灯盏花注射液、丹参注射液、丹参酮注射液、丹参多酚注射液、红花注射液、丹参川芎嗪注射液等。

四、外治法

1. 中药外敷

辨证选用中药外敷法。湿热蕴结证酌情选用清热除湿、宣痹通络之品，如仙柏散或仙柏散加新癀片粉剂；寒湿痹阻证酌情选用驱风散寒除湿、温经通络药物，如寒痹散外敷，4～6h，每天1～2次。根据患者疼痛部位，选择不同规格膏药。

2. 中药熏药或熏洗

辨证选用中药熏药或熏洗治法。湿热蕴结证酌情选用清热利湿、通络止痛药物；脾虚湿阻证酌情选用健脾利湿、益气通络药物；寒湿痹阻证酌情选用温经散寒、除湿通络药物；痰瘀痹阻证酌情选用活血化瘀、化痰散结药物。

3. 湿敷法

痛风发作期，关节红肿热痛，适合此法。湿敷法是将无菌纱布用黄连液浸透，敷于局部，以达到疏通腠理、清热解毒、消肿散结等目的的一种外治方法，可减轻患者局部疼痛、肿胀、瘙痒等症状。

五、针灸治疗

1. 体针

（1）取穴

主穴：第1组　足三里、阳陵泉、三阴交；

　　　　第2组　曲池。

配穴：第1组　内踝侧取太溪、太白、大敦；

　　　　　　　外踝侧取昆仑、丘墟、足临泣。

　　　　第2组　合谷。

（2）操作方法

病变在下肢，主穴与配穴取第1组，病变在上肢，则取第2组。以1～1.5寸30号毫针刺入，得气后采用提插捻转补泻手法，急性期发作用泻法，缓解期用平补平泻，均留针30min，每隔10min行针一次，每日或隔日一次，10次一疗程，疗程间隔3～5天。

2. 三棱针刺络放血

有活血祛瘀、通络止痛的功效，多在痛风急性发作时采用。取阿是穴，放血1～2ml，每周2～3次。

还可选用火针疗法、雷火灸、梅花针扣刺结合拔罐法等方法治疗。

六、其他疗法

（1）拔罐：疼痛部位用3～5个火罐，每次留罐5min。热证者不宜。

（2）中频脉冲电治疗：中药离子导入，每日1次。热证者不宜。

（3）红外线治疗。

（4）激光疗法。

第四节 中医辨证调护

1. 饮食护理

保持理想体重，适当限制脂肪，限制食盐摄入，禁酒限烟，低嘌呤饮食，通过健康教育使患者了解常见食物的酸碱性及嘌呤含量，使之能够合理安排日常饮食。

2. 饮水护理

要求患者多饮水，以增加尿量，促进尿酸排泄。适当饮水还可降低血液黏稠度。

（1）饮水习惯：坚持每日饮一定量的水，不可平时不饮，临时暴饮。

（2）饮水时间：不宜饭前半小时内和饱餐后立即饮大量的水，饮水最佳时间是两餐之间及晚间和清晨。

（3）饮水与口渴：痛风患者应采取主动饮水的积极态度，不能等有口喝感时才饮水，因为口喝明显时体内已处于缺水状态，这时才饮水对促进尿酸排泄效果较差。

（4）饮茶：痛风患者可用饮茶代替饮白开水，但茶含有鞣酸，易和食物中的铁相结合，形成不溶性沉淀物影响铁的吸收。另外，茶中鞣酸尚可与某些蛋白质结合，形成难以吸收的鞣酸蛋白，所以餐后立即饮茶会影响营养物质的吸收和易造成缺铁性贫血等，较好的方法是餐后1h开始饮茶，且以淡茶为宜。

3. 中医辨证施护

对湿热蕴结型痛风患者，应力戒烟酒，避免进食辛辣刺激食物，局部配合如意金黄散、芙黄膏等外敷；对寒湿痹阻型痛风患者，在季节变化时注意调节饮食起居，避免风寒湿邪外侵，发作时可局部热敷或中药熏蒸；急性发作期，须严格卧床休息，并适当抬高患肢，以利血液回流，避免受累关节负重。直至疼痛缓解72h后开始适当轻微活动，促进新陈代谢和改善血液循环；间歇期，患者应注意鞋子的选择，尽量穿柔软舒适的鞋子，避免足部磨损造成感染。冬天避免受凉，室温保持在20～22℃，年老体弱者应注意保暖。

4. 心理护理

由于反复发作关节炎，常导致患者情绪焦虑不安，护理人员要及时对患者进行心理安慰，解释病情，帮助其了解痛风的病因及防治对策，增加配合治疗的信心。

5. 健康教育

（1）节制饮食，控制高嘌呤食物，不食或少食，多饮水，避免暴饮暴食，节制烟酒，不宜喝大量浓茶或咖啡。

（2）积极减肥，减轻体重。避免饥饿疗法，坚持适当的运动量。

（3）生活有规律，按时起居。注意劳逸结合，避免过度劳累、紧张与激动，保持心情舒畅，情绪平和。注意保暖和避寒，鞋袜宽松。

（4）在医师指导下坚持服药，以控制急性痛风及其反复发作，维持血尿酸在正常范围。不宜使用抑制尿酸排出的药物，如双氢克尿塞、速尿。

（5）定期检测血尿酸值，1～3个月检测1次，以便调整用药和防治尿酸性肾结石。

（6）加强患者管理及医患沟通，建立痛风爱心俱乐部微信群，制订医生值班回答问题制度，并邀请外院专家、我院体质辨识科专家、营养科专家共同参与，为医生及患者之间交流提供一个平台，普及风湿病科相关知识，患者之间相互交流经验，从生活饮食、防护等各方面起到相互监督的作用，为减少疾病发作次数和及时诊疗提供保障；加强患者沟通交流，增强其信心，从心理上互相帮助，共同战胜疾病。

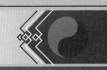

第二十二章 痹 病

第一节 概 述

痹病是指正气不足，风、寒、湿、热等外邪侵袭人体，痹阻经络，气血运行不畅所导致的，以肌肉、筋骨、关节发生疼痛、麻木、重着、屈伸不利，甚至关节肿大灼热为主要临床表现的病证。痹病有广义、狭义之分。痹者闭也，广义的痹病，泛指机体正气不足，卫外不固，邪气乘虚而入，脏腑经络气血为之痹阻而引起的疾病统称为痹病，包括《内经》所含肺痹、心痹等脏腑痹及肉痹、筋痹等肢体经络痹。狭义的痹病，即指其中的肢体经络痹。本节主要讨论肢体经络痹病。西医学的风湿性关节炎、类风湿性关节炎、强直性脊柱炎、骨性关节炎、坐骨神经痛等疾病以肢体痹病为临床特征者，可参照本节辨证论治。

第二节 疾病诊断标准

一、西医临床表现

肌肉、筋骨、关节疼痛为本病的主要证候特征。疼痛有酸痛、胀痛、隐痛、刺痛、冷痛、热痛或重着疼痛等多种。疼痛的部位，或以上肢为主或以下肢为甚，可对称发作，亦可非对称发生，或累及单个关节或多关节同病，可游走不定或固定不移。或局部红肿灼热，或单纯肿胀疼痛，皮色不变。或喜热熨，或乐冷敷。多为慢性久病，病势缠绵，亦可急性起病，病程较短。病重者，关节屈伸不利，甚至关节僵硬、变形，生活困难。

二、西医诊断

（1）发病特点：本病不分年龄、性别，但青壮年和体力劳动者、运动员以及体育爱好者易罹患本病。同时，发病的轻重与寒冷、潮湿、劳累以及天气变化、节气等有关。

（2）临床表现：突然或缓慢地自觉肢体关节肌肉疼痛、屈伸不利为本病的症状学特征。或游走不定，恶风寒；或痛剧，遇寒则甚，得热则缓；或重着而痛，手足笨重，活动不灵，肌肉麻木不仁；或肢体关节疼痛，痛处焮红灼热，筋脉拘急；或关节剧痛，肿大变形，也有绵绵而痛，麻木尤甚，伴心悸、乏力者。

（3）实验室检查和X线等检查常有助于痹病诊断。

三、中医辨证分型

1. 行痹

症状：肢体关节、肌肉酸痛，上下左右关节游走不定，但以上肢为多见，以寒痛为多，亦可轻微热痛，或见恶风寒，舌苔薄白或薄腻，脉多浮或浮紧。

治法：祛风通络，散寒除湿。

方剂：宣痹达经汤。

2. 痛痹

症状：肢体关节疼痛较剧，甚至关节不可屈伸，遇冷痛甚，得热则减，痛处多固定，亦可游走，皮色不红，触之不热，苔薄白，脉弦紧。

治法：温经散寒，祛风除湿。

方剂：乌头汤。

3. 着痹

症状：肢体关节疼痛重着、酸楚，或有肿胀，痛有定处，肌肤麻木，手足困重，活动不便，苔白腻，脉濡缓。

治法：除湿通络，祛风散寒。

方剂：薏苡仁汤加减。

4. 热痹

症状：肢体关节疼痛，痛处焮红灼热，肿胀疼痛剧烈，得冷则舒，筋脉拘急，日轻夜重，多兼有发热、口渴、烦闷不安，舌质红，苔黄腻或黄燥，脉滑数。

治法：清热通络，祛风除湿。

方剂：白虎加桂枝汤。

5. 尪痹

症状：肢体关节疼痛，屈伸不利，关节肿大、僵硬、变形，甚则肌肉萎缩，筋脉拘急，肘膝不得伸，舌质暗红，脉细涩。

治法：补肾祛寒，活血通络。

方剂：补肾祛寒治尪汤。

6. 气血亏虚证

症状：四肢乏力，关节酸沉，绵绵而痛，麻木尤甚，汗出畏寒，时见心悸、纳呆，颜面微青而白，形体虚弱，舌质淡红欠润滑，苔黄或薄白，脉多沉虚而缓。

治法：益气养血，舒筋活络。

方剂：气血并补荣筋汤。

第三节 中医特色治疗

1. 针刺

局部取穴并根据部位循经选穴。主穴：肩部，取穴肩髃、肩髎、臑俞；肘部，取穴曲池、天井、尺泽、少海、小海；腕部，取穴阳池、外关、阳溪、腕骨；脊背，取穴大椎、身柱、腰阳关、夹脊；髀部，取穴环跳、居髎、秩边；股部，取穴伏兔、殷门、承扶、风市、阳陵泉；膝部，取穴膝眼、梁丘、阳陵泉、膝阳关；踝部，取穴申脉、照海、昆仑、丘墟。行痹，加膈俞、血海；痛痹，加肾俞、关元；着痹，加阴陵泉、足三里；热痹，加大椎、曲池。实证针用泻法，虚证针用补法。行痹、痛痹、着痹可加灸。

2. 外敷风痛散

桂枝、细辛、白芷等药按一定比例研细末，纳入铁砂，透膜包裹，外敷，1日1次。

3. 熏洗

①川乌15g，草乌15g，生附子（先煎）15g，半夏15g，洋金花3～6g，冰片6g。煎汤熏洗，1次30～60min，1日2次。或研末，用水或黄酒或醋调成薄饼，外敷肿痛关节处，1日1次。治疗痹证寒湿偏胜者。

②半夏30g，天南星30g，丁香9g，乳香、没药各6g，肉桂10g，冰片6g。煎汤熏洗，1次30～40min，1日2次。或研末，用水或黄酒或醋调成薄饼，外敷肿痛关节处，1日1次。治疗痹证痰瘀互结者。

4. 穴位注射

用木瓜注射液或红花注射液或复方当归注射液，在病痛部位选穴，每穴注入0.5～0.8ml，以舒经通络止痛。注意勿注入关节腔内。每隔1～3日注射1次。

5. 直流电离子导入

多用中药的浸出液，常用蒸馏水制成50%乙醇溶液或用50°的白酒浸泡中草药。

6. 推拿法

采用推法、拿捏法、揉法按摩膝关节周围、股四头肌、内外膝眼等部位，使关节周围组织放松后，用双手的拇、食、中指同时点压血海、梁丘、内侧膝窝、外侧膝窝、内膝眼、外膝眼六穴，然后施以旋转屈伸手法，隔日施术1次，15次为1个疗程。或遵循"轻-重-轻"的原则，先放松患膝关节周围组织，然后以松髌法、提拿法、舒筋法、旋转屈伸法等，每日1次，10次为1个疗程。

7. 小针刀治疗

主要治疗机制是剥离粘连、疏通阻滞、流畅气血、松解肌肉、镇痉止痛。在膝关节内外侧间隙、内侧副韧带止点处、胫骨前缘、髌骨上下缘等痛点，局部麻醉下将针刀刺入痛点，进行松解剥离，每周做1次，做1～3次。或结合X线片找出压痛最明显的点，局部麻醉下沿肌肉神经纤维平行方向进针，让刀口线和骨刺竖轴垂直，在骨刺尖部做切开松解术和实施铲磨手法，并注射强的松龙及维生素B$_{12}$注射液，每周1次，3次为1个疗程，配合弹推髌骨手法治疗痹症。

第四节　中医辨证调护

1. 传统行为疗法（导引、气功、八段锦等）

比较适宜患者的运动项目有练功十八法、太极拳、八段锦、五禽戏、呼吸操、定量行走等，长久坚持可增强体质，改善生活质量。

2. 药膳防护

（1）薏仁炖猪蹄。薏苡仁，猪蹄，调味炖食，用于风湿痹痛。

（2）鳗鱼粥。用鳗鱼、粳米，煮粥。用于腰肾风湿患者。

（3）狗骨散。狗四肢骨打碎，炒黄研末，米汤调食，15天为一疗程，用于类风湿性关节炎。

（4）淮山薏米炖白鸽。白鸽肉，淮山药，薏仁米，调味炖食，用于肩周炎、风湿性关节炎。

（5）樱桃酒。樱桃浸酒饮，用于风湿腰腿痛。

（6）参蒸鳝段：党参10g，当归5g，鳝鱼500g，火腿片150g，调料适量。将鳝鱼剖去骨杂切段，将鳝段放入沸水锅中烫一下捞出，整齐地排列在小盆里，而后放火腿片、党参、当归、葱、姜、黄酒、胡椒粉、食盐及鸡清汤，盖严，棉纸浸湿，封口，上笼蒸约1h后取出，启封，去葱、当归、生姜，调味即可。可补虚损、祛风湿。

（7）瘦肉炖沙参：瘦猪肉250g，沙参30g，调料适量。将猪肉洗净切丝，锅中放素油适量，烧热后，下猪肉煸炒，而后下沙参（布包）及食盐、葱花、味精、姜末、料酒等和清水适量，煮至内熟后，去药渣。可益气养阴除湿。

（8）龙凤煲：老母鸡1只，乌梢蛇1条，淮山药、枸杞子、沙参、红枣各10g，食盐、味精、姜片等调味品各适量。将母鸡宰杀后，去毛杂，洗净，切块；蛇宰杀后，去皮、胆、血、头，切段；将诸药与鸡肉、蛇肉一同放入大砂锅中，加入清水及调味品等，上火煲至熟即成。可祛风除湿。

（9）西洋参炖蛇：西洋参5g，乌梢蛇1条，猪腿肉250g，调味品适量。先把西洋参切片；乌蛇去皮杂，洗净；猪腿肉洗净，剁块，取大炖盅一个，把蛇盘放在盘里，然后放猪腿肉、生姜和陈皮，加入黄酒、米醋、食盐适量，纳入参片及泡西洋参的水，再加入清水适量，盖上盅盖，用一条湿水砂纸将盅盖缝口密封，隔水炖4h即成。可益气养阴、祛风除湿。

（10）西洋参煲猪腿：西洋参15g，猪腿肉500g，调味品适量。先把西洋参切片；猪腿肉洗净，切块；取砂锅一个，把猪腿肉放入，注入清滚水适量，碗中的参片和水也同时放入，盖上锅盖，火文火煲2～3h即成。扶正以除邪痹。每周2～3剂。

（11）附片羊肉汤：附片15g，当归、生姜各30g，羊肉150g，食盐适量。将生姜切片，当归、附片布包，羊肉洗净切块，加清水适量同炖至肉汤无麻味时止，去药包，食盐调味服食。可散寒除湿、通络止痛。

（12）西洋参牛肉炖鸡脚：西洋参15g，牛腿肉250g，鸡脚6对，调味品适量。西洋参切片；牛腿肉切块；鸡脚放在滚水中滚过，褪去外皮，斩去趾尖。用大炖盅一个，放入牛腿肉、鸡脚、生姜、陈皮、绍酒、食盐、参片和泡西洋参水及清汤适量，盖上盅盖，用一条湿水砂纸把盅盖缝口封密，隔水炖4h即成。可益气补肾，扶正以除痹邪。

3.日常防治

本病因正气不足、感受外在的风寒湿热之邪而成。因此，平时注意调摄，增强体质和加强病后调摄护理，便显得格外重要。预防方面，锻炼身体，增强机体御邪能力；改善阴冷潮湿等不良的工作、生活环境，避免外邪入侵；一旦受寒、淋雨等应及时治疗，如服用姜汤、午时茶等祛邪措施有助于预防痹病的发生。病后调摄护理方面，更需做好防寒保暖；应保护病变肢体，提防跌扑等以免受伤；视病情适当对患处进行热熨、冷敷等，可配合针灸、推拿等进行治疗；鼓励和帮助患者对病变肢体进行功能锻炼，有助痹病康复。

预防跌倒——平衡技能测试

第二十三章　腰　　痛

第一节　概　　述

腰痛是指腰部感受外邪，或因劳伤，或由肾虚而引起气血运行失调，脉络绌急，腰府失养所致的以腰部一侧或两侧疼痛为主要症状的一类病证。西医学中的风湿性腰痛、腰肌劳损、脊柱病变之腰痛等，可参照本节辨证论治。

第二节　疾病诊断标准

一、西医临床表现

腰部一侧或两侧疼痛为本病的基本临床特征。因病理性质的不同，而有各种表现。多缓慢发病，病程较久，或急性起病，病程较短。疼痛性质有隐痛、胀痛、酸痛、濡痛、绵绵作痛、刺痛、腰痛如折；腰痛喜按，腰痛拒按；冷痛，得热则解，热痛，遇热更甚。腰痛与气候变化有关，腰痛与气候变化无关。腰痛劳累加重，休息缓解。腰痛影响功能活动，腰"转摇不能"，"不可以俯仰"。腰痛固定，腰痛放射其他部位，引起腰脊强、腰背痛、腰股痛、腰尻痛、腰痛引少腹等。

二、西医诊断

（1）自觉一侧或两侧腰痛为主症，或痛势绵绵，时作时止，遇劳则剧，得逸则缓，按之则减；或痛处固定，胀痛不适；或如锥刺，按之痛甚。

（2）有腰部感受外邪、外伤、劳损等病史。

（3）有关实验室检查或腰部X线片，提示西医学风湿性腰痛、腰肌劳损、强直性脊柱炎、腰椎骨质增生等诊断者，有助于本病的诊断。

三、中医辨证分型

1. 寒湿腰痛

症状：腰部冷痛重着，转侧不利，逐渐加重，每遇阴雨天或腰部感寒后加剧，痛处喜温，得热则减，苔白腻而润，脉沉紧或沉迟。

治法：散寒除湿，温经通络。

方剂：渗湿汤。

2. 湿热腰痛

症状：腰髋弛痛，牵掣拘急，痛处伴有热感，每于夏季或腰部着热后痛剧，遇冷痛减，口渴不欲饮，尿色黄赤，或午后身热，微汗出，舌红苔黄腻，脉濡数或弦数。

治法：清热利湿，舒筋活络。

方剂：加味二妙散。

3. 瘀血腰痛

症状：痛处固定，或胀痛不适，或痛如锥刺，日轻夜重，或持续不解，活动不利，甚则不能转侧，痛处拒按，面晦唇暗，舌质隐青或有瘀斑，脉多弦涩或细数。病程迁延，常有外伤、劳损史。

治法：活血化瘀，理气止痛。

方剂：身痛逐瘀汤。

4. 肾虚腰痛

症状：腰痛以酸软为主，喜按喜揉，腿膝无力，遇劳则甚，卧则减轻，常反复发作。偏阳虚者，则少腹拘急，面色㿠白，手足不温，少气乏力，舌淡脉沉细；偏阴虚者，则心烦失眠，口燥咽干，面色潮红，手足心热，舌红少苔，脉弦细数。

治法：偏阳虚者，宜温补肾阳；偏阴虚者，宜滋补肾阴。

方剂：偏阳虚者以右归丸为主方温养命门之火。偏阴虚者以左归丸为主方以滋补肾阴。如腰痛日久不愈，无明显的阴阳偏虚者，可服用青娥丸补肾以治腰痛。

第三节 中医特色治疗

1. 牵引疗法

患者仰卧于三维牵引床上，固定胸部和骨盆，根据突出节段调整牵引床，牵引负重一般为患者体重的40%～50%，根据患者耐受能力进行调整，1天1次，1次20min，1个疗程为10天。

2. 针灸

患者取俯卧位，充分暴露施术部位，常规消毒皮肤，取肾俞、夹脊穴、委中、阿是穴等穴位，留针30min，1天1次，1个疗程为10天。针刺大肠俞、肾俞、秩边、环跳、肾俞、阳陵泉、委中等穴，疏通经脉，以达到化瘀、行气、止痛的目的；运用电针夹脊穴法进行治疗，深刺夹脊穴，在通电后形成电流场，通过病变的硬膜和神经根作用于病患处，达到治疗作用。

3. 中频药物导入

取木瓜10g，苏木、急性子各15g，红花20g、透骨草30g，浸泡1h后再煎煮1h，将药液滤出备用。患者取仰卧位，暴露腰部施术部位，将浸有药液的棉布放在腹部皮肤上，连接中频药物导入仪的正负极吸水电极，电流强度以患者自觉腰部有电流感且能耐受即可，1天1次，1次30min，一个疗程为12天。

4. 推拿

患者取俯卧位，术者用揉法、拿法按摩患者腰臀部，以腰部为重点，施术3~5min后，双手叠掌，从 L_1 按压脊柱至骶尾骨，重复3~10遍，以患者体表有发热感且肌肉放松为宜，1天1次，一个疗程为10天。

5. 拔火罐治疗

遵循人体穴位的作用原理、穴位的整体作用和局部作用相互配合原则、哪里痛就拔哪里的治疗原则，通过火罐温热的机械负压刺激作用，引起局部和全身反应，从而调节机体的整体功能，消除病理因素，达到治病的目的。中医认为五脏六腑的背俞穴都在背上。如果体内有毒，可以在背上用平衡火罐法排出毒素，从而疏理五脏六腑的精气。

第四节 中医辨证调护

1. 传统行为疗法（导引、气功、八段锦等）

比较适宜患者的运动项目有练功十八法、太极拳、八段锦、五禽戏、呼吸操、定量行走等，长久坚持可增强体质，改善生活质量。

2. 药膳防护

（1）三七猪脚筋汤：猪脚筋200g、精瘦肉50g过沸水，捞入砂锅，加三七15g（打碎），大枣4个，水煎沸后改小火煮1~2h。饮汤吃肉，1天1剂。

功能：活血定痛，强筋壮骨。

主治：气滞血瘀，肾气亏虚型腰椎间盘突出症。

（2）三七地黄瘦肉汤：准备食材，将三七12g打碎，然后和生地30g、大枣4个、瘦猪肉300g一起放到砂锅里，加入适量的清水，用大火煮沸，然后改为小火煮1h，至瘦肉熟烂，再放入调味料。饮汤吃肉，隔日1剂。

功能：活血化瘀、止痛。

主治：气滞血瘀型急性腰椎间盘突出症。

（3）三七炖田鸡：肥田鸡2只（约200g）去皮、头、内脏，三七15g打碎，大枣4个去核，一同放入炖盅，加适量水，大火煮沸后改小火炖1~2h。饮汤吃肉，1天1剂。

功能：益气活血，消肿止痛。

主治：气虚血瘀，脾胃虚弱型腰椎间盘突出症。

（4）刀豆猪腰汤：刀豆6~8粒，猪腰一个。猪腰切块洗净，剔除白色筋膜，以祛除异味，加刀豆、水适量，煮汤。加食盐调味，饮汤吃猪腰。

功能：祛痛，温中。适用于肾虚腰痛，也治疗遗精。

（5）杜仲猪肚汤：川杜仲20g，猪肚250g。将猪肚洗净切成小块，水适量，与其他配料一起熬汤，调味服食。

功能：补肾健脾，益精血，强筋骨。

主治：腰肌劳损、遗精、夜多小便。

（6）当归牛尾汤：当归30g，牛尾巴一条。将牛尾去毛切成数段，水适量，煮汤。加食盐调味，饮汤吃牛尾巴。

功能：补血，益肾，强筋骨。

主治：阳痿、肾虚腰痛、下肢酸软乏力等。

（7）肉苁蓉红烧鸡块：鸡1只，肉苁蓉15g，白果30粒（去壳心），栗子1~5个（去壳），薏苡仁20g，姜、葱各少许。鸡洗净切成块，同葱、姜一起炒到变色为止；加适量清水，烧滚后除去泡沫及浮油，加入切成块状的肉苁蓉，依次再加入栗子、白果和泡软的薏苡仁，待水快收干时，经常用锅铲搅动，收汁后即可食用。适用于肾虚腰痛、尿频患者。

3. 日常防治

（1）避免寒湿、湿热侵袭。改善阴冷潮湿的生活、工作环境，勿坐卧湿地，勿冒雨涉水，劳作汗出后及时擦拭身体，更换衣服，或饮姜汤水驱散风寒。

（2）注重劳动卫生，腰部用力应适当，不可强力举重，不可负重久行，坐、卧、行走保持正确姿势，若需腰部用力或弯曲工作时，定时做松弛腰部肌肉的体操。

（3）注意避免跌、仆、闪、挫。

（4）劳逸适度，节制房事，勿使肾精亏损，肾阳虚败。

（5）体虚者，可适当吃具有补肾作用的食品和药物。

（6）已患腰痛的患者，除继续注意上述事项外，腰部用力更应小心，必要时休息或戴腰托，以减轻腰部的受力负荷。根据腰痛的寒热情况，可局部进行热熨、冷敷等，慢性腰痛宜配合按摩、理疗以促进其康复。湿热腰痛慎食辛辣醇酒，寒湿腰痛慎食生冷寒凉食品。

第二篇

妇科常见病

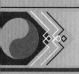
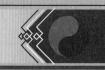

第二十四章 月经不调

第一节 概 述

中医常见的月经病有月经先期、月经后期、月经前后不定期、月经过多、月经过少、经期延长、经间期出血、崩漏等，都可归于西医的月经不调范畴，相当于西医学排卵型功能失调性子宫出血病的月经不规则。

1. 疾病定义

月经周期提前7～10天或错后7～14天，经期正常，连续3个周期以上者，称为"月经先后无定期"，亦称"经水先后无定期""月经衍期""经乱"。

本病如伴有月经涩少，则可形成闭经；若伴有月经过多，经期延长，则易发展成崩漏之症。月经先后无定期若伴有经量增多及经期紊乱，常可发展为崩漏。

青春期初潮后1年内及更年期月经先后无定期者，如无其他证候，可不予治疗。

2. 流行病学

中国每10位女性中，就有3位存在痛经问题，46%的女性经期存在不规律问题，30%以上女性经期存在流量异常问题。

第二节 疾病诊断标准

一、临床表现

有多种月经紊乱形式：

（1）无排卵型异常子宫出血。青春期及绝经过渡期常见，但无全身和生殖器的器质性疾病。临床表现为出血失去规律性（周期性），间隔时长时短，出血量不能预计，一般出血时间长，不易自止。

（2）有排卵型异常子宫出血。有周期性排卵，临床上仍有可辨认的月经周期。常表现为：1）月经过多，指月经周期规则、经期正常，但月经量>80ml。2）月经周期间出血，又可分为：①黄体功能异常，分黄体萎缩不全及黄体功能不全两类。前者表现为经期延长，常在点滴出血后才有正式月经来潮，以后又常淋漓数日；后者表现为周期缩短，月经量可稍增多。黄体功能异常者常合并不孕或者流产。②围排卵期出血，出血期≤7天，出血停止数天后又出血，量少，多数持续1～3天，时有时无；检查有无贫血、甲状腺功能减低、甲状腺功能亢进、多囊卵巢综合征及出血性疾病的阳性体征。妇科检查应排除阴道、宫颈及宫体病变。

二、辅助检查

1. 血常规检查
通过血常规检查结果可确定有无贫血及血小板减少。

2. 凝血功能检查
凝血酶原时间、活化部分凝血酶时间、血小板计数、出凝血时间等，排除凝血功能障碍性疾病。

3. 尿妊娠试验或血人绒毛膜促性腺激素（β-hCG）检测
排除妊娠。

4. 盆腔超声检查
了解子宫内膜厚度及回声，以明确有无宫腔占位性病变及其他生殖道器质性病变等。

5. 基础体温（basal body temperature，BBT）测定
不仅有助于判断有无排卵（呈单相型，提示无排卵），还可提示黄体功能不全（体温升高天数≤11天）、黄体萎缩不全（高相期体温下降缓慢伴经前期出血）。当BBT曲线呈双相，月经间期出现不规则出血时，可鉴别出血是发生在卵泡期、排卵期还是黄体期。

6. 激素水平测定
适时测定雌二醇值，它可反映雌激素水平，通过孕酮水平可确定有无排卵及黄体功能，通过测定甲状腺素水平可迅速排除甲状腺功能异常，测定催乳素及其他内分泌激素水平有利于鉴别诊断。

7. 诊断性刮宫或宫腔镜下刮宫
当子宫异常出血病程超过半年，或超声检查发现子宫内膜厚度＞12mm，或患者年龄＞40岁时，首次就诊可考虑采用诊断性刮宫或宫腔镜下刮宫，以了解子宫内膜情况。

8. 宫颈黏液结晶检查及阴道脱落细胞学检查
宫颈黏液结晶检查月经期前呈羊齿状结晶，提示无排卵。阴道脱落细胞学检查结果可反映雌激素的影响。

三、西医诊断

根据患者发病的情况和患者的症状、体征、实验室检查结果及妇科检查的结果可以诊断相应的疾病。

四、中医诊断

（1）病史。有七情内伤或劳累过度等病史。

（2）症状。月经提前7～10天或错后7～14天，但经期正常，连续3个周期以上，有诊断意义。

第三节 中医辨证分型

1. 肾虚型

（1）肾阳虚证

主证：经来无期，经量或多或少，色淡质清，畏寒肢冷，面色晦黯，腰腿酸软，小便清长；舌质淡，苔薄白，脉沉细。

治法：温肾固冲，止血调经。

方剂：右归丸加味。

（2）肾阴虚证

主证：经乱无期，出血量少，或淋漓不净，色鲜红，质黏稠，伴头晕耳鸣，腰膝酸软或心烦；舌质红，苔少，脉细数。

治法：滋肾养阴，调经止血。

方剂：左归丸合二至丸加减。

2. 脾虚证

主证：经血非时暴下，继而淋漓不止，色淡，质稀，倦懒言，面色㿠白，或肢体面目浮肿；舌淡胖，边有齿痕，苔薄白，脉缓无力。

治法：补气摄血，固冲调经。

方剂：固本止崩汤合举元煎加味。

3. 血瘀证

主证：经血骤然而下或淋漓不断，或经闭数日又忽然暴下，色黯质稠，夹有血块，小腹胀痛，块下则减；舌紫黯或有瘀斑，苔薄白，脉涩。

治法：活血化瘀，止血调经。

方剂：四物汤合失笑散。

4. 血热证

（1）虚热证

主证：经血非时突然而下，量多势急，或淋沥少许，血色鲜红而质稠，心烦潮热，或小便黄少，或大便干结；舌红少苔，脉细数。

治法：滋阴清热，止血调经。

方剂：保阴煎合生脉散加味。

（2）实热证

主证：经血非时而下或忽然暴下，或淋漓日久不断，色深红，质稠；口渴烦热，小便黄，大便干结；舌红，苔黄，脉滑数。

治法：清热凉血，止血调经。

方剂：清热固经汤加减。

第四节 中医特色治疗

一、单验方

1. 暖宫汤

胡芦巴10g，紫石英10g，仙鹤草10g，用于宫寒崩漏。每日一剂，早晚分服，10天为一疗程，连服2～3个疗程。

2. 复方四炭汤

棕榈炭10g，贯众炭10g，艾叶炭10g，蒲黄炭10g，当归10g，白芍10g，生地黄10g，阿胶（烊化）10g，加水2000ml，煎至600ml，每日3次，每次200ml，口服。治疗各型崩漏。10天为一疗程，连服2～3个疗程。

3. 地榆苦酒煎

生地榆250g，苦酒（即米醋）1000ml，浸湿7天，去渣留液待用，每日3～4次，每次30ml，口服。治疗久漏不止患者。

二、其他疗法

1. 针刺（电针）

取穴：关元、三阴交、隐白、气海。辨证选穴：血热加血海、行间；血瘀加地机、气冲、冲门；脾虚加脾俞、足三里；阴虚加肾俞、太溪。取断红穴，在示指（食指）和中指间进针，先针后灸．留针20min。

操作方法：血热、血瘀者针用泻法，脾虚、阴虚者针用补法，可针灸并用，或用温针灸。

2. 灸法

取穴：关元、三阴交、脾俞、肾俞、交信。

操作方法：用艾柱灸或艾条温和灸，每日或隔日1次，每次20～30min。

3. 耳针

取穴：子宫、卵巢、内分泌、肝、肾、神门、皮质下。

操作方法：每次选3～5穴，留针10～30min，间歇运针；或用耳穴压豆法。

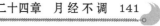

4. 穴位注射

取穴：关元、气海、三阴交、血海。

操作方法：用当归注射液或胎盘组织液穴位注射，每次2～4穴，每穴1～2ml，每日1次。

5. 皮肤针

取穴：华佗夹脊穴（腰椎至尾骨）、膈俞、肝俞、脾俞、肾俞、八髎、足三里、三阴交。

操作方法：中等刺激，每日1次。

第五节　中医辨证调护

1. 传统行为疗法

气功疗法，结合呼吸调整，以放松身心，意守丹田，每日早、晚各一次，每次25～50min，可调整整个机体状态至平和，有一定的辅助治疗效果。

2. 药膳食补法

1）益母草汁

功效：滋阴养血、调经除烦。

配料：鲜益母草汁10g，鲜生地汁、鲜藕汁各40g，生姜汁、蜂蜜适量，大米100g。

制作：大米煮粥，待米熟时，加入上述诸药汁及蜂蜜，煮成稀粥即可。

用法：每日2次，温服。病愈即停，不宜久服。

宜忌：宜用砂锅，不宜用铁锅。脾虚腹泻者忌用。吃粥期间忌食韭菜、葱等。

2）红花糯米粥

功效：养血活血调经，适用于月经不调血虚、血瘀者。

配料：红花、当归各10g，丹参15g，糯米100g。

制作：先煮诸药，去渣取汁，后入米煮作粥。

用法：每日2次，空腹食。

宜忌：出血多者忌食。

3. 日常防治

（1）避免强烈的精神刺激，保持心情舒畅，以利气血畅达和肝之疏泄功能正常。

（2）避免劳累，节制房事，以利肾之封藏施泄功能正常。

（3）尽量规律生活，避免熬夜、劳累等。

艾灸

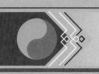

第二十五章 不 孕 症

第一节 概 述

1. 疾病定义

不孕症分为两种：女子婚后有正常性生活1年以上，未避孕而不受孕者，称为原发性不孕症，古称"全不产"；或曾孕育过，未避孕又1年以上未再受孕者，称为继发性不孕症，古称"断绪"。

2. 流行病学

不孕症是一种常见病，大约影响至少10%～15%的育龄夫妇。男女双方均有可能影响受孕，应对男女双方同时进行相关检查，以便有针对性地治疗，提高疗效。

第二节 疾病诊断标准

女性不孕的病因诊断依次为排卵障碍、输卵管异常、不明原因的不孕、子宫内膜异位症和免疫学不孕。宫颈因素也可能影响怀孕，超过5%的宫颈因素为宫颈狭窄。由于近年来流产手术、饮食、环境改变等因素的影响，女性不孕主要以排卵障碍、输卵管因素为常见。

西医学中因排卵功能障碍、生殖器官炎症、子宫内膜异位症、免疫因素及部分良性肿瘤等引起的不孕症可与中医学中的不孕症相参照。

诊断

一、病史

应详细询问有无月经失调、带下病、异常胎产史、婚育史、既往史（结核、内分泌疾病如甲亢、代谢性疾病如糖尿病等）和情志异常等。

二、症状

夫妇有正常性生活1年以上，未采取避孕措施而不孕。

三、检查

（1）体格检查注意第二性征发育情况，有无乳房泌乳等。

（2）妇科检查注意内外生殖器的发育，生殖器有无畸形、炎症及肿瘤等。

（3）特殊检查

四、卵巢功能检查

B超监测卵泡发育、基础体温测定、阴道脱落细胞涂片检查、宫颈黏液结晶检查、子宫内膜活组织检查、女性激素测定等，了解卵巢排卵情况及黄体功能状态。

五、其他检查

输卵管通畅试验；宫颈黏液、精液相合试验；抗精子抗体、抗透明带抗体等免疫学检查；宫腔镜、腹腔镜检查；颅脑CT、MRI检查排除垂体病变；染色体检查等。

第三节 中医辨证治疗

1. 肾虚证

（1）肾阴虚证

主证：婚久不孕，月经常提前，月经量少或月经停闭，经色较鲜红。或行经时间延长甚则崩中或漏下不止；形体消瘦，头晕耳鸣，腰酸腿软，五心烦热，失眠多梦，眼花心悸，肌肤湿润，阴中干涩；舌质稍红略干，苔少，脉细或细数。

治法：滋肾养血，调补冲任。

方剂：养精种玉汤。

（2）肾气虚证

主证：婚久不孕，月经不调或停经，经量或多或少，色黯；头晕耳鸣，腰酸腿软，精神疲倦，小便清长；舌淡、苔薄，脉沉细，两尺脉弱。

治法：补肾益气，温阳冲任。

方剂：毓麟珠，又名调经毓麟珠。

（3）肾阳虚证

主证：婚久不孕，月经迟发，或月经后推，或停闭不行，经色淡暗，性欲淡漠，小腹冷，带下量多，清稀如水。或子宫发育不良；头晕耳鸣，腰酸膝软，夜尿多；眼眶黯，面部黯斑，或环唇黯；舌质淡黯，苔白，脉沉细尺弱。

治法：温肾暖宫，调不冲任。

方剂：温胞饮。

2. 瘀滞胞宫证

主证：婚久不孕，月经多推后或周期正常，经来腹痛，甚或呈进行性加剧，经量多少不一，经色紫黯，有血块，块下痛减。有时经行不畅、淋漓难净，或经间出血。或肛门坠胀不适，性交痛；舌质紫黯或舌边有瘀点，苔薄白，脉弦或弦细涩。

治法：逐瘀荡胞，调经助孕。

方剂：少腹逐瘀汤加减。

3. 肝气郁结证

主证：婚久不孕，月经或先或后，经量多少不一，或经来腹痛；或经前烦躁易怒，胸胁乳房胀痛，精神抑郁，善太息；舌黯红或舌边有瘀斑，脉弦细。

治法：疏肝解郁，理血调经。

方剂：开郁种玉汤。

4. 痰湿内阻证

主证：婚久不孕，多自青春期始形体肥胖，月经常推后、稀发，甚则停闭不行；带下量多，色白质黏无臭；头晕心悸，胸闷泛恶，面目虚浮或㿠白；舌淡胖，苔白腻，脉滑。

治法：燥湿化痰，行滞调经。

方剂：苍附导痰汤。

第四节　中医特色治疗

1. 外治法

（1）灌肠法：红藤、败酱草、蒲公英、鸭跖草各30g，三棱、莪术、桃仁、香附、延胡索各10g，浓煎至100～200ml，保留灌肠，隔日1次，经期停服，用于盆腔炎所致之不孕症。

（2）敷脐法：五灵脂、白芷、青盐各15g，麝香0.3g，共研细末，填于脐中，用面粉和水制成条卷，围于脐周，以艾柱灸之，治宫寒不孕。

（3）外敷法：女贞子15g，菟丝子20g，五味子25g，五倍子15g，莱菔子15g，研细末，调拌麻油，外敷关元、脐中，胶布封盖固定，3天换1次，补肾助孕。

2. 针刺

（1）取关元、大赫、子宫、三阴交穴，或肾俞、肝俞、十七椎穴、太溪穴，中强刺激，得气后留针20min，隔日1次，两组交替，经期停用，补益肝肾，调摄冲任。

（2）主穴取中极，三阴交，配穴取大赫，月经来潮第12日起，连续针刺3日，每日1次。

（3）取关元、三阴交、肾俞穴，隔姜灸或隔附子饼灸，每穴5～9壮；或艾条悬灸，每穴10～20min。

（4）取肾俞、三阴交、子宫穴，肾虚配太溪、气海穴，血虚配膈俞、脾俞，胞寒配气海、四满，瘀阻配血海、丰隆。

3. 灸法

取穴：内关、三阴交。

操作方法：用艾条雀啄灸15～30min，隔日1次，10次为1疗程。

4. 电针

取穴：同体针。

操作方法：每次选1～2组腧穴，交替选用，每日或隔日1次，每次15min。

5. 耳针

取穴：内分泌、肾、肝、子宫、卵巢、皮质下。

操作方法：每次选2～3穴，中等刺激，每日1次，10次为1疗程。也可用耳穴压豆法。

第五节 中医辨证调护

1. 传统行为疗法

气功疗法，结合呼吸调整，放松身心，意守丹田，每天早、晚各一次，每次25～50min，可调整机体状态至平和，有一定的辅助治疗效果。

2. 药膳食补法

（1）川芎煮鸡蛋

功效：活血行气调经。

配料：川芎8g，鸡蛋2个，红糖适量。

制作：将川芎和鸡蛋加冷水同煮，鸡蛋熟后去壳再煮片刻，除去药渣，取药汁和鸡蛋加入红糖调味即可。

宜忌：每日分2次食蛋饮汤。吃粥期间忌食韭菜、葱等。

（2）月季花代饮

功效：活血化瘀，行气调经，适用于气滞血瘀者。

配料：月季花5朵，代代花10g，枳实3g，黄酒10ml，冰糖适量。

制作：月季花和代代花、枳实加水150ml，文火煎之，取汁100ml加黄酒、冰糖适量即可。

用法：每日1次，加热饮用。

宜忌：血虚者慎用。

3. 日常防治

（1）放松心情，保持心情舒畅，以利气血畅达和肝之疏泄功能正常。

（2）尽量规律生活，避免熬夜、劳累等；注意锻炼身体。

（3）保持情绪稳定，避免情绪激动和紧张。

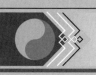

第二十六章　盆　腔　炎

第一节　概　述

1. 定义

盆腔炎指女性上生殖道及其周围组织的炎症，主要包括子宫内膜炎、输卵管炎、输卵管卵巢脓肿、盆腔腹膜炎。炎症可局限于一个部位，也可同时累及几个部位，最常见的是输卵管炎、输卵管卵巢炎等。临床可分为急性和慢性两种，主要表现为高烧、下腹及腰骶疼痛、白带增多。

2. 流行病学

好发人群为30～50岁的中年女性，尤其是一些上班族的女性长时间坐，缺乏活动。初潮前、绝经后或未婚者很少发生盆腔炎。中医治疗盆腔炎性疾病有较好疗效。

第二节　疾病诊断标准

盆腔炎性疾病的病原体有外源性和内源性两个来源，两种病原体可单独存在，但通常为混合感染。

一、病史

常有产后、流产后或盆腔手术感染史或慢性盆腔炎史，原发或继发不孕史。

二、临床表现

1. 腹痛

因病变范围及程度而异，轻症可无腹痛。重症有弥漫性全腹痛。

2. 发热

轻症有发热，重症有畏寒、寒战、高热。后者常见于盆腔腹膜炎及并发的菌血症或败血症。

3. 其他症状

常有头痛、食欲不振、下腹疼痛、白带增多等症状，有时在排尿、排便时有疼痛不适等刺激症状。当炎症刺激直肠可发生腹泻。严重时可出现心率快，腹胀，下腹部腹膜刺激征，肌紧张，压痛、反跳痛。

4. 腹部检查

盆腔腹膜炎病例有下腹压痛、肌紧张及反跳痛。

5. 妇科检查

阴道内有脓性分泌物，宫颈有举痛。子宫略大有压痛。两侧附件增厚，压痛明显，扪及块物，一般为双侧性。主韧带有不同程度之增厚，呈扇形向侧后方扩展。

三、辅助检查

（1）白细胞及中性粒细胞升高，血沉增快。

（2）考虑性接触传染病来源者做尿道口分泌物及颈管分泌物淋菌涂片及培养，衣原体、支原体培养，细菌培养及药物敏感试验等。

（3）后穹窿穿刺有助于盆腔炎诊断。正常情况白细胞$\leqslant 1 \times 10^9$/L，盆腔炎常$\geqslant 3 \times 10^9$/L，盆腔积脓时吸出物均为脓液。可送细菌培养（包括厌氧菌）及药物敏感试验。

（4）做宫腔培养及药物敏感试验，血培养及药物敏感试验。

（5）B超对输卵管卵巢脓肿、盆腔积脓的诊断有价值。

（6）必要时可进行腹腔镜检查。可见到炎症部位充血、水肿，有脓性渗出物。

四、西医诊断

根据病史、症状、体征及实验室检查结果可作出初步判断。但由于盆腔炎性疾病的临床表现差异较大，临床正确诊断盆腔炎性疾病比较困难，而延误诊断又导致盆腔炎性疾病后遗症的产生。2006年美国疾病预防控制中心推荐的盆腔炎性疾病的诊断标准如表26-1所示。

表26-1 盆腔炎性疾病的诊断标准

标准类型	诊断标准
最低标准	宫颈举痛或子宫压痛或附件区压痛
附加标准	宫颈或阴道异常黏液脓性分泌物
	阴道分泌物0.9%氯化钠溶液涂片见到大量白细胞
	红细胞沉降率升高
	血C-反应蛋白升高
	实验证实宫颈淋病奈瑟菌或衣原体阳性
特异标准	子宫内膜组织学活检证实子宫内膜炎
	阴道超声或核磁共振检查显示输卵管增粗、输卵管积液，伴或不伴有盆腔积液、输卵管卵巢肿块，以及腹腔镜检查发现盆腔炎性疾病征象

在作出盆腔炎性疾病的诊断后，需进一步明确病原体。宫颈分泌物及后穹窿穿刺液

的涂片、培养及核酸扩增检测病原体，虽非病灶脓液直接培养，对临床也有一定的参考价值。根据涂片、培养结果或细菌形态选用抗生素，培养阳性率高，并可做药敏试验。

五、中医诊断

慢性盆腔炎属于中医"癥瘕""带下""痛经""妇人腹痛""月经不调""不孕"等病证范畴。经行产后，胞门未闭，风寒湿热之邪，或虫毒乘虚内侵，与冲任气血相搏，蕴结于胞宫，反复进退，耗伤气血，虚实错杂，缠绵难愈；或久病不愈，瘀血内结，日久耗伤，正气亏乏，致气虚血瘀。治疗原则以通调冲任气血为主。

第三节　中医辨证治疗

一、急性盆腔炎

1. 邪热壅盛证

主证：发热恶寒，下腹持续性疼痛，甚至波及全腹，腰酸坠胀，白带多，色黄呈脓性，臭秽，烦躁口渴，尿黄便结，舌质红，苔黄腻或黄燥，脉滑数或洪数。

治法：清热泻火，解毒除湿。

方剂：银翘红藤解毒汤加减。

2. 瘀热互结证

主证：下腹持续性疼痛拒按，伴高热，腰酸坠胀，带下量多色黄，烦躁口渴，尿黄便结，妇科检查触及附件包块压痛，舌质红，苔黄腻，脉滑数。

治法：清热解毒，活血排脓。

方剂：大黄牡丹汤加减。

二、慢性盆腔炎

1. 肾阳虚衰

主证：小腹冷痛下坠，喜温喜按，腰膝酸软，头晕耳鸣，畏寒肢冷，小便频数，夜尿量多，大便不实，舌淡，苔白滑，脉沉弱。

治法：温肾助阳，暖宫止痛。

方剂：温胞饮。

2. 血虚失荣

主证：小腹隐痛，喜按，头晕眼花，心悸少寐，大便燥结，面色萎黄，舌淡，苔少，脉细无力。

治法：补血养营，和中止痛。

方剂：当归建中汤。

3. 气滞血瘀

主证：小腹或少腹胀痛，拒按，胸胁乳房胀痛，脘腹胀满，食欲欠佳，烦躁易怒，时欲太息，舌紫黯或有紫点，脉弦涩。

治法：行气活血，化瘀止痛。

方剂：血府逐瘀汤。

4. 湿热瘀结

主证：少腹隐痛，或疼痛拒按，痛连腰骶，低热起伏，经行或劳累加重，带下量多，色黄、质稠，胸闷纳呆，口干不欲饮，大便溏或秘结，小便黄涩，舌黯红，苔黄腻，脉弦数或滑数。

治法：清热除湿，化瘀止痛。

方剂：清热调血汤加减。

5. 寒湿凝滞

主证：小腹冷痛，痛处不移，得温痛减，带下量多，色白质稀，形寒肢冷，面色青白，舌淡，苔白腻，脉沉紧。

治法：散寒除湿，化瘀止痛。

方剂：少腹逐瘀汤。

第四节 中医特色治疗

（一）急性期治疗

1. 外治法

红藤汤保留灌肠：红藤30g，败酱草30g，蒲公英30g，紫花地丁30g，鸭跖草30g，浓煎成200ml，保留灌肠，每日1剂，14剂为1疗程。本方清热解毒，治湿毒证。

2. 针灸疗法

（1）针刺

取穴：实热取大椎、曲池、带脉、气海、中极、维胞、阴陵泉；血瘀者取膈俞、脾俞、肝俞、血海、气海、中极。操作方法：进针得气后行提插捻转泻法。

（2）耳针

取穴：子宫、卵巢、肾上腺、内分泌。操作方法：每次选2～3穴，留针15～20min，间歇运针，每日1次，两耳交替使用。也可用耳穴压豆法。

（3）穴位注射

取穴：与针刺穴位相同。操作方法：每次选2～4穴，用当归注射液、丹参注射液、胎盘组织液穴位注射，每穴0.5～1ml，隔日1次。

（4）皮肤针

部位：脊柱两侧、腰部、腹部两侧、胃脘及少腹部。操作方法：重点叩刺腰骶夹脊，点刺腰、骶、腹部两侧，每日1次，10次为1疗程。

（二）慢性期治疗

1. 中药热敷

乌头、艾叶、鸡血藤、防风、五加皮、红花、白芷、川椒、羌活、独活、皂角刺、透骨草、千年健。上药研细末，布包隔水蒸，热敷少腹，每日1～2次。

2. 中药保留灌肠

紫花地丁10g、野菊花10g、鸭跖草10g、鱼腥草10g、蒲公英10g，浓煎至200ml，保留灌肠，每日1次，14日为1疗程。

3. 贴敷

下腹部疼痛为主，取归来、水道；腰痛为主，取命门、肾俞、气海俞、腰阳关；腰骶坠痛为主，取关元俞、膀胱俞、上髎、次髎；炎性包块，贴阿是穴。以消化膏（干姜30g，红花24g，肉桂15g，白芥子18g，麻黄21g，胆南星18g，生半夏、生附子各21g，红娘子、红芽大戟各3g制膏，加入麝香4g、藤黄面30g）贴敷上穴，冬季2天换药1次，夏季12h，12次为一疗程。逢经期停用。

4. 针灸治疗

1）针刺

血瘀处方：三阴交、中极、次髎、气海。白带增多加带脉、隐白。

操作方法：进针得气后，施提插捻转补泻手法，中、强刺激。

疗程：月经过后4～5天开始治疗，每天1次，至经前2～3天停止。

湿热处方：阴陵泉、行间、中极、维胞。

操作方法：进针得气后，施提插捻转补泻法。

2）穴位注射

取中极、归来、关元、维胞、次髎、三阴交、足三里。当归注射液、胎盘注射液或丹参注射液，每穴3～5ml，每日1次，3次为一疗程。

3）耳针

取子宫、卵巢、内分泌、肾上腺，中等刺激，留针20min，每日1次，或耳穴埋针。

4）灸法

取穴：实热取大椎、曲池、带脉、气海、中极、维胞、阴陵泉；血瘀者取膈俞、脾俞、肝俞、血海、气海、中极。

操作方法：针上加灸，或用艾条温和灸。

第五节 中医辨证调护

1. 传统行为疗法

气功疗法，结合呼吸调整，放松身心，意守丹田，每日早、晚各一次，每次25～50min，可调整机体状态至平和，有一定的辅助治疗作用。

2. 药膳食补法

（1）土茯苓猪肉汤

功效：健脾补肾，解毒祛湿。适用于慢性盆腔炎、阴道炎、宫颈炎。

组成：土茯苓50g，芡实30g，金樱子15g，石菖蒲12g，猪瘦肉100g。

用法：清水适量，慢火煲汤，加食盐调味，饮汤食肉。

（2）苦菜莱菔汤

功效：清热解毒。适用于湿热瘀毒型盆腔炎。

组成：苦菜100g，金银花20g，蒲公英25g，青萝卜200g（切片）。

用法：上四味共煎煮，去药后吃萝卜喝汤。每次一次。

3. 日常防治

（1）禁食生冷之物，如冷饮、瓜果等。

（2）忌食辛辣温热、刺激性食物，如辣椒、羊肉、狗肉、公鸡等。

（3）不宜食肥腻、寒凉黏滞食物，如肥肉、螃蟹、田螺、腌醋制品等。

（4）禁烟酒。

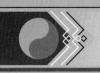

第二十七章 阴道炎

第一节 概 述

（一）疾病的定义

外阴及阴道炎症是妇科最常见的疾病，常表现为外阴阴道皮肤黏膜瘙痒、疼痛、灼热、性交疼痛，分泌物增多等。中医则统称为带下病，指带下量明显增多或减少，色、质、气味发生异常，或伴全身、局部症状。

（二）流行病学

外阴阴道与尿道、肛门毗邻，局部潮湿，易受污染；生育年龄妇女性生活较频繁，且外阴阴道是分娩、宫腔操作的必经之道，容易受到损伤及外界病原体的感染；绝经后妇女及婴幼儿雌激素水平低，局部抵抗力下降，也容易发生感染。

第二节 疾病诊断标准

一、常见症状

1. 病史

经期、产后余血未净之际，忽视卫生，不净房事，或妇科手术后感染邪毒病史。

2. 症状

外阴部瘙痒、疼痛及灼热感，活动、性交、排尿及排便时更甚，带下量明显增多，色白或淡黄，或赤白相兼，或黄绿如脓，或浑浊如米泔；质或清稀如水，或黏稠如脓，或如豆渣凝乳，或如泡沫状；气味无臭，或有臭气，或臭秽难闻；可伴有外阴、阴道灼热瘙痒，坠胀或疼痛等。

二、常见的外阴阴道炎

1. 非特异性外阴炎

外阴皮肤黏膜瘙痒、疼痛、烧灼感，在活动、性交、排尿及排便时加重。检查见外阴充血、肿胀、糜烂，常有抓痕，严重者形成溃疡或湿疹。

2. 滴虫性阴道炎

主要症状是阴道分泌物增多及外阴瘙痒，间或有灼热、疼痛、性交痛等。分泌物呈稀薄脓性、黄绿色、泡沫状，有臭味。阴道分泌物中找到滴虫即可诊断。

3. 外阴阴道假丝酵母菌病（念珠菌性阴道炎）

主要表现为外阴瘙痒、灼痛、性交痛以及尿痛。分泌物呈白色稠厚呈凝乳或豆腐渣样，妇检可见外阴红斑、水肿，常伴有抓痕。阴道分泌物中找到假丝酵母菌的芽生孢子或菌丝即可确诊。

4. 细菌性阴道炎

主要表现为阴道分泌物增多，有鱼腥臭味，可伴有轻度外阴瘙痒或烧灼感。分泌物呈灰白色，均匀一致，稀薄，常黏附于阴道壁。线索细胞阳性及胺臭味试验阳性可确诊。

5. 萎缩性阴道炎

常见于自然绝经及卵巢去势后妇女。主要症状为外阴灼热不适、瘙痒及阴道分泌物增多。阴道分泌物稀薄，呈淡黄色。检查见阴道呈萎缩性改变，上皮皱襞消失，菲薄，阴道黏膜充血，有散在小出血点或点状出血斑。

三、辅助检查

（1）阴道分泌物做滴虫和真菌检查，排除特异性阴道炎引起的外阴炎。

（2）外阴部溃疡必要时应做活体组织病理检查。

（3）检查尿糖、血糖。

（4）肛周蛲虫检查。

（5）妇科检查：急性炎症时外阴皮肤、黏膜肿胀，充血，有抓痕，严重时可见脓疱形成、湿疹或浅小溃疡；慢性炎症时外阴皮肤增厚、粗糙，有时出现皲裂。

四、中医诊断

非特异性外阴炎属中医"阴痒"范畴，中医学认为发病机制为湿毒之邪内侵，下注或浸渍外阴；肝肾亏虚，精血不足，外阴失养，血燥生风作痒。治疗以清热解毒利湿为主或调补肝肾，养血祛风止痒，同时配合外治法以增加疗效。

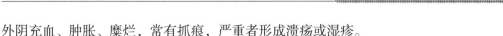

第三节 中医辨证治疗

1. 湿热下注

主证：外阴肿痛，灼热或瘙痒，充血或有糜烂，溃疡，带下增多，色黄质稠，气味秽臭，伴烦躁易怒，口干口苦，尿黄便秘；舌苔黄腻，脉弦数。

治法：清热利湿。

方剂：龙胆泻肝汤。

2. 湿毒浸渍

主证：外阴疼痛，肿胀，充血，溃疡，渗流脓水，带下增多，色黄秽臭；舌红，苔黄糙，脉数。

治法：清热解毒除湿。

方剂：五味消毒饮加味。

3. 肝肾阴虚

主证：阴部灼热疼痛，瘙痒难忍，干涩，带下量少或赤白相兼，头晕耳鸣，五心烦热，腰酸腿软，皮肤干燥，舌红少苔，脉细数。

治法：调补肝肾，滋阴降火。

方剂：知柏地黄丸。

第四节 中医特色治疗

1. 局部用药

（1）塌痒汤：鹤虱草10g，苦参10g，威灵仙10g，当归尾10g，蛇床子10g，水煎熏洗，每日1～2次，7～10天为1疗程。适用于带多阴痒。

（2）蛇床子散：蛇床子10g，花椒10g，明矾10g，苦参10g，百部10g。煎汤趁热先熏后坐浴，每日1次，10天为1疗程。

（3）苦参、蛇床子、白鲜皮、土茯苓、黄柏各25g，川椒6g，水煎，熏洗外阴部，每日1～2次。

（4）阴道灌洗：可选择黄柏洗液、苦参洗液等洗液按药品说明书与水配比后，置阴道冲洗器内进行冲洗。

（5）阴道纳药法：蛇床子散、保妇康栓、复方沙棘子油栓放置在阴道后穹窿处，每日1次，连续7天。

2. 针灸

（1）针刺

取穴：会阴、中极、三阴交、然谷、蠡沟。随证选穴：带下量多色黄腥臭加下髎、带脉、足三里；带下量少或红加气海、期门、太溪；心烦失眠加间使；奇痒难忍加曲骨、大敦。操作方法：进针得气后施提插捻转补泻法。中极向下斜刺，使针感向会阴传导。蠡沟向上斜刺1.5～2寸，使针感向股阴传导。

（2）耳针

取穴：神门、肝、肾、外生殖器。操作方法：每次选2～3穴，留针15～30min，强刺激，每日1次。或用耳穴埋针。

（3）穴位注射

取穴：关元、三阴交。操作方法：用1%利多卡因每穴注入0.5ml，每日1次，7天为1疗程。

第五节 中医辨证调护

1. 传统行为疗法

导引、气功、八段锦。

2. 药膳防护

（1）赤小豆粥：取同等重量赤小豆、糯米，煮粥，一天喝1~2次，可以止带、祛湿。

（2）扁豆山药汤：白扁豆30g加山药30g，再加入适量白糖，放入500ml水，煮熟后喝汤，一天2次，健脾利水化湿。

3. 日常防治

节制房事，作息规律，减少熬夜等不良习惯，注意经期及产褥期的卫生，保持外阴清洁。

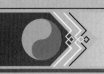

第二十八章 子宫肌瘤

第一节 概 述

一、疾病的定义

子宫肌瘤是女性生殖器最常见的良性肿瘤，由平滑肌及结缔组织组成。中医学把妇女下腹有结块，或胀，或满，或痛者，称为癥瘕。

二、流行病学

常见于30～50岁妇女，20岁以下少见，其发生可能与女性性激素相关。按肌瘤与子宫肌壁的关系分为肌壁间肌瘤、浆膜下肌瘤、黏膜下肌瘤。

第二节 疾病诊断标准

一、西医诊断标准

（一）临床表现

（1）多数患者无症状，仅于妇科检查或B超检查时偶被发现。

（2）阴道流血：多数病例表现为月经量增多，经期延长或周期缩短，少数病例表现为不规则阴道流血，主要取决于肌瘤生长部位。

（3）腹部包块：下腹扪及实质性肿块，不规则，特别是在膀胱充盈时包块更为明显。

（4）白带增多：肌壁间肌瘤可有白带增多，黏膜下肌瘤更为明显，当其感染坏死时，可产生多量脓血性排出液，伴有臭味。

（5）压迫症状：肌瘤增大时常可压迫周围邻近器官而产生压迫症状，尤多见于子宫体下段及宫颈部肌瘤。压迫膀胱则产生尿频、尿急，甚至尿潴留；压迫直肠产生排便困难；少数情况下阔韧带肌瘤压迫输尿管引起肾盂积水。

（6）腰酸、下腹坠胀、腹痛：一般患者无腹痛，常诉有下腹坠胀、腰背酸痛。浆膜下肌瘤蒂扭转时可出现急腹痛。肌瘤红色变性时，腹痛剧烈且伴发热。

（7）其他症状：患者可伴不孕、流产、继发性贫血，极少数可产生红细胞增多症、低血糖等。

（二）检查

（1）腹部检查：肌瘤较大者（一般大于3个月妊娠子宫者）下腹可扪及质硬肿块，表面不规则，无压痛。

（2）妇科检查：子宫不规则增大，质硬、表面呈多个球形或结节状隆起，若有变性则质地较软。若为黏膜下肌瘤，有时可见宫颈口或颈管内有球形实性块状物突出，表面暗红色，有时有溃疡、坏死。

（三）辅助检查

（1）影像学表现：腹部CT、超声及经阴道超声均可见肌瘤，边界清楚。

（2）诊断性刮宫：探测宫腔大小、宫腔形态及不规则突起，并将刮取的少量子宫内膜送病理检查，以排除并存的子宫内膜病变。

（3）宫腔镜检查：直接窥视宫腔形态，可见宫腔内突出的肌瘤，明确诊断并指导治疗方案。

（4）腹腔镜检查：腹腔镜直视下观察子宫大小、形态、肌瘤部位，并将子宫肌瘤与卵巢肿瘤或其他盆腔肿块作鉴别。

（5）子宫输卵管碘油造影：造影片显示宫腔充盈缺损有助于诊断黏膜下子宫肌瘤。

（6）磁共振检查：一般无需检查，有助于鉴别子宫肌瘤和子宫肉瘤。

（四）诊断

（1）病史：大多数患者无明显症状，仅在妇科检查或其他妇科手术时偶然发现。子宫肌瘤的临床表现常与肌瘤的生长部位、大小、生长速度等有关。

（2）主要症状：①月经失调；②压迫症状：大的子宫肌瘤压迫膀胱、输尿管、直肠，可引起尿频、排尿不畅、尿潴留、便秘、里急后重等；③疼痛：肌瘤本身不引起疼痛，当浆膜下肌瘤发生扭转或肌瘤红色变性时可引起腹痛，伴发热等；④白带多，可出现黄带或赤带；⑤不孕：约有25%～30%的子宫肌瘤患者伴不孕；⑥贫血：多由月经过多所致。

（3）妇科检查可扪及增大而不规则的子宫肌瘤，附件无异常。

（4）盆腔彩超或CT可检测子宫肌瘤大小、部位、形状。

二、中医诊断标准

（1）病史：经期、产后感受外邪；长期情志不舒。

（2）临床表现：渐进性下腹包块增大，或胀，或满，或痛，行经量多，赤白带下。

（3）妇科检查：子宫不规则增大，活动欠佳。

第三节　中医辨证治疗

一、气滞血瘀

主证：胞中有积块，较硬，月经量多，经期延长，经色紫黯，有块，小腹胀痛，血块下后痛减，经前乳房胀痛，胸胁胀闷，舌质紫黯或有瘀斑、瘀点，苔薄白，脉弦或弦涩。

治法：行气活血，化瘀消癥。

方剂：膈下逐瘀汤加减。

二、寒凝血瘀

主证：胞中积块坚硬，固定不移，小腹冷痛拒按，得温痛减，经期延后，或经期延长，畏寒，四肢不温，舌紫黯或边有瘀点，苔白，脉沉紧。

治法：温经散寒，化瘀消癥。

方剂：桂枝茯苓丸加味。

三、气虚血瘀

主证：下腹部胞中有结块，经期、经后小腹疼痛拒按，月经量或多或少，神疲乏力，气短懒言，食少便溏，舌淡黯或有瘀斑、瘀点，苔薄白，脉细涩。

治法：益气活血，祛瘀消癥。

方剂：益气消癥汤。

四、痰瘀互结

主证：胞宫有结块，多年不孕，形体肥胖，月经后期或量少，带下量多、色白、质黏、不臭，头晕心悸，胸闷泛恶，倦怠乏力，舌黯，苔白腻，脉沉滑。

治法：理气化痰，化瘀散结。

方剂：开郁二陈汤加减。

五、瘀血内停，郁而化热

主证：下腹部包块坚硬固定，小腹疼痛拒按，经血量多，经色紫黯夹块或块大而多；或见月经周期紊乱，经期延长或久漏不止，面色晦黯，口干不欲饮，大便干结，舌紫黯有瘀斑、瘀点，或舌下静脉瘀紫，苔厚而干，脉沉涩或沉弦。

治法：活血化瘀，凉血消癥散结。

方剂：大黄蟅虫丸。

第四节 中医特色治疗

一、针刺

取穴：子宫、气海、膈俞、太冲、触及包块处。操作方法：诸穴均用泻法。包块处按五虎擒羊刺法进行围刺，针尖皆针至肿物中心，反复运针，摇大针孔出针。隔日1次，10天为1疗程。

二、耳针

取穴：皮质下、膈点、子宫为主穴，肝、肾、内分泌为配穴。操作方法：每次主穴均取，配穴取2～3穴，平补平泻，留针20min。再在另一耳用耳穴压豆法，两耳交替应用，每周2次，10次为1疗程。

三、火针

取穴：取阿是穴（子宫肌瘤患处中央部）为主穴，中枢、胞门、关元、子户、气海为配穴。操作方法：针具烧红后，直刺阿是穴，迅速拔出，每周1次。余穴用常规针刺方法，隔日1次。

四、验方疗法

（1）将阿魏消瘤膏敷于下腹部，用于子宫肌瘤贴近腹壁者，有消瘤作用。

（2）将香桂活血膏加七厘散敷于下腹部关元穴，有止痛消瘤作用。

（3）灌肠治疗方：桃仁、川芎、三棱、莪术、穿山甲、路路通、陈皮各10g。诸药共煎成150～200ml，待温，保留灌肠。适用于子宫肌瘤靠近直肠者，15次为一疗程。

第五节 中医辨证调护

一、传统行为疗法

导引、气功、八段锦。

二、药膳防护

饮食上要多吃新鲜果蔬、高蛋白的食物，忌食辣椒、酒类饮料等刺激性食物，桂圆、阿胶等热性食物及蜂王浆等含激素成分的食物也要少吃。

（1）桃红鳝鱼汤：桃仁12g，红花6g，鳝鱼切丝250g。桃仁、红花加水煎汤后去渣，鳝鱼丝加油爆炒后加汤药同煮，加生姜片、料酒、葱、少许盐调味后喝汤吃鳝鱼丝。功效：活血养血消瘤。

（2）山楂木耳红糖煎：山楂100g，黑木耳50g，红糖30g。山楂加水煎约500ml后去渣，加入泡发的黑木耳，文火煨烂，加入红糖即可，一天2～3次，5天服完。功效：活血祛瘀、健脾补血。

三、日常防治

（1）定期参加妇科普查，以便早期发现，早期治疗。

（2）中药治疗子宫肌瘤时要定期进行妇科检查和B超检查，了解子宫肌瘤变化情况，如发现以下情况，应进行手术治疗：

① 有明显症状，特别是月经过多或腹痛，治疗无效者；

② 子宫肌瘤迅速增大，或大于3个月妊娠子宫者；

③ 子宫肌瘤伴变性者；

④ 子宫肌瘤位于子宫颈部或突出于阴道者。

（3）子宫肌瘤合并妊娠的处理：

① 妊娠期应在严密观察下，注意预防流产或早产的发生，如肌瘤过大，估计难以继续妊娠者，应及早手术；

② 分娩时要注意避免胎位异常、滞产和胎盘滞留的发生，如肌瘤阻塞产道则必须进行剖宫产手术；

③ 产后要注意预防出血及感染。

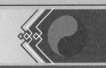

第二十九章　更年期综合征

第一节　概　　述

一、疾病的定义

更年期综合征是指妇女绝经前后出现性激素波动或减少所致的一系列躯体及精神心理症状。中医也称为绝经前后诸证，妇女在绝经前后，出现烘热，面赤汗出，烦躁易怒，失眠健忘，精神倦怠，头晕目眩，耳鸣心悸，腰背酸痛，手足心热，或伴有月经紊乱等与绝经有关的症状。

二、流行病学

绝经分为自然绝经和人工绝经。自然绝经指卵巢内卵泡生理性耗竭所致的绝经；人工绝经指两侧卵巢经手术切除或受放射治疗所致的绝经。发病年龄多在45～55岁，若在40岁以前发病者，应考虑为"卵巢早衰"。

第二节　疾病诊断标准

一、西医诊断更年期综合征

1. 病史
妇女年龄在40岁及以上。有手术或放射线破坏卵巢的病史。

2. 临床表现
（1）月经改变：大多数妇女先出现月经周期紊乱，月经期缩短或淋漓不止；小部分妇女出现不规则出血，量多，然后逐渐停止。仅少数妇女月经突然停止。
（2）心血管症状：潮红、烘热、心悸与血压波动。
（3）神经精神症状：忧虑、抑郁、烦躁、易激动与失眠。
（4）新陈代谢障碍：肥胖、关节痛与骨质疏松。

3. 妇科检查
阴道、子宫不同程度的萎缩，宫颈及阴道分泌物减少。

4. 实验室检查

血清FSH＞10U/L，提示卵巢储备功能下降；

FSH＞40U/L且E₂＜10～20pg/ml，提示卵巢功能衰竭。

二、中医诊断更年期综合征

在中医古籍中无此病名记载，但有类似症状的描述，散见于"年老血崩""老年经断复行""脏躁""百合病"等病证中。近代中医称之为"绝经期前后诸证"或"经断前后诸证"。

1. 病因

妇女七七之年，肾气由盛渐衰，天癸渐竭。若素性抑郁，宿有痼疾，或家庭、社会等环境变化，易导致阴阳平衡失调而发病。

2. 主要症状

月经紊乱、潮热、汗出，烦躁易怒，或无故悲伤啼哭，不能自我控制，或伴有头晕头痛，失眠心悸，腰酸背痛，阴道干涩灼热等。

第三节 中医辨证治疗

1. 肾阴虚损证

主证：绝经前后出现烘热汗出，烦躁不宁，面赤升火，腰膝酸痛，五心烦热，口干便结，月经先期，或崩或漏，色红或紫，舌红少苔，脉沉细或细数。

治法：滋肾育阴潜阳。

方剂：大补阴丸加减。

2. 肾阳虚损证

主证：绝经前后，腰背冷痛，形寒肢冷，精神萎靡，小便清长，夜尿频数，带下量多，经行量多或淋沥不净，经色黯淡，舌淡苔薄，脉沉细弱。

治法：温肾扶阳。

方剂：右归丸加减。

3. 肾阴阳两虚证

主证：绝经前后，头晕耳鸣，健忘，乍寒乍热，汗出恶风，腰背冷痛，舌淡苔薄，脉沉细。

治法：滋肾扶阳。

方剂：二仙汤合二至丸加减。

4. 肝火旺证

主证：绝经期前后月经紊乱，潮热汗出，心烦易怒，头痛头胀，口苦口干，尿赤便结，苔黄糙，脉弦滑。

治法：养阴宁心，平肝降火。

方剂：龙胆泻肝汤加减。

第四节　中医特色治疗

1. 外治法

泉浴疗法：选用温泉或矿泉进行泉浴疗法。

2. 针灸疗法

（1）体针：①取合谷（双）、太冲（双）、三阴交（双）穴，补泻兼施，每日1次，10次为1疗程。②取神门、内关、三阴交或大陵、关元、足三里穴，交替使用，补泻兼施，隔日1次，10次为1疗程。

（2）耳针：取内分泌、神门、交感、皮质下、心、肝、脾、肾穴。每次选3～4个穴。隔日针刺1次，或耳穴埋针。

（3）耳穴贴压法：取内分泌、子宫、卵巢、心、肝、脾、肾、三焦穴。每次选3～4穴，用王不留行籽1粒放在黄豆粒大小胶布中，贴到上述3～4个耳穴上。每穴按压1～2min，每日3～4次，3天换药籽1次。

（4）拔罐：取大椎、心俞、肝俞以及身柱、脾俞穴，每日或隔日1次，每次1组，均用刺络留罐法。

3. 推拿疗法

（1）患者取俯卧位、仰卧位和坐位，先后在背部、腹部和头部相关穴位进行推拿，每次治疗20～30min。

（2）刮痧：刮风池、心俞、脾俞、肾俞、次髎、合谷、足三里、三阴交、太溪、太冲穴；点揉中脘、气海、关元穴。

第五节　中医辨证调护

1. 传统行为疗法

导引、气功、八段锦。

2. 药膳防护

注意补充蛋白质、铁质、维生素A、维生素C与叶酸，多吃动物肝脏、瘦肉及新鲜蔬菜、水果。尤其多吃豆制品，其中除了含有丰富的蛋白质外，也含有"大豆异黄酮"，它的分子结构与雌激素非常相似，具有雌激素的活性。

① 莲子百合粥：莲子、百合、粳米各30g同煮粥，每日早晚各服1次，适用于绝经前后心悸不寐、体虚乏力。

② 甘麦饮：小麦30g，红枣10枚，甘草10g，水煎，每日早晚各服1次，适用于绝

经前后潮热汗出、烦躁易怒者。

③ 补肾黑芝麻豆浆：水发黑豆65g，花生米40g，黑芝麻15g，泡好后加水倒入豆浆机中煮成豆浆，加入适量白糖后随时饮用。有润燥生津、补益肝肾的功效。

3. 日常防治

加强精神疏导与情绪调节，保持乐观豁达心态，加强体育锻炼，增强体质。

中医冥想

第三篇

儿科常见病

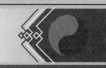

第三十章 小儿咳嗽

第一节 概 述

一、疾病的定义

凡因感受外邪或脏腑功能失调，影响肺的正常宣肃功能，造成肺气上逆作咳，咯吐痰涎的，即称"咳嗽"。本证相当于西医学所称的气管炎、支气管炎。

二、流行病学

目前咳嗽在临床上发病率较高，冬春季节及寒温不调之时尤为多见，多发生于幼儿。

第二节 疾病诊断标准

一、西医诊断依据

1. 症状与体征

（1）发病可急可慢，多先有上呼吸道感染症状，逐渐出现明显的咳嗽。轻者无明显病容，重者可有发热、头痛、乏力、纳差、精神萎靡等，也可伴有腹痛、呕吐、腹泻等消化道症状。咳嗽一般持续7～10天。如不及时治疗感染，可向下蔓延导致肺炎。

（2）胸部听诊有或多或少不固定的干性啰音及大、中湿啰音，咳嗽或体位变化后可减少或消失。

2. 辅助检查

血象白细胞数正常或偏低，继发细菌感染者可升高。胸部X线检查多阴性或仅见双肺纹理增粗、紊乱。

二、中医诊断依据

1. 咳嗽为主要症状，多继发于感冒之后，常因气候变化而发生。

2.好发于冬春季节。

第三节 中医辨证治疗

一、外感咳嗽

1.风寒咳嗽

主证：咳嗽频作，咽痒声重，痰白清稀，鼻塞流涕，恶寒少汗，或有发热头痛，全身酸痛，舌苔薄白，脉浮紧，指纹浮红。

治法：散寒宣肺。

方剂：金沸草散加减。

2.风热犯肺

主证：咳嗽不爽，痰黄黏稠，不易咯出，口渴咽痛，鼻流浊涕，伴有发热头痛，恶风，微汗出，舌质红，苔薄黄，脉浮数，指纹红紫。

治法：疏风肃肺。

方剂：桑菊饮。

二、内伤咳嗽

1.痰热咳嗽

主证：咳嗽痰黄，稠黏难咯，面赤唇红，口苦作渴，或有发热、烦躁不宁，尿少色黄，舌红苔黄腻，脉滑数，指纹色紫。

治法：清肺化痰。

方剂：清宁散加减。

2.痰湿咳嗽

证候：咳嗽重浊，痰多壅盛，色白而稀，胸闷纳呆，苔白腻，脉濡。

治法：化痰燥湿。

方剂：二陈汤合三子养亲汤。

3.阴虚咳嗽

主证：干咳无痰，或痰少而黏，不易咯出，口渴咽干，喉痒声嘶，手足心热，或咳嗽带血，午后潮热，舌红少苔，脉细数。

治法：滋阴润肺，兼清余热。

方剂：沙参麦冬汤加减。

4.气虚咳嗽

主证：咳而无力，痰白清稀，面色苍白，气短懒言，语声低微，喜温畏寒，体虚多汗，舌质淡嫩，脉细少力。

治法：健脾补肺，益气化湿。

方剂：六君子汤加味。

第四节 中医特色治疗

（一）中成药剂

（1）蛇胆川贝液：每服10ml，1日2～3次。用于风热咳嗽、痰热咳嗽。

（2）急支糖浆：每服5～10ml，1日2～3次。用于风热咳嗽。

（3）橘红痰咳液：每服10ml，1日2～3次。用于痰湿咳嗽。

（4）半夏露：每服5～10ml，1日2～3次。用于痰湿咳嗽。

（二）单方验方

（1）紫苏、陈皮各10g，白萝卜汁12g。加水120ml，煎成60ml，加红糖10g，趁热温服。用于风寒咳嗽。

（2）枇杷叶、桑白皮各10g，桔梗、白前各6g，水煎服。用于痰热咳嗽。

（3）鱼腥草60g，杏仁10g，桔梗12g，水煎服。用于痰热咳嗽。

（4）川贝母6g，雪梨1个，冰糖15g，蒸服。用于阴虚咳嗽。

（三）药物外治

丁香、肉桂各3g，共研为末。温水调敷肺俞穴，固定。每日换1次。用于气虚咳嗽。

（四）针灸疗法

体针取穴：①天突、曲池、内关、丰隆；②肺俞、尺泽、太白、太冲。每日取1组，两组交替使用，每日1次，10～15次为1疗程，中等刺激，或针后加灸。用于气虚咳嗽。

第五节 中医辨证调护

1. 预防

加强锻炼，增强抗病能力。注意气候变化，防止受凉，特别是秋冬季节，注意胸、背、腹部保暖，以防外感。

2. 护理

注意保持室内空气流通，避免煤气、烟尘等刺激。咳嗽期间，适当休息，多饮水，饮食宜清淡，避免腥、辣、油腻之品。

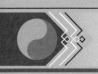

第三十一章 小儿哮喘

第一节 概 述

1. 疾病的定义

哮喘是小儿时期的常见肺系疾病，以发作性喉间哮鸣气促，呼气延长为特征，严重者不能平卧。哮指声响，喘指气息，临床上哮常兼喘。本病包括了西医学所称喘息性支气管炎、支气管哮喘。

2. 流行病学

本病发作有明显的季节性，以冬季及气温多变季节发作为主，年龄以1～6岁多见。95%的发病诱因为呼吸道感染，发病有明显的遗传倾向，起病越早，遗传倾向越明显。

第二节 疾病诊断标准

一、西医诊断依据

1. 典型儿童支气管哮喘

（1）反复发作喘息、气急、胸闷或咳嗽，多与接触变应原、冷空气、物理、化学性刺激以及病毒性上呼吸道感染、运动等有关。

（2）发作时在双肺可闻及散在或弥漫性的以呼气相为主的哮鸣音，并伴有呼气相延长。

（3）上述症状和体征经治疗可缓解或自行缓解。

（4）排除其他疾病所引起的喘息、气急、胸闷和咳嗽。

（5）临床表现不典型者（如无明显喘息或体征），至少具备以下一项试验阳性：①支气管激发试验或运动激发试验阳性；②支气管舒张试验阳性 [1秒钟用力呼气容积（FEV1）增加≥12%，且FEV1增加绝对值≥200ml]；③最大呼气流量（PEF）日内变异率≥20%。

符合（1）～（4）条或（4）、（5）条者，可以诊断为支气管哮喘。

2. 咳嗽变异性哮喘

它是儿童慢性咳嗽最常见原因之一，以咳嗽为唯一或主要表现，不伴有明显喘息。

诊断依据：

（1）咳嗽持续＞4周，常在夜间和（或）清晨发作或加重，以干咳为主；

（2）临床上无感染征象，或经较长时间抗生素治疗无效；

（3）抗哮喘药物诊断性治疗有效；

（4）排除其他原因引起的慢性咳嗽；

（5）支气管激发试验阳性和（或）PEF每日变异率（连续监测1～2周）≥20%；

（6）个人或一、二级亲属有特应性疾病史，或变应原检测阳性。

以上1～4项为诊断基本条件。

3. 喘息

在学龄前儿童中，喘息是非常常见的临床表现，非哮喘的学龄前儿童也会发生反复喘息。

（1）5岁以下儿童喘息可分成3种临床表型。

①早期一过性喘息：多见于早产和父母吸烟者，喘息主要是由于环境因素导致肺的发育延迟所致，年龄的增长使肺的发育逐渐成熟，大多数患儿在出生后3岁之内喘息逐渐消失。

②早期起病的持续性喘息（指3岁前起病）：患儿主要表现为与急性呼吸道病毒感染相关的反复喘息，本人无特应症表现，也无家族过敏性疾病史。

③迟发性喘息/哮喘：这些儿童有典型的特应症背景，往往伴有湿疹，哮喘症状常迁延持续至成人期，气道有典型的哮喘病理特征。

但是应该注意，第1、2种类型的儿童喘息只能通过回顾性分析才能做出鉴别。儿童喘息的早期干预有利于疾病的控制，因此不宜在对患者进行初始治疗时即进行如此分类。

（2）哮喘预测指数能有效预测3岁内喘息儿童发展为持续性哮喘的危险性。哮喘预测指数：过去1年喘息≥4次，具有1项主要危险因素或2项次要危险因素。主要危险因素包括：①父母有哮喘病史；②经医生诊断为特应性皮炎；③有吸入变应原致敏的依据。次要危险因素包括：①有食物变应原致敏的依据；②外周血嗜酸性粒细胞≥4%；③与感冒无关的喘息。如哮喘预测指数阳性，建议按哮喘规范治疗。

二、中医诊断依据

（1）常突然发病，发作之前，多有喷嚏、咳嗽等先兆症状。发作时不能平卧，烦躁不安，气急，气喘。

（2）有诱发因素，如气候转变、受凉、受热或接触某些过敏物质。

（3）可有婴儿期湿疹史或家族哮喘史。

第三节 中医辨证治疗

一、发作期

1. 寒性哮喘

证候：咳嗽气喘，喉间有痰鸣音，痰多白沫，形寒肢冷，鼻流清涕，面色淡白，恶寒无汗，舌淡红，苔白滑，脉浮滑。

治法：温肺散寒，化痰定喘。

方剂：小青龙汤合三子养亲汤加减。

2. 热性哮喘

证候：咳嗽哮喘，声高息涌，咯痰稠黄，喉间哮吼痰鸣，胸膈满闷，身热，面赤，口干，咽红，尿黄便秘，舌质红，苔黄腻，脉滑数。

治法：清肺化痰，止咳平喘。

方剂：麻杏石甘汤加味。

3. 外寒内热

证候：恶寒发热，鼻塞，打喷嚏，流清涕，咯痰黏稠色黄，口渴引饮，大便干结，舌红，苔薄白，脉滑数。

治法：解表清里，定喘止咳。

方剂：大青龙汤加减。

4. 肺实肾虚

证候：病程较长，哮喘持续不已，动则喘甚，面色欠华，小便清长，常伴咳嗽、喉中痰鸣，舌淡苔薄腻，脉细弱。

治法：泻肺补肾，标本兼顾。

方剂：射干麻黄汤合都气丸加减。

二、缓解期

1. 肺脾气虚

证候：气短多汗，咳嗽无力，常见感冒，神疲乏力，形瘦纳差，面色苍白，便溏，舌淡，苔薄白，脉细软。

治法：健脾益气，补肺固表。

方剂：人参五味子汤合玉屏风散加减。

2. 脾肾阳虚

证候：面色㿠白，形寒肢冷，脚软无力，动则气短心悸，腹胀纳差，大便溏泻，舌淡苔薄白，脉细弱。

治法：健脾温肾，固摄纳气。

方剂：金匮肾气丸加减。

3.肺肾阴虚

证候：面色潮红，咳嗽时作，甚而咯血，夜间盗汗，消瘦气短，手足心热，夜尿多，舌红苔花剥，脉细数。

治法：养阴清热，补益肺肾。

方剂：麦味地黄丸加减。

第四节 中医特色治疗

一、中成药剂

1.小青龙汤口服液

每次1支，1日2次。用于寒性哮喘。

2.哮喘冲剂

每次1袋，1日2次。开水冲服。用于热性哮喘。

二、经验方

（1）干地龙粉，每次3g，1日2次，装胶囊内开水吞服。用于热性哮喘。

（2）麻黄、五味子、甘草各30g，研细末，分成15包，每次1包，1日2次，开水冲服。用于热性哮喘。

（3）生晒参60g（党参加1倍），蛤蚧（去头足）2对，麻黄、杏仁10g，炙甘草50g，生姜60g，红枣10g，白果肉10g，浓煎3次，滤清汁加冰糖500g，收膏。每日早晚各1汤匙，开水冲服。用于哮喘缓解期以气短为主者。

三、外治疗法

白芥子、延胡索各21g，甘遂、细辛各12g，共研细末，分成3份，每隔10天使用1份。用时取药末1份，加生姜汁调稠如1分钱币大，分别贴在肺俞、心俞、膈俞、膻中穴，贴2～4h后揭去。若贴后皮肤发红，局部出现小疱疹，可提前揭去。贴药时间为每年夏天的初伏、中伏、末伏，共3次，连用3年。

四、针灸疗法

发作期，取定喘、天突、内关。咳嗽痰多者，加膻中、丰隆。缓解期，取大椎、肺俞、足三里、肾俞、关元、脾俞。每次取3～4穴，轻刺加灸，隔日1次。在好发季节前做预防性治疗。

第五节 中医辨证调护

一、预防

（1）重视预防，避免各种诱发因素，适当进行体育锻炼，增强体质。

（2）注意气候影响，做好防寒保暖工作，冬季外出应带口罩。尤其气候转变或换季时，要预防感冒诱发哮喘。有外感病证要及时治疗。

（3）发病季节，防止活动过度和情绪激动，以免诱发哮喘。

二、护理

（1）居室宜空气流通，阳光充足。冬季要暖和，夏季要凉爽通风。避免接触特殊气味。

（2）饮食宜清淡而富有营养，忌食生冷油腻、辛辣酸甜以及海鲜鱼虾等可能引起过敏的食物，以免诱发哮喘。

（3）注意心率、脉象变化，防止哮喘大发作产生。

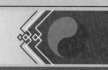

第三十二章 小儿腹泻

第一节 概 述

1. 疾病的定义

小儿腹泻是以大便次数增多，粪质稀薄或如水样为特征的一种小儿常见病。西医称泄泻为腹泻，发于婴幼儿者称婴幼儿腹泻。

2. 流行病学

本病一年四季均可发生，夏秋季节发病率较高，不同季节发生的泄泻，证候表现有所不同。2岁以下小儿发病率最高。

第二节 疾病诊断标准

一、西医诊断依据

1）根据大便性状和次数判断。根据家长和看护者对患儿大便性状改变（呈稀水便、糊状便、黏液脓血便）和大便次数比平时增多的主诉可作出腹泻诊断。

2）根据病程分类。急性腹泻病：病程≤2周；迁延性腹泻病：病程为2周～2个月；慢性腹泻病：病程＞2个月。

3）对腹泻患儿进行有无脱水和电解质紊乱的评估。

（1）脱水程度的评估参见表32-1。

表32-1　脱水程度

项目	轻度脱水	中度脱水	重度脱水
丢失体液	占体重5%	占体重5%～10%	占体重10%以上
精神状态	稍差	萎靡或不安	极度萎靡，重症病容
皮肤弹性	尚可	差	消失（捏起皮肤回复≥2秒）
唇舌黏膜	稍干燥	干燥	干燥
前囟眼窝	稍有凹陷	凹陷	明显凹陷
尿量	稍少	明显减少	极少甚至无尿
四肢	暖	稍凉	厥冷
脉搏	正常	快	快而弱
血压	正常	正常或下降	降低、休克

（2）尽可能对中、重度脱水患儿行血电解质检查和血气分析。

4）根据患儿粪便性状、粪便的肉眼观察结果和镜检所见、发病季节、发病年龄及流行情况初步估计病因。急性水样便腹泻患者（约占70%）多为病毒或产肠毒素性细菌感染，黏液脓性、脓血便患者（约占30%）多为侵袭性细菌感染。有条件尽量进行大便细菌培养以及病毒、寄生虫检测。

5）对慢性腹泻病还要评估消化吸收功能、营养状况、生长发育等。

治疗原则是预防和纠正脱水、饮食调整、对症治疗和合理用药。

二、中医诊断依据

（1）大便次数增多，每日超过3～5次，多者达10次以上，呈淡黄色，如蛋花汤样，或黄绿稀溏，或色褐而臭，可有少量黏液，或伴有恶心、呕吐、腹痛、发热、口渴等症。

（2）有乳食不节、饮食不洁或感受时邪病史。

（3）重症腹泻及呕吐严重者，可见小便短少，体温升高，烦渴神疲，皮肤干瘪，囟门凹陷，目眶下陷，啼哭无泪等脱水征及口唇樱红、呼吸深长、腹胀等表现。

第三节　中医辨证治疗

一、常证

1. 伤食泻
证候：大便稀溏，夹有乳凝块或食物残渣，气味酸臭，或如败卵，脘腹胀满，便前腹痛，泻后痛减，腹痛拒按，嗳气酸馊，或有呕吐，不思乳食，夜卧不安，舌苔厚腻，或微黄。

治法：消食导滞。

方剂：保和丸加减。

2. 风寒泻
证候：大便清稀，中多泡沫，臭气不甚，肠鸣腹痛，或伴恶寒发热，鼻流清涕，咳嗽，舌淡，苔薄白。

治法：疏风散寒，化湿和中。

方剂：藿香正气散加减。

3. 湿热泻
证候：大便水样，或如蛋花汤样，泻下急迫，量多次频，气味秽臭，或见少许黏液，腹痛时作，食欲不振，或伴呕恶，神疲乏力，或发热烦恼，口渴，小便短黄，舌红，苔黄腻，脉滑数。

治法：清热利湿。

方剂：葛根黄芩黄连汤加减。

4. 脾虚泻

证候：大便稀溏，色淡不臭，多于食后作泻，时轻时重，面色萎黄，形体消瘦，神疲倦怠，舌淡苔白，脉缓弱。

治法：健脾益气，助运止泻。

方剂：参苓白术散加减。

5. 脾肾阳虚泻

证候：久泻不止，大便清稀，完谷不化，或见脱肛，形寒肢冷，面色㿠白，精神萎靡，睡时露睛，舌淡苔白，脉细弱。

治法：补脾温肾，固涩止泻。

方剂：附子理中汤合四神丸加减。

二、变证

1. 气阴两伤

证候：泻下无度，质稀如水，精神萎靡或心烦不安，目眶及前囟凹陷，皮肤干燥或枯瘪，啼哭无泪，口渴引饮，小便短少，甚至无尿，唇红而干，舌红少津，苔少或无苔，脉细数。

治法：益气养阴，酸甘敛阴。

方剂：人参乌梅汤加减。

2. 阴竭阳脱

证候：泻下不止，次频量多，精神萎靡，表情淡漠，面色青灰或苍白，哭声微弱，啼哭无泪，尿少或无，四肢厥冷，舌淡无津，脉沉细欲绝。

治法：挽阴回阳，救逆固脱。

方剂：生脉散合参附龙牡救逆汤加减。

第四节 中医特色治疗

一、中成药治疗

（1）藿香正气胶囊：每服2～3粒，1日3～4次。用于风寒泻。

（2）纯阳正气丸：每服2～3g，1日3～4次。用于中寒泄泻、腹冷呕吐者。

（3）甘露消毒丹：每服2～3g，1日3～4次。用于暑湿泄泻。

（4）葛根芩连丸：每服1～2g，1日3～4次。用于湿热泻。

（5）附子理中丸：每服2～3g，1日3～4次。用于脾肾阳虚泻。

二、验方

（1）苍术、山楂各等份，炒炭存性，研末。每次1～2g，1日3～4次，开水调服。有运脾止泻之功，用于湿浊泻、伤食泻。久泻脾阳伤者加等份炮姜炭粉，用于脾虚泻。

（2）杏仁滑石汤：杏仁、滑石、半夏各10g，黄芩、厚朴、郁金各6g，橘红4g，黄连、甘草各3g。水煎服，每日1剂。宣畅气机，清利湿热，用于湿热泻。

三、药物外治

（1）丁香2g，吴茱萸30g，胡椒30粒，共研细末。每次1～3g，醋调成糊状，敷贴脐部，每日1次。用于风寒泻、脾虚泻。

（2）鬼针草30g，加水适量。煎沸后倒入盆内，先熏后浸泡双足，每日3～5次，连用3～5日。用于小儿各种泄泻。

四、针灸疗法

（1）针刺法取足三里、中脘、天枢、脾俞。发热加曲池，呕吐加内关、上脘，腹胀加下脘，伤食加刺四缝，水样便多加水分穴。实证用泻法，虚证用补法，每日1～2次。

（2）灸法取足三里、中脘、神阙。隔姜灸或艾条温和灸，每日1～2次。用于脾虚泻、脾肾阳虚泻。

五、推拿疗法

运脾土、推大肠、清小肠各100次，摩腹3min，揉天枢、揉龟尾、推七节骨各100次，捏脊3～5遍。发热加退六腑、清天河水，偏寒湿加揉外劳宫100次，偏湿热加清大肠100次，偏伤食加推板门100次，偏脾虚加揉足三里。

六、饮食疗法

（1）炒山药、薏苡仁、芡实，可单用一种，也可一起用，与大米同煮成粥，每日食用。用于脾虚泻。

（2）健脾八珍糕，每次2块，开水调成糊状吃，每日1～3次。用于脾虚泻。

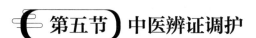

第五节 中医辨证调护

（一）预防

（1）注意饮食卫生，食品应新鲜、清洁，不吃变质食品，不暴饮暴食。饭前、便后要洗手，餐具要卫生。

（2）提倡母乳喂养，不宜在夏季及小儿有病时断奶，遵守添加辅食的原则，注意科学喂养。

（3）加强户外活动，注意气候变化，及时增减衣服，防止腹部受凉。

（二）护理

（1）适当控制饮食，减轻胃肠负担，吐泻严重及伤食泄泻患儿可暂时禁食6～8h，以后随着病情好转，逐渐增加饮食量。忌食油腻、生冷及不易消化的食物。

（2）保持皮肤清洁干燥，勤换尿布。每次大便后，宜用温水清洗臀部，并扑爽身粉，防止发生红臀。

（3）密切观察病情变化，防止发生泄泻变证。

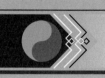

第三十三章　五迟五软

第一节　概　述

一、疾病病名

五迟是指立迟、行迟、语迟、发迟、齿迟；五软是指头项软、口软、手软、足软、肌肉软，均属于小儿生长发育障碍病证。小儿生长发育较正常儿迟缓，超过12个月头发稀细黄枯，不能稳稳站立，16个月不见牙齿生出，18个月不能行走，不能说爸妈以外的词，可诊断为五迟。现代医学上的生长发育迟缓、智力低下、脑性瘫痪、维生素D缺乏性佝偻病等疾病，均可见五迟、五软证候。五迟以发育迟缓为特征，五软以痿软无力为主症，二者既可单独出现，也常互为并见。

二、流行病学

多发于少儿，多数患儿由先天禀赋不足所致，证情较重，预后不良；少数由后天因素引起者，若症状较轻，治疗及时，也可康复。

第二节　疾病诊断标准

一、西医诊断要点

（1）小儿2～3岁还不能站立、行走为立迟、行迟；初生无发或少发，随年龄增长头发仍稀疏难长为发迟；牙齿届时未出或出之甚少为齿迟；1～2岁还不会说话为语迟。

（2）小儿周岁前后头项软弱下垂为头项软；咀嚼无力，时流清涎为口软；手臂不能握举为手软；2～3岁还不能站立、行走为足软；皮宽肌肉松软无力为肌肉软。

（3）五迟、五软之症不一定悉具，但见一二症者可分别做出诊断。还应根据小儿生长发育规律早期发现生长发育迟缓的变化。

（4）有母亲孕期患病用药不当史，产伤、窒息、早产史，养育不当史，或家族史，父母为近亲结婚者。

二、中医诊断

五迟五软的病因主要有先天禀赋不足，亦有后天失于调养者。导致立迟、行迟、语迟、发迟、齿迟，头项软、口软、手软、足软、肌肉软，均属于小儿生长发育障碍病证。其病位在肝肾，总的病机为五脏不足，气血虚弱，精髓不充，或瘀血阻络，导致生长发育障碍。

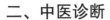 **第三节 中医辨证治疗**

1. 肝肾亏损

证候：筋骨萎弱，发育迟缓，坐起、站立、行走、生齿等明显迟于正常同龄小儿，头项萎软，天柱骨倒，方颅、目呆、囟门宽大，容易惊惕、夜卧不安，舌淡，苔少，脉沉细无力。

治法：补肾填髓，养肝强筋。

方剂：加味六味地黄丸加减。

2. 心脾两虚

证候：语言迟钝，精神呆滞，智力低下，头发生长迟缓，发稀萎黄，四肢萎软，肌肉松弛，口角流涎，咀嚼吮吸无力，或见弄舌，纳食欠佳，大便多秘结，舌淡苔少，脉细。

治法：健脾养心，补益气血。

方剂：调元散加减。语迟失聪加远志、郁金化痰解郁开窍；发迟难长加何首乌、肉苁蓉养血益肾生发；四肢萎软加桂枝温通经络；口角流涎加益智仁温脾益肾固摄。

3. 痰瘀阻滞

证候：智力低下，反应迟钝，意识不清，口角流涎，喉间痰鸣，或关节强硬，肌肉软，或有惊厥发作，舌胖有瘀点、瘀斑，苔腻，脉沉涩或滑，指纹暗滞。

治法：涤痰开窍，活血通络。

方剂：通窍活血汤合涤痰汤加减。

第四节 中医特色治疗

一、针灸特色疗法

1. 毫针刺法

（1）主穴取身柱、风府、四神聪、悬钟、阳陵泉，若肝肾不足加肝俞、肾俞、太溪、三阴交，脾胃虚弱加中脘、脾俞、足三里，上下肢瘫痪分别加曲池、手三里、合谷、外关、伏兔、环跳、风市、委中、承山、丰隆等疏通经气，其中风府朝鼻尖以下方向针刺1寸左右，四神聪从不同方向刺向百会穴，背俞穴宜浅刺、斜刺，其余腧穴常规针刺，用补法，背俞穴可加温针灸，用于肝肾亏损、心脾两虚证。

（2）主穴取八脉交会穴，耳穴取脑点、合谷或足三里，若语言障碍加廉泉，口角流涎加地仓，智力障碍、癫痫加神门、通里，颈软加大椎、风池，腰软加肾俞，足外翻加太溪，足内翻加昆仑等，每日或隔日1次，手法以补为主，留针半小时以上，连续针刺50次为1个疗程，每个疗程结束后休息1周，用于肝肾亏损、心脾两虚证。

（3）对症取穴：上肢取肩髃、曲池、合谷、抬肩、后溪等，下肢取环跳、伏兔、梁丘、足三里、阳陵泉、昆仑、解溪等，项软取天柱、项夹脊、肾俞，足内翻取足内翻穴、悬钟、昆仑，足外翻取足外翻穴、三阴交、照海、太溪，剪刀步取风市、解剪，语言障碍取通里、人迎、廉泉、金津、玉液；辨证取穴：益气取气海、脾俞、肺俞、章门，补血取膈俞、血海、脾俞，行气取太冲、阳陵泉、足三里，活血取血海、肝俞、膈俞，滋补肝肾取肝俞、肾俞、命门；针法：根据病情施以补泻，每次取穴6～10个，10次为1个疗程，休息3天。

2. 天灸疗法

① 取头项部腧穴四神聪、风池、听宫、头维、翳风等，每次取穴4个，将斑蝥、雄黄麝香等适量研磨极细，用蜂蜜调膏装瓶备用，取火柴头大小药物放于1厘米×1厘米大小医用脱敏胶布中间，贴于腧穴上，24h后取下，挑破水泡，敷以无菌纱布，1周后自行脱落愈合，用于各型脑瘫。

② 取穴脾俞、天枢、足三里、气海、关元、肾虚、膈俞、命门、阳陵泉、解溪等，每次取穴6～8个，于三伏天、三九天灸时，予以药物敷贴，以皮肤潮红为度，不要求起泡，用于心脾两虚、肝肾亏损。

3. 水针疗法

取风池、大椎、肾俞、曲池、手三里、足三里、阳陵泉、承山等穴，每次选2～3穴，用胎盘组织液注射液、灯盏花注射液、维生素B_1、维生素B_{12}注射液，每穴注入0.5～1ml，每日1次，用于各型脑瘫。

4. 拔罐疗法

血海、膈俞、足三里、丰隆，刺络拔罐法，隔日1次，用于痰瘀阻滞证；药用调元散，取神阙穴、脾俞、心俞等，用药物灌法，每日1次，用于心脾两虚证。

5. 腧穴敷贴疗法

肉桂、当归、吴茱萸、青皮，研磨后用蜂蜜调糊状，取适量外敷双膝眼、阳陵泉、阴陵泉等以激发经气，每日1次，用于下肢运动障碍，证属虚寒的脑瘫者。

6. 耳针疗法

耳穴取皮质下、交感、神门、脑干、肾上腺、心、肝、肾、小肠；上肢瘫痪加肩、肘、腕，下肢瘫痪者加髋、膝、踝，每次选用4～6穴，针刺或用王不留行籽贴压，每日按压刺激2～3次，2天更换，左右交替，用于各型脑瘫。

7. 艾灸疗法

1）取华佗夹脊穴，用温针灸法，每日1次，用于各型脑瘫。

2）用灸法灸足踝各3壮，每日1次。用于肝肾亏损证。

3）灸心俞、脾俞，各3壮，每日1次。用于心脾两虚证。

8. 头针疗法

① 取顶颞前斜线、顶旁1线、顶旁2线、颞前线、枕下旁线穴位，用毫针刺激，留针1～4h，每日1次。

② 四神针、颞三针、脑三针，用毫针刺激，留针1h，每日1次。

③ 对运动区、感觉区、足运感区、舞蹈区、视区、平衡区等，每次取3～4穴，10次为1个疗程。用于各型脑瘫的治疗。

9. 红外线照射

取双侧足三里、三阴交、内关、曲池穴，晨起照射1次，每次3min，适用于痉挛性脑瘫。

二、推拿特色疗法

（1）运用补脾经、肾经手法推拿各300次，揉中脘50次，摩腹5min，揉足三里50次，以健脾和胃、补气血、补肾。

（2）揉气海50次、关元50次，以培肾固本。

（3）揉脊10遍、揉百会50次，以安神益智。

（4）擦督脉，捏脊，疏通经脉、调理气血、培补元气。

（5）上肢部按揉肩髎、曲池、合谷各1min，推拿上肢3遍。

（6）下肢部揉环跳、承扶、委中、阳陵泉各1min，弹拨腹股沟及足太阳膀胱经穴位，摇髋关节1min，踝关节被动屈曲及背伸10遍，推拿跟腱3遍。患儿每天治疗1次，30次为1个疗程，6个疗程后观察疗效。

三、药物特色疗法

1. 中药灌肠疗法

黄芪、太子参、白术、炙甘草、法半夏、陈皮、红花、赤芍、丹参、地龙、当归尾各10g，以水浓煎至40ml，分2次灌肠，用于脑瘫脾虚证、瘀血证。

2. 中药足浴疗法

黄芪、当归、川芎、鸡血藤、红花、伸筋草、白术、牛膝、地龙、僵蚕、白附子、皂角各10g，以水煎药液为1.5L，每日1次，每次30～45min，并配合足部按摩，用于痰瘀阻滞。

3. 中药热奄包疗法

黄芪、当归、川芎、红花、伸筋草、僵蚕、白附子、天南星、陈皮、佛手、艾叶，用蒸汽加热至温度40～45℃，外敷于活动不利大关节处，每日1次，用于脑瘫偏于寒瘀证。

4. 中药熏蒸疗法

黄芪30g、当归15g、川芎15g、鸡血藤15g、牛膝15g、红花15g、赤芍15g、伸筋草15g、透骨草15g、络石藤15g、木瓜15g，或伸筋草30g、透骨草30g、杜仲20g、牛膝30g、丹参30g、当归20g、桑寄生30g、续断30g、桃仁30g、红花30g、葛根30g、白芍30g、木瓜30g、鸡血藤30g、全虫6g、地龙15g，按步骤操作医用智能汽疗仪，调节温度为38～40℃，对全身进行熏蒸，每次30min，每日1次，连续30天为一个疗程，用于各型脑瘫。

（第五节）中医辨证调护

1. 预防

（1）大力宣传优生优育知识，禁止近亲结婚。婚前进行健康检查，以避免发生遗传性疾病。

（2）孕妇注意养胎、护胎，加强营养，按期检查，不滥服药物。

（3）婴儿应合理喂养，注意防治各种急、慢性疾病。

2. 护理

（1）重视功能锻炼，加强智力训练教育。

（2）加强营养，科学喂养。

营养合理：提倡母乳喂养，尤其是早产儿、小于胎龄儿。母乳不足，采用合理的混合喂养或人工喂养。幼儿补充各种辅食，包括各种维生素及矿物质和蛋白质。饮食宜每餐定时、定量、易消化富于营养。

（3）用推拿法按摩萎软肢体，防止肌肉萎缩。

3. 健康指导

（1）卫生宣教：指导家属注意对患儿保暖，衣服应柔软舒适。餐具和奶具定期煮沸消毒。大小便后清洗会阴部，防止湿疹，适当进行户外活动。

（2）家属在医生指导下，要防止患儿的异常姿势，要教患儿练习应该完成然而没有完成的动作。例如爬行，翻身，用手持物，单膝跪立等。对患儿不过分保护，不怜悯，不放弃，不与其他孩子进行比较，小儿脑瘫护理要多鼓励患儿参加游戏和活动。

（3）保持正确姿式。当患儿有了较好的躯干控制能力与进食能力时，可以开始语言训练了，交谈时要与患儿眼睛的高度保持一致，如果位置过高，会使患儿全身过度伸展，不利于发音。

（4）要帮助孩子进行一系列科学性的锻炼。每天坚持陪孩子进行肢体上的锻炼，以免日后形成肢体畸形，不要着急，鼓励患儿说话，帮助患儿树立说话的信心，当患儿发声时，要立即回应，多启发他表达想说的话，千万不要批评和指责患儿，要多表扬患儿。

（5）情志调护：本类疾病病程长，见效慢，患者家属很容易出现焦虑及忧愁，甚至有想放弃治疗的心理，患者家属要有心理准备，要有耐心。积极有效的心理疏导会使患儿增强治疗疾病信心，通过物理治疗、康复治疗、手术治疗、药物治疗等适当的措施有望达到康复目的。

4. 常备食疗

（1）甘草小麦大枣汤：用冷水浸泡甘草、大枣、小麦后，用小火煎煮，半小时为1煎，共两煎，合并煎液，每日2次，早晚温服，喝汤食枣。可降低大脑兴奋性，健脾益气，平燥缓急。

（2）百合熟地龙齿汤：龙齿先煎40min，再加入百合、熟地黄，一同煎煮，取汁饮用，每日1次。适用肝阳偏旺型小儿多动症患者。

第四篇

骨伤科常见病

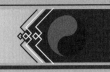

第三十四章 柯莱斯骨折

第一节 概 述

1. 疾病定义

柯莱斯骨折（Colles fracture）指桡骨下端2～3cm范围内的骨松质部位的骨折。

2. 流行病学

柯莱斯骨折是最常见的骨折之一，约占所有骨折的6.7%，好发于老年人，女性较多，有"老年性骨折"之称。

第二节 疾病诊断标准

一、诊断

根据患者的受伤史、临床表现、X线表现，一般可做出诊断。

1. 病史

多有明确外伤史，常见于跌倒，肘部伸展，前臂旋前，腕关节背伸，手掌着地致伤。

2. 症状

疼痛、肿胀、典型畸形，即正面看"枪刺样"畸形，侧面看"餐叉样"畸形。压痛明显，腕关节活动障碍。检查局部压痛明显，腕关节因疼痛而活动受限。

3. 检查

桡骨在距关节面3.0cm左右处横断。正位片上，骨折远段向桡侧移位，可与骨折近段有嵌插，下尺桡关节距离增大（分离）。桡骨下端关节面向尺侧倾斜度减少，正常为20°～25°，骨折后可减小到5°～15°甚至消失；侧位片上，桡骨远端向背侧移位，关节面掌侧倾斜角度减少或消失，正常为10°～15°。老年人骨折远段可呈粉碎性骨折。

二、鉴别诊断

无移位桡骨远端骨折或不完全骨折，肿胀不明显，仅觉得局部轻度疼痛，可有环形压痛和纵轴叩击痛，腕和指运动不便，握力减弱，需注意与腕部软组织损伤相鉴别。

骨折多可扪及骨擦感或骨擦音，纵轴叩击痛阳性，腕部软组织损伤纵轴叩击痛，且无骨擦感及骨擦音，根据X线检查结果可明确有无骨折。

第三节 中医特色治疗

无移位的柯莱斯骨折，中立位石膏托固定4周；有移位者，绝大多数均采用闭合复位及外固定治疗。

一、复位手法

1. 牵抖复位法

患者取坐位，老年患者可取平卧位，患肢外展，肘部屈曲90°，前臂中立位。助手握住患肢前臂上段，术者两手紧握手掌，两拇指并列置于骨折远端背侧，其余四指置于其腕掌部，紧扣大小鱼际肌，先顺势拔伸2～3min，待重叠移位完全矫正后，将前臂远段旋前，并利用牵引力，顺纵轴方向骤然猛抖，同时迅速尺偏掌屈，使之复位。此法适用于骨折线未进入关节内、骨折端完整者。

2. 提按复位法

患者取坐位或平卧位，肘关节屈曲90°，前臂中立位，一助手持握患手拇指及其余四指，另一助手紧握患肢前臂上段，两助手行拔伸牵引，持续2～3min，使骨折端的嵌入或重叠移位得以矫正，旋转移位亦应注意矫正。术者立于患肢外侧，一手握住前臂下段将骨折近端向桡侧推挤，另一手握掌腕部将骨折远端向尺侧推挤，握手部的助手同时将患腕向尺侧屈曲，以矫正骨折远端的桡侧移位。然后术者两手食、中、环三指重叠，置于近端的掌侧，向上端提，两拇指并列顶住远端的背侧，向掌侧挤按，握手部的助手同时将患腕掌屈，以矫正掌、背侧移位。待骨折移位完全矫正，腕部外形恢复正常后，术者一手托住手腕，另一只手拇指沿伸、屈肌腱由近端向远端推按，理顺肌腱，使之恢复正常位置。亦可先整复掌、背侧移位，再整复桡侧移位。此法适用于老年患者以及骨折线已进入关节的骨折粉碎者。

二、固定方法

在维持牵引下，局部外敷药物后，用四块夹板超腕关节固定。在骨折远端背侧和近端掌侧分别放一平垫。在骨折远端的背桡侧尚可先放一横档纸垫，一般长约6～7cm，宽约1.5～2cm，厚约0.3cm，以能包绕前臂远段的背、桡两侧面为度。如放横档，则在背侧不用再放平垫。压垫放置妥当后，再放上夹板。夹板上端达前臂中、上1/3，背侧夹板和桡侧夹板的下端应超过腕关节，限制手腕的桡偏和背伸活动。掌侧夹板和尺侧夹板则不超过腕关节。

三、药物治疗

初期瘀肿较甚，治宜活血祛瘀、消肿止痛，内服可选用桃红四物汤，瘀肿较甚者可加三七或云南白药，外敷消肿止痛膏或双柏散。中期宜和营生新、接骨续筋，可选用驳骨丹，外敷驳骨散或接骨续筋膏。后期宜养气血、壮筋骨、补肝肾，内服补中益气汤。

第四节　中医辨证调护

一、传统行为疗法

骨折经复位固定，即应鼓励患者积极进行指间关节、掌指关节屈伸锻炼及肩肘关节活动。粉碎性骨折由于关节面遭受破坏，愈合后常易导致创伤性关节炎，应早期进行腕关节的功能锻炼，以改善关节功能、预防后遗创伤性关节炎。解除外固定后，做腕关节屈伸、旋转和前臂旋转锻炼。

二、药膳食补法

（1）早期（1～2周）

受伤部位瘀血肿胀，经络不通，气血阻滞，此期治疗以活血化瘀、行气消散为主。中医认为"瘀不去则骨不能生""瘀去新骨生"。可见消肿散瘀为骨折愈合之首要。饮食配合原则上以清淡为主，如蔬菜、蛋类、豆制品、水果、鱼汤、瘦肉等，忌食酸辣、燥热、油腻，尤不可过早施以肥腻滋补之品，如骨头汤、肥鸡、炖水鱼等，否则瘀血积滞，难以消散，必致病程拖延，使骨痂生长迟缓，影响日后关节功能的恢复。在此阶段，食疗可用三七10g，当归10g，肉鸽1只，共炖熟烂，汤肉并进，每日1次，连续7～10天。

（2）中期（2～4周）

瘀肿大部分被吸收，此期治疗以和营止痛、祛瘀生新、接骨续筋为主。饮食上宜清淡，以满足骨痂生长的需要，可在初期的食谱上加骨头汤、田七煲鸡、动物肝脏之类，以补给更多的维生素A、维生素D、钙及蛋白质。食疗可用当归10g，骨碎补15g，续断10g，新鲜猪排或牛排骨250g，炖煮1h以上，汤肉共进，连用2周。

（3）后期（5周以上）

受伤5周以后，骨折部瘀肿基本吸收，已经开始有骨痂生长，此为骨折后期。治疗宜补，通过补益肝肾、气血促进更牢固的骨痂生成及舒筋活络，使骨折部的邻近关节能自由灵活运动，恢复往日的功能。饮食上可以解除禁忌，食谱可再配以老母鸡汤、猪骨汤、羊骨汤、鹿筋汤、炖水鱼等，能饮酒者可选用杜仲骨碎补酒、鸡血藤酒、虎骨木瓜酒等。食疗可用枸杞子10g，骨碎补15g，续断10g，薏苡仁50g。将骨碎补与续断先煎去渣，再入余2味煮粥进食。每日1次，7天为1疗程。每1疗程间隔3～5天，可用3～4个疗程。

三、日常防治

（1）要养成良好的生活习惯：有长期吸烟、过量饮酒、少动多坐及低钙饮食等不良生活习惯的人，老年容易发生骨质疏松，所以不要抽烟，少喝酒，不喝浓茶，不食用过多的高蛋白食品。

（2）鼓励多活动：适度的运动一方面可以强化骨骼强度，另一方面也可以保持肌力和良好的平衡感，减少跌倒发生的机会。这也是骨折的预防方法之一。

（3）居家安全：75%的跌倒发生在自己的家中，尤其是浴室、厨房等地方。安全的居家环境对降低骨折发生率非常重要。

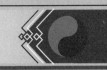
第一节 概 述

一、定义

关节脱位是指构成关节的骨端关节面脱离正常位置，引起关节功能障碍。

二、流行病学

关节脱位与年龄、性别、职业、体质、解剖特点及关节的活动范围、活动频率有密切关系。如小儿因关节韧带发育尚不健全，常发生桡骨小头半脱位；年老体衰、体质虚弱、筋肉松弛者易发生脱位，性别及职业特点与脱位的发生率相关，成年人脱位多于儿童，体力劳动者多于脑力劳动者，关节本身的病变可引起维持关节稳定性的结构破坏，导致病理性脱位；活动范围大、活动频繁的关节，其关节的解剖特点是关节的稳定性程度低，人体关节脱位的发生率从高到低依次为肩关节、肘关节、髋关节、膝关节。

第二节 疾病诊断标准

一、诊断依据

1. 有明显的受伤史

暴力的大小、方向、性质和作用形式及受伤状态等决定脱位的发生、部位及类型。

2. 临床表现

疼痛：脱位后局部脉络受损，气血瘀滞，阻塞经络，不通则痛，活动时疼痛加重，关节周围可广泛压痛。

肿胀：脱位后局部脉络受损，血离经脉，瘀滞于皮肤腠理；脱位后气机不畅，津液敷布不利，泛溢于肌肤；脱位后骨端的位置改变，均可造成局部的肿胀。

功能障碍：脱位后构成关节的骨端脱离了正常的位置，发生关节功能障碍。

畸形：脱位后关节的形状发生变化，出现关节畸形，关节被限定在特定的位置，造成体位的畸形。

关节盂空虚：构成关节的骨端脱离了正常的吻合关系，在关节周围可触摸到骨端。

弹性固定：脱位后关节周围的软组织处于紧张状态，把脱位的骨端固定在特殊的位置上，在被动活动时关节虽可稍微活动，但有弹性阻力，去除外力后关节又恢复到特定的位置上，这种情况被称为弹性固定。

3. 辅助检查

X线检查可明确脱位的诊断，并了解脱位的方向、程度及是否合并骨折，对于某些特殊部位的脱位加行CT，可以明确诊断。

第三节 中医特色治疗

一、治疗原则

伤后尽早手法复位，适当固定，以利软组织修复；及时活动以恢复关节功能。

二、治疗步骤

（1）复位：以手法复位为主。

（2）固定：复位后将关节固定在稳定的位置上，固定时间为2～3周。

（3）功能锻炼：固定期间应经常进行关节周围肌肉的舒缩活动和患肢其他关节的主动运动，以促进血液循环、消除肿胀；避免肌肉萎缩和关节僵硬。

三、几种常见的关节脱位治疗方法

一旦发生关节脱位，应让患者受伤的关节安静地固定在患者感到最舒适的位置。尽可能在进行妥善固定后迅速就医。注意：在为患者脱衣服时，应先脱正常一侧的，再脱受伤一侧的，穿衣服时则反之。

1. 肩关节脱位

一般均需麻醉后或肌松弛下进行复位，常用复位手法有：①希氏法。伤员仰卧位，术者立于伤侧，将靠近患肢术者一侧的足跟置于患肢腋窝部，以胸壁和肱骨头之间作支点，握患肢前臂及腕部顺其纵轴牵引。达到一定牵引力后，轻轻摇动或内、外旋其上肢并渐向躯干靠拢复位。②牵引上提法。坐位，助手握患肢腕部顺应其患肢体位向下牵引，用固定带或另一助手将患者上胸抱住固定。牵引后，术者用双手中指或辅以示指在腋下提移位之肱骨头向上外复位。复位后X线摄片检查完全复位后，用胶布或绷带作对肩位固定3周。习惯性脱位时，可作修补术。

2. 肘关节脱位

平卧位，助手固定患肢上臂作对抗牵引，术者握其前臂向远侧顺上肢轴线方向牵引。复位后上肢石膏托固定于功能位3周。

3. 桡骨头半脱位

术者一手握患肢肘部，拇指触及桡骨小头，另一手轻握其腕部作轻柔的牵引及将其前臂旋前，当肘关节屈曲，同时前臂旋后时即感到桡骨头清脆声或弹动而复位。绷带悬吊前臂，适当保护患肢1周。

4. 髋关节脱位

①若已有休克时，应取平卧位，保持呼吸道通畅，注意保暖并急送医院进行抢救。②急送医院，在麻醉下进行手法复位。③复位后可用皮肤牵引或髋人字形石膏固定6～8周。④解除外固定后应继续锻炼髋部肌力，并逐步增加髋关节活动范围。

5. 开放性关节脱位的处理

争取在6～8h内进行清创术，在彻底清创后，将脱位整复，缝合关节囊，修复软组织，缝合皮肤，橡皮条引流48h，外用石膏固定于功能位3～4周，并选用适当抗生素以防感染。

四、药物治疗

（1）内服：中成药（丸剂、酒剂、胶囊、蜜丸、颗粒剂）和中草药，并根据每个患者的个人状况配以食疗。

（2）外用：贴剂、药物熏洗、药物熏蒸、药物透敷、针灸、艾灸、药熨、火疗、药物喷射。

五、理疗

激光针刀、四肢疾病治疗仪、全身康复治疗仪、智能型极超短波治疗仪、三维智能干涉波治疗仪、全科治疗仪、药物离子导入仪、电脑骨创伤治疗仪、远红外线理疗舱、经皮给药治疗仪、微波治疗仪、偏振远红外光电脑疼痛治疗仪、磁疗仪、经络导平仪。

第四节 中医辨证调护

一、传统行为疗法

（1）叩齿集神法：叩齿集神三十六次，两手抱昆仑，双手击天鼓二十四次。先须闭目冥心，盘坐握固，静思。然后叩齿集神，次叉两手向项后，数九息，勿令耳闻。

乃移手掩两耳，以第二指压中指，弹击脑后，左右各二十四次；

（2）撼天柱法：左右手摇天柱，各二十四次。先须握固，乃摇头左右顾，肩膊随动，二十四次；

（3）舌搅漱咽法：左右舌搅上颚三十六次，嗽三十六次，分作三口，如硬物咽之。然后方得行火。以舌搅口齿并左右颊，待津液生方漱之，至满口方咽之；

（4）摩肾堂法：两手摩肾堂三十六次，以数多更妙。闭气搓手令热，摩后肾堂如数，毕，收手握固，再闭气，思用心火下烧丹田，觉极热，即止；

（5）单关辘轳法：左右单关辘轳各三十六次。须俯首，摆撼左肩三十六次，右肩亦三十六次；

（6）双关辘轳法：双关辘轳三十六次。两肩并摆撼至三十六数。想自丹田透双关，入脑户，鼻引清气，后伸两脚；

（7）托天按顶法：两手相搓，呵五次，呵后叉手，托天按顶各九次。叉手相交向上，托空三次或九次；

（8）钩攀法：以两手向前如钩，攀双脚心十二次，再收足端坐。以两手向前，攀脚心十二次，乃收足端坐。候口中津液生，再漱吞，一如前数。摆肩并身二十四，乃再转辘轳二十四次。想丹田火自下而上，遍烧身体。想时，口鼻皆闭气少顷。

二、药膳防护

关节脱位术后，应增进营养，多食富含蛋白质的食物，如鱼类、鸡蛋、豆制品等，适当增加钙质。

1. 黄酒炖河蟹

【原料】小河蟹5只，黄酒150g。

【制法】小河蟹洗干净捣烂，冲热黄酒，隔水炖焖，去渣取其汁，适量温饮，其渣可涂患处。

【功效】消肿止痛，祛瘀消斑。适用于脱位复位早期肿胀、皮肤青紫明显者。

【服法】1天2次，连续1周。

2. 炒油苋菜

【原料】油苋菜250g。

【制法】油苋菜洗干净，切成小段，菜油起油锅，将油苋菜炒熟，加少许精盐、味精，分次食用。

【功效】活血祛瘀通络。适用于脱位复位后早期肿胀明显不退者。

【服法】1天2次，连续1周。

3. 赤小豆竹笋汤

【原料】赤小豆、绿豆各100g，竹笋30g。

【制法】将赤小豆、绿豆、嫩竹笋分别洗干净，放入锅中，加清水500ml，急火煮开3min，文火煮20min即成。

【功效】消肿活血，逐血利湿。适用于脱位复位后早期局部肿胀明显、瘀块不退者。

【服法】分次食用，连服1周。

4. 薤白鲫鱼汤

【原料】鲫鱼1条，薤白25g。

【制法】鲫鱼活杀，去鳃、内脏等，洗干净，油锅煎至鱼背微黄，加清水500ml；薤白洗干净，纱布包扎，同置锅中，急火煮开3min，加黄酒、姜、葱、精盐等。改文火煮20min，去薤白，食鱼及汤。

【功效】消肿行气活血，利水湿。适用于脱位复位后早期关节部胀痛明显、关节活动受限者。

【服法】1天3次，连续1周。

5. 韭菜炒佛手

【原料】韭菜250g，佛手200g。

【制法】韭菜洗干净，切成小段；佛手洗干净，切成小片。油锅烧热，将韭菜、佛手同入锅内炒熟。

【功效】行气止痛，温经通络。适用于脱位复位中期关节仍肿胀、活动不利者。

【服法】分次食用，连续10日。

6. 葱油拌莴笋

【原料】莴笋300g。

【制法】将莴笋洗干净，去皮切成丝，热油加葱末，与莴笋丝拌匀。

【功效】通经络，养筋骨。适用于脱位复位后中期关节僵直不能动者。

【服法】分次食用，连续10日。

7. 百合桃仁汤

【原料】鲜百合250g，桃仁20g。

【制法】鲜百合洗干净，桃仁洗干净，同置锅中，加清水500ml，急火煮开3min，文火煮20min。

【功效】活血止痛，和营通络。适用于脱位复位后中期关节活动不利者。

【服法】分次食用，连续10~15日。

8. 木瓜粥

【原料】木瓜250g，粳米50g。

【制法】木瓜洗干净，切成小片，置锅中，加清水500ml，放入粳米，急火煮开3min，改文火煮30min，熬成粥。

【功效】接筋续损，和营通络。适用于脱位复位后中期关节活动不利者。

【服法】趁热食用，连服10~15日。

9. 大枣甘草米粥

【原料】大枣10枚，炙甘草5g，粳米50g。

【制法】大枣、炙甘草洗干净，置锅中，加清水1000ml，放入粳米，急火煮开3min，改文火煮20min，成粥。

【功效】调卫调营，缓急止痛。适用于脱位复位后中期关节隐痛不愈者。

【服法】趁热分次食用，连续 15 日。

10. 猪蹄黄豆汤

【原料】猪蹄 2 只，黄豆 100g。

【制法】猪蹄洗干净，剁碎，置锅中。放入黄豆，加清水 1000ml，急火煮开 3min，加黄酒、姜、葱、精盐少许，改文火煮 60min。

【功效】滋养筋骨，滑利关节。

【服法】分次食用，连服 10 日左右。

11. 猪肝炒首乌

【原料】猪肝 250g，鲜何首乌（首乌）10g。

【制法】猪肝洗干净，切成小片；鲜何首乌洗干净，切成片。起油锅，将猪肝片与鲜何首乌片同炒熟，加少许黄酒、精盐等。

【功效】补血养阴止眩。适用于脱位复位后期伴关节酸软、目视昏花者。

【服法】分次食用，连服 15 日。

12. 龟肉胡桃汤

【原料】龟肉 50g，核桃仁（胡桃仁）20g。

【制法】龟肉洗干净，切成块，核桃仁洗干净，剁成小块，一同用猪油热炒后，再加清水 1000ml，急火煮开 3min，改文火煮 30min。

【功效】大补阴血。适用于习惯性脱位伴阴血不足、五心烦热、口干乏力的中老年患者。

【服法】分次食用，连服 15 日。

13. 牛蹄筋白芷汤

【原料】牛蹄筋 100g，白芷 20g。

【制法】牛蹄筋洗干净，切成小块；白芷洗干净，纱布包扎。牛蹄筋、白芷同置锅中，加清水 1000ml，急火煮开 3min，去浮沫，加黄酒、姜、葱、精盐等，文火煮 30min。

【功效】强筋骨，利关节。适用于复位晚期关节仍僵硬不能伸屈、腰膝酸软乏力者。

【服法】分次食用，连服 10～20 日。

14. 猪蹄筋杞桂汤

【原料】干猪蹄筋 100g，大枣 15 枚，枸杞子 10g，龙眼肉 15g。

【制法】干猪蹄筋水发后洗干净，切成小段，置锅中，加清水 1000ml，加大枣、枸杞子、龙眼肉，急火煮开 5min，改文火煮 30min。

【功效】养气补血，滑利关节。适用于脱位复位后期气血虚损、肝肾不足或有习惯性脱位者。

【服法】分次食用，连服 15 日。

15. 龙眼大枣粥

【原料】龙眼肉 50g，大枣 10 枚，粳米 50g。

【制法】龙眼肉、大枣分别洗干净，置锅中，加清水1000ml，加入粳米，急火煮开3min，改文火煮30min，熬成粥。

【功效】壮阳益气，温补中阳。适用于脱位复位后期肾阳虚损、怕冷、手足不温者。

【服法】趁热食用，连服10～20日。

16. 莲肉米粥

【原料】莲子30g，粳米50g。

【制法】莲子洗干净，置锅中，加清水1000ml，放入粳米，急火煮开5min，改文火煮30min，成粥。

【功效】补益脾肾。适用于脱位复位后期脾肾两虚、腹泻便溏、心烦失眠者。

【服法】分次食用，连服15日。

三、日常防治

（1）加强锻炼，增强身体素质。经常参加体育锻炼，如练气功、打太极拳、做广播体操、散步等，大有好处。凡坚持体育锻炼的人身体就强壮，抗病能力就强，很少患病，其抗御风寒湿邪侵袭的能力比一般没经过体育锻炼者强得多。

（2）避免风寒湿邪侵袭。春季正是万物萌发之际，也是类风湿性关节炎的好发季节，所以，要防止受寒、淋雨和受潮，关节处要注意保暖，不穿湿衣、湿鞋、湿袜等。夏季暑热，不要贪凉受露，暴饮冷饮等。秋季气候干燥，但秋风送爽，天气转凉，要防止受风寒侵袭。冬季寒风刺骨，注意保暖。

（3）注意劳逸结合。饮食有节、起居有常，劳逸结合是强身保健的主要措施。临床上有些患者的病情虽然基本得到控制，处于疾病恢复期，往往由于劳累而重新加重或复发，所以要劳逸结合，活动与休息要适度。

（4）保持正常的心理状态。这对维持机体的正常免疫功能很重要。

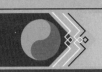

第三十六章 胸腰椎骨折

第一节 概 述

1. 疾病定义

胸腰椎骨折是指由于外力造成胸腰椎骨质连续性的破坏。这是最常见的脊柱损伤。在青壮年患者中，高能量损伤是其主要致伤因素，如车祸、高处坠落伤等。老年患者由于本身存在骨质疏松，致伤因素多为低暴力损伤，如滑倒、跌倒等。

2. 流行病学

其发生率占骨折的5%～6%。

第二节 疾病诊断标准

一、诊断

根据受伤史、临床表现、X线表现，一般可做出诊断。

1. 病史

患者有明显的外伤史，如车祸、高处坠落，躯干部挤压等。

2. 症状

脊柱可有畸形，脊柱棘突骨折可见皮下淤血。伤处局部疼痛，如颈痛、胸背痛、腰痛或下肢痛。棘突有明显浅压痛，脊背部肌肉痉挛，骨折部有压痛和叩击痛。胸椎骨折躯干活动受限，合并肋骨骨折时可出现呼吸受限。腰椎骨折时腰部有明显压痛，屈伸下肢感腰痛。常合并脊髓损伤，可有不全或完全瘫痪的表现，如感觉、运动功能丧失、大小便障碍等。

3. 检查

（1）X线摄片

X线摄片是首选的检查方法，老年人感觉迟钝，胸腰段脊柱骨折往往主诉为下腰痛，单纯腰椎摄片会遗漏下胸椎骨折，因此必须注明摄片部位包括下胸椎在内，通常要拍摄正侧位两张片子，必要时加拍斜位片，在斜位片上则可以看到有无椎弓峡部骨折。

（2）CT检查

CT检查有其局限性，它不能显示椎管内受压情况，凡有脊柱损伤或有神经症状者均须进行CT检查。CT检查可以显示椎体的骨折情况，还可显示有无碎骨片突出于椎管内，并可计算椎管的前后径与横径损失量。

（3）MRI

CT片不能显示脊髓损伤情况，必要时应进行MRI检查，在MRI片上可以看到椎体骨折出血所致的信号改变和前方的血肿，还可看到脊髓损伤所表现出的异常高信号。

二、鉴别诊断

胸腰椎骨折应与青年性椎体骨骺炎相鉴别。青年性椎体骨骺炎好发于$T_{7\sim11}$之间，无外伤史，是椎体骨骺发育中生理紊乱所致。在X线片上，可见胸椎体相对面的形态不规则，髓核变性，引起椎间面的凹陷，并在邻近骨上有保护性骨沉积和椎间隙变窄，多个椎体发生楔形改变。临床上应注意，经常负重劳动的搬运工人，其下胸椎和上腰椎也常有轻度的楔形改变。这是经常负重，椎体代偿性变形所致，不应误诊为椎体压缩骨折。

第三节　中医特色治疗

胸腰椎体压缩骨折较稳定，治疗方法较多。对老年体弱、骨质疏松的患者，一般不主张手法复位，仅卧床休息3个月左右或适当的练功活动即可。如为年轻患者，功能要求高，恢复后要从事体力劳动，应及时复位，良好的固定及积极的功能锻炼可获得满意的疗效。

一、复位手法

1. 牵引过伸按压法

患者俯卧硬板床上，两手抓住床头，助手立于患者头侧，两手把持腋窝处，一助手立于足侧，双手握双踝，两助手同时用力，逐渐进行牵引，至一定程度后，下助手在牵引的基础上，逐渐将双下肢提起，使肢体悬离床面，使脊柱呈现过伸位，得到充分牵引和后伸，使肌肉松弛，椎间隙及前纵韧带被拉开后，术者双手重叠，压于骨折后突部位，用力下压，借助前纵韧带的伸张力，将压缩的椎体拉开，同时后突畸形得以复平。

2. 二桌复位法

用高低不等的二桌，高低差约为25～30cm，平排在一起，将患者置于二桌上，患者头部朝高桌，然后将高桌边逐渐移至上臂中段近腋下处，将低桌渐移至大腿中段处，借助患者体重，使胸腰部悬空。此时术者可用手掌托住患者的腹部，慢慢下沉，以减轻疼痛，达到脊柱过伸的目的，约2～5min后，脊柱的胸腰部明显过伸，此时前纵韧带被拉紧，被压缩的椎体得以复位后，立即上一石膏背心或金属胸腰过伸支架固定。

石膏背心要求上至胸骨上缘，下至耻骨联合。骨突处放一衬垫以防压伤，注意三点的固定和塑形。

3. 两踝悬吊复位法

患者俯卧于复位床上，将两踝悬空吊起。如没有复位床，亦可在屋梁上装一滑轮，将双足向上吊起，徐徐悬空，使胸腰段脊柱过伸，其原理与二桌复位法相同。复位后同样用支架固定脊柱于过伸位。

4. 肾托法

让患者仰卧于手术台上，胸腰段置于肾托上，然后逐渐摇起肾托，将患者的胸腰段挺起呈拱桥形，使脊柱后伸。复位后，可在腰部置软枕，仰卧位休息。

5. 自身复位功能疗法

本法简便安全，效果可靠，患者恢复快，合并症少。同时能发挥患者在复位和治疗中的主动作用。以背伸肌为动力。增加前纵韧带及椎间盘前部纤维环的张力，使压缩的椎体逐渐张开，使骨折畸形逐渐得到矫正。背伸肌力的增强，即形成一个有力的肌肉夹板，对脊柱的稳定起重要作用。此法可以免除长期石膏固定的痛苦，避免了骨质疏松。由于坚持背伸肌锻炼，骨折后遗症也明显减少，同时也可改善全身血液循环。尽早消除全身症状，增加饮食，增加体力，有利于患者的康复。其具体方法如下：患者仰卧于硬板床上，骨折处垫一软枕，如疼痛者可服中药或给止痛剂，待疼痛缓解后即可进行腰背肌锻炼。

（1）仰卧位锻炼法。①五点支撑法：患者用头部、双肘及双足作为支重点，使背部、腰部、臀部及下肢呈弓形撑起。一般在伤后一周内要达到这种练功要求。②用头顶及双足支重，全身呈弓形撑起，腰背尽力后伸。一般要求伤后2～3周内达到这种要求。③四点支撑法：用双手及双足支重，全身后伸腾空如拱桥式。此种练功法难度较大，青壮年患者经过努力，在伤后5～6周可以达到练功要求。

（2）俯卧位锻炼法。第一步：患者俯卧，两肢上置于体侧，抬头挺胸，两臂后伸。使头、胸及两上肢离开床面。第二步：在双膝关节伸直的同时，后伸下肢，并使其尽量向上翘起，而后再一同后伸。第三步：头、颈、胸及两下肢同时抬高，两臂后伸，仅使腹部着床，整个身体呈反弓形，如飞燕点水姿势。

二、固定方法

对轻度胸腰椎压缩骨折的患者，不需特别固定，患者仰卧于硬板床上，骨折处垫一薄枕即可。对较严重的骨折，已经复位，可用脊柱过伸固定，常用的有石膏背心，胸腰过伸支架或腰背"工"形板固定。

三、药物治疗

早期：主要在于调理内伤，如肠胃气滞、腹胀、嗳气、呕吐者，治宜行气活血导滞，可内服顺气活血汤加减。如气滞血瘀，腑气不通，大便秘结，治宜行气导滞、通腑祛瘀，可选用大承气汤。若大便干结难下，可润肠通便，可用芒硝9g、蜂蜜30g冲服，或用番泻叶10g焗服。

中期：全身症状消除，胃肠功能恢复，治宜续筋接骨，内服接骨丹。

后期：腰背筋脉不舒，局部板硬疼痛。内服伸筋片，可舒筋活络。证属肝肾亏虚、气血不足者，应培补肝肾、补气养血，可内服十全大补汤。外贴伸筋膏、虎骨膏。

第四节　中医辨证调护

一、传统行为疗法

骨折通过整复和固定后，应鼓励患者早期进行四肢及腰肌锻炼，这是治疗中的一个关键。行石膏及支架固定者，早期可进行伸背和伸髋活动。严重患者也不可绝对卧床，为了防止褥疮，应在2～3h内帮助患者翻身，同时进行按摩。一旦病情稳定，患者有力，即可开始练功活动，轻者8～12周可下地活动，但应避免弯腰动作，12周后即可进行脊柱的全面锻炼；弯腰负重则应在半年后进行。

二、药膳食补法

1. 早期（1～2周）

三七10g、当归10g、肉鸽1只。共炖熟烂，汤肉并进，每日1次，连续10天。

2. 中期（2～4周）

当归10g、骨碎补15g、续断10g、新鲜猪排或牛排骨250g。炖煮1h以上，汤肉共进，连用2周。

3. 后期（5周以上）

枸杞子10g、骨碎补15g、续断10g、薏苡仁50g。将骨碎补与续断先煎去渣，再加入另2味同煮粥进食。每次，7天为1个疗程，每1个疗程后间隔3天，共用3～4个疗程。

三、日常防治

（1）戒烟，控制饮酒量，少吃刺激性油腻食品，多吃富含维生素粗纤维的食品。

（2）禁止久坐、久站、长期弯腰、负重过大，避免外伤，避免日常剧烈运动。

（3）补充充分维生素D，要多吃富含维生素D的食物（比如鱼、肝脏、蛋黄等），并尽可能多晒太阳，促进维生素D的吸收。

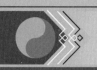

第三十七章 肩 周 炎

第一节 概 述

一、疾病的定义

肩周炎全称肩关节周围炎，临床上可有多种病名，如因睡眠时肩部受凉引起，称"漏肩风"或"露肩风"，因肩部活动明显受限，形同冻结而称"冻结肩"。该病多发于50岁左右患者，故又常称"五十肩"，是一种多因素病变。

二、流行病学

肩周炎患病率约为15%，以40～60岁人多见，女多男少，左肩多于右肩，也有少数病例是双侧同时发病，但同一关节很少反复发病。发病特点：起病缓慢，多无明显外伤史，有着凉史；整个病程较长，常可数月至数年。但少数病例不经治疗即可自愈；多数病例即使经过治疗也会留下一定程度的疼痛与不同程度的功能减退。

第二节 疾病诊断标准

一、症状

无外伤史，初期肩周微有疼痛，常不引起注意，1～2周后疼痛逐渐加重，肩关节外展、外旋功能开始受限。

二、体征

检查肩部无肿胀，肩关节前、后、外侧均有压痛，外展功能受限，被动继续外展时，肩部随之高耸。此时一手触摸肩胛骨下角，一手将患肩继续外展时，可感到肩胛骨随之向外上转动，说明肩关节已有粘连。

重型患者肩臂肌肉萎缩，尤其以三角肌明显，疼痛较重，夜间尤甚，外展及内旋、外旋均严重受限。病程一般在1年以内，长者可达1～2年。

第三节 中医特色治疗

一、理筋手法

患者正坐，术者用右手的拇、食、中三指对握患者三角肌束，作垂直于肌纤维走行方向的拨动5～6次，再拨动痛点附近的冈上肌、胸肌各5～6次，然后按摩肩前、肩后及肩外侧。继之，术者左手扶住肩部，右手握患手，做牵拉、抖动和旋转活动。最后帮助患者做外展、内收、前屈等动作。以上治疗隔日1次，10次为一个疗程。

二、中药治疗

治法宜补气血、益肝肾、温经络、祛风湿，可内服独活寄生汤或三痹汤。体弱血亏较重者，可用当归鸡血藤汤加减。急性期疼痛加重，肩关节触痛敏感，肩关节活动障碍者，可外敷消炎散、开关散。

三、针灸治疗

取肩髃、肩髎、肩外俞、巨骨、曲池及阿是穴，针用泻法，结合艾灸，每日或隔日一次。

四、练功治疗

鼓励患者做肩外展、前屈、后伸、旋后等动作。由于锻炼时会引起患处疼痛，因此需消除患者顾虑，说明练功治疗的重要性，早晚加强锻炼。主要的练功动作有"手拉滑车""蝎子爬墙"等，每日循序渐进，可获良效。

第四节 中医辨证调护

1. 热敷

可用湿热毛巾覆盖肩周疼痛区域热敷，温度舒适为宜，每晚20～30min，以促进局部血液循环，缓解肌肉痉挛，减轻疼痛。

2. 减重

在发作期应减轻持重，避免提抬重物，减少肩部活动，做到劳逸结合，量力而行。

3. 要加强营养

可适当多吃富含钙、磷，具有补益肝肾、滋养筋脉的食物，饮食调养以补肝肾、养筋脉为根本，做到合理搭配，对症进食，饮食有度，防止偏食。

4. 保持情绪乐观

情绪与肩周炎的发生、发展有着密切的关系，对治疗信心不足，紧张、焦虑，情绪常不稳定，直接影响肩周炎的顺利康复，因此要保持良好乐观的情绪。

5. 注意正确的姿势

（1）站立：挺拔胸背，沉降肩臂，下颌内收，后方观看，躯干左右对称；

（2）坐姿：挺拔胸背，下颌内收。椅背7～10°后倾，膝关节的位置比股关节水平稍高一些，舒适自然为宜；

（3）卧姿：高低适中的枕头，符合颈部的生理曲线，通常仰卧、侧卧等各个姿势均可，但俯卧姿势尽量避免。侧卧时尤其要注意避免下位肩膀的过度受压。可选择厚薄相宜的软枕垫在耳侧，维持颈肩部的相对位置。

6. 避免长时间的伏案工作

伏案工作者常低首耸肩，长时间保持这一姿势将使颈部及肩部肌肉的负担增大，导致肩周肌肉群的劳损。近来，随着电脑的普及和网络的发达，越来越多的人坐在屏幕前敲打键盘，使腕源性肩周炎的发生大大增加。这类人首先应选择高矮适中的椅子和电脑台，另外在工作30～45min后，最好起立，舒展腰肢，转动头颈，舒松肩关节。

7. 避免肩部受凉

夏天，居于安装冷空调的房间，要着长袖衣服。冬天外出时注意肩部保暖，因为房间内外大的温差，将影响肩部的血流。有条件者，可在暖房里裸露肩膀，患部贴敷温湿毛巾，加速局部血液循环，松弛紧张僵硬的肩周肌群。

8. 坚持做一些保健运动

每日坚持体育运动，如保健体操、散步、慢跑等，使肌肉中的血流通畅，保持良好的关节柔韧性和良好的功能状态。

9. 药膳疗法

本病多由肝肾不足、气血虚弱、血不荣筋或感受风寒湿邪所致。治宜补益气血、滋养肝肾。现介绍几款行之有效的药膳方。

（1）当参羊肉汤：当归、党参、川芎、白芍各10g，桑枝、羌活各15g，甘草5g，羊肉50g，调料适量。将羊肉洗净切块，诸药布包，加水同炖至羊肉熟后，去药包，再加食盐、味精、葱、姜、辣椒等调味，煮沸服食。

（2）当归血藤鸡蛋汤：当归、鸡血藤各15g，木香、陈皮、赤芍各10g，桑枝20g，鸡蛋1个。将鸡蛋与诸药（布包）同煮，待蛋熟后去壳再煮10min，弃药包，吃蛋喝汤，每日3次，每次1个。

（3）附桂猪蹄汤：附片、桂枝各10g，桑枝30g，羌活15g，猪蹄1对，调料适量。将猪蹄去毛杂洗净剁开，诸药布包，加水同炖至猪蹄熟后，去药包，加食盐、味精等调味，煮沸服食。

（4）当归二枝粥：当归、桂枝各10g，桑枝30g，大米100g。诸药水煎取汁，用此汁液与大米共煮粥，佐中、晚餐食。

（5）桑枝大枣粥：桑枝30g，大枣10枚，大米50g。桑枝水煎取汁，加大米、大枣煮粥，每日2次，佐中、晚餐食。

（6）葛根桂枝薏苡仁粥：葛根30g，桂枝15g，薏苡仁30g，粳米60g，盐适量。先将葛根、桂枝加适量水煮沸30min，去渣取汁，再将薏苡仁、粳米放入药汁中。煮沸后用文火慢熬，至米烂粥熟时加盐调味，每日1剂，分2次温服。

（7）芪归炖鸡汤：黄芪30g，当归20g，童子鸡1只，生姜、盐适量。先将童子鸡宰杀去毛及内脏后洗净，再将黄芪、当归、生姜洗净放入鸡腹中，入沙锅内加适量水及盐，用小火慢炖2h，吃鸡肉喝汤，3天吃1次。

第三十八章　膝骨关节炎

第一节　概　述

一、疾病的定义

膝骨关节炎是指由于膝关节软骨变性、骨质增生而引起的一种慢性骨关节病，又称为膝增生性关节炎、退行性关节炎、骨性关节病、增生性关节病、肥大性关节病等。病变初发于髌股或胫股关节，然后波及全关节。主要病理变化是关节软骨受损、破坏，从软骨片剥脱，形成游离体。滑膜、关节囊和髌下脂肪垫可充血、增生、肥厚和纤维化。祖国医学称之为"膝痹病"，病机多属于肝肾亏损、筋骨失荣，夹杂风寒湿痹著着。

二、流行病学

本病是临床常见病、多发病，是一种慢性、进展性、退行性病变关节疾病，多发生于中老年人，也可发生于青年人；可单侧发病，也可双侧发病。据有关文献报道，膝骨关节炎约占全身各骨性关节炎的31%。从年龄来看，50岁者约有80%、60岁者90%、70岁以上者100%都有X线影像学的病理表现，但出现临床症状者仅占18%左右。该病发病率女高于男。

第二节　疾病诊断标准

一、疾病诊断

1. 中医诊断

中医学无明确的骨关节炎病名，根据其临床症状多将此病归属于"痹证""痉证""骨痹""筋痹""腰腿痛"的范畴。多数医家认为此病因肢体筋脉、关节、肌肉、经脉气血痹阻不通，"不通则痛"而发病，最后加重骨及软骨的退变，出现疼痛、畸形和功能障碍。参照1995年1月1日实施的国家中医药管理局发布的《中华人民共和国中医药行业标准》中的《中医病证诊断疗效标准》，"骨痹"的诊断依据为："由于年老体衰，骨失滋养，气血失调，导致膝骨关节退化改变。临床表现以膝关节疼痛，膝关节活动不利为主症，运作牵强，舌质偏暗，舌苔薄，脉滑或弦为次症。"

2. 西医诊断

参照中华医学会骨科学分会《骨关节诊治指南》（2007年版），其诊断依据如下所述。

（1）临床表现：膝关节的疼痛及压痛、关节僵硬、关节肿大、骨摩擦音（感）、关节无力、活动障碍。

（2）影像学检查

X线检查：骨关节炎的X线特点表现为非对称性关节间隙变窄，软骨下骨硬化和囊性变，关节边缘骨质增生和骨赘形成；关节内有游离体，关节变形及半脱位。

（3）实验室检查：血常规、蛋白电泳、免疫复合物及血清补体等指征一般在正常范围。伴有滑膜炎者可见C反应蛋白（C-reactive protein，CRP）及血沉（erythrocyte sedimentation rate，ESR）轻度升高，类风湿因子及抗核抗体阴性。

（4）具体诊断标准

① 近1个月内反复膝关节疼痛；

② X线片（站立或负重位）示关节间隙变窄、软骨下骨硬化和（或）囊性变、关节缘骨赘形成；

③ 关节液（至少2次）清亮、黏稠，白细胞（white blood cell，WBC）<2000个/ml；

④ 中老年患者（≥40岁）；

⑤ 晨僵≤3min；

⑥ 活动时有骨擦音（感）。

综合临床、实验室及X线检查结果，符合①＋②条或①＋③＋⑤＋⑥条或①＋④＋⑤＋⑥条，可诊断膝关节骨性关节炎。

（5）骨关节炎的X分级

根据Kellgren和Lawrence的放射学诊断标准，骨关节炎分为五级：

0级：正常；

Ⅰ级：关节间隙可疑变窄，可能有骨赘；

Ⅱ级：有明显的骨赘，关节间隙轻度变窄；

Ⅲ级：中等量骨赘，关节间隙变窄较明确，软骨下骨质轻度硬化改变，范围较小；

Ⅳ级：大量骨赘形成，可波及软骨面，关节间隙明显变窄，硬化改变极为明显，关节肥大及明显畸形。

二、疾病分期

根据临床与放射学相关理论，该病可分为以下三期。

1. 早期

症状与体征表现为膝关节疼痛，多见于内侧，上下楼或站起时尤其重，无明显畸形，关节间隙及周围压痛，髌骨研磨试验（＋），关节活动可。X线表现0～Ⅰ级。

2. 中期

疼痛较重，可合并肿胀，内翻畸形，有屈膝畸形及活动受限，压痛，髌骨研磨试验（＋），关节不稳。X线表现Ⅱ～Ⅲ级。

3. 晚期

疼痛严重，行走需支具或不能行走，内翻及屈膝畸形明显，压痛，髌骨研磨试验（＋），关节活动度明显缩小，严重不稳。X线表现Ⅳ级。

三、证候诊断

参照"国家中医药管理局'十一五'重点专科协作组膝痹病（膝关节骨性关节炎）诊疗方案"。

膝痹病（膝关节骨性关节炎）临床常见证候：

1. 风寒湿痹证

肢体关节酸楚疼痛、痛处固定，有如刀割或有明显重着感或患处表现肿胀感，皮色不红，触之不热，关节活动欠灵活，畏风寒，每遇阴雨天或感寒后加剧，得热则舒。舌质淡，苔白腻，脉弦紧或濡。

2. 风湿热痹证

起病较急，病变关节红肿、灼热、肿胀、疼痛，甚至痛不可触，得冷则舒为特征，筋脉拘急，多兼有发热，口渴，烦闷不安，或皮肤红斑、硬结。舌质红，苔黄腻或黄燥，脉滑数。

3. 瘀血闭阻证

膝关节疼痛，拒按，或胀痛不适，或痛如锥刺，日轻夜重，或持续不解，活动不利，甚则不能转侧，面晦唇暗，舌质隐青或有瘀斑，苔白而干涩，脉多弦涩或细数。病程迁延，常有外伤、劳损史。

4. 肝肾亏虚证

膝关节隐隐作痛，膝腿酸软无力，酸困疼痛，喜按喜揉，遇劳更甚，卧则减轻，舌质红、少苔，脉沉细或沉弱无力。

第三节 中西医特色治疗

一、辨证选择口服中药汤剂

1. 风寒湿痹证

治法：祛风散寒，除湿止痛。

方剂：防己黄芪汤合防风汤加减。

2. 风湿热痹证

治法：清热疏风，除湿止痛。

方剂：大秦艽汤加减。

3. 瘀血闭阻证

治法：活血化瘀，舒筋止痛。

方剂：身痛逐瘀汤加减。

4. 肝肾亏虚证

治法：滋补肝肾，强壮筋骨。

方剂：独活寄生汤加减。

二、辨证选择中成药口服

瘀血闭阻多选择大活络胶囊；肝肾亏虚多选择仙灵骨葆，风寒湿痹多选用虎力散，风湿热痹多选用通滞苏润江胶囊等。

三、中药注射药

对各证型膝痹病可选择红花注射液等通络止痛类注射剂，静脉滴注。

四、辨证选择中药外治

肝肾亏虚和风寒湿痹多选择开关散，湿热蕴结多选择复方黄连液或消炎散，瘀血闭阻多选择消炎散。

五、其他中医外治法

敷贴、熏蒸、熏洗、涂擦、膏摩、刮痧、拔罐、中药离子导入、水针疗法、中医定向透药等。

六、物理治疗

红外线照射、低频脉冲电、蜡疗、超声药物透入、电磁疗法等。

七、手法和针灸治疗

根据病情需要选择。手法推拿治疗，包括整体放松和局部点按。针灸治疗包括局部取穴和远端取穴，雷火灸、电针、穴位注射等特色针灸疗法亦可选择使用。

八、针刀治疗

根据病情需要选择，根据不同分期选用不同的部位进行针刀松解。

九、关节腔内治疗

根据病情需要选择。

1. 关节腔冲洗

在膝关节髌骨内上、外下或外上、内下穿刺，总量1500～2500ml，冲洗配方选用中药制剂（如丹红注射液或灯盏细辛注射液或红花注射液）30～100ml，在严格无菌条件下配制操作。

2. 关节腔内药物注射

适应证：风寒湿痹或风湿热痹，膝关节肿胀明显，关节腔积液，浮髌试验阳性者。关节腔内注射玻璃酸钠，每次2～2.5ml，每周一次。

十、其他疗法

在急性期根据疼痛程度，选择性使用脱水、止痛等药物对症治疗。根据病情需要选择牵引、矫形鞋垫等，或口服关节软骨保护剂，如氨基葡萄糖片等。

十一、运动疗法

包括肌力训练和关节活动度训练。

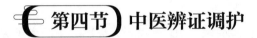

第四节　中医辨证调护

一、传统行为疗法

传统行为疗法种类多样，有八段锦、导引、气功等。适宜的行为疗法可使气血充和，经络通畅，一定程度上可以促进康复，可以防止因膝关节炎所致的肌肉废用性萎缩，改善局部血液循环，减轻关节疼痛，增强肌力，有助于关节软骨、关节囊组织形态和韧带抗张强度的恢复，同时运动疗法还能促进运动条件反射的恢复，使肌肉收缩力逐步增强，关节稳定性加强。延缓膝关节退变可行八段锦练习，如第七式"怒目攒拳增气力"及第八式"背后七颠百病消"，其他招式亦有益处，对于膝关节的帮助，主要来自大腿、小腿的肌肉锻炼。练习时，必须遵守马步的注意事项，包括膝盖勿超出脚尖，膝盖与脚同方向等。练习前需适当热身。其次是导引、气功等，要因人而异，循序渐进，避免过劳。

二、药膳防护

膝关节骨性关节炎调理药膳可尝试以下几种，须在药膳师或医师的指导下进行，以免达不到预期效果，甚至适得其反。

湿热痹阻型常用药膳方：老桑枝60g，老鸭1只；将鸭去内脏洗净，加入老桑枝，用文火熬汤，调味后饮汤食肉。或用丝瓜50g，粳米100g，先将粳米煮粥，将熟时加入丝瓜小段，煮熟粥时，稍凉食用，每日2次。

寒湿痹阻型常用药膳方：薏苡仁30g，桂枝5g，生姜10g，粳米100g；将桂枝、生姜水煎取汁，与薏苡仁、粳米一同煮粥，可日服2次。

血虚风痹型和肝肾阴虚型常用药膳方：当归10g，黄芪50g，乌鸡肉1000g；鸡肉、当归、黄芪洗净切段，加水适量，用文火炖2~3h，调味后食用。

除以上三种以外，可用于膝关节骨性关节炎调养的食疗方还有以下几种。

三七丹参粥：三七10~15g，丹参15~20g，鸡血藤30g，洗净，加入适量清水煎煮取浓汁，再把粳米300g加水煮粥，待粥将成时加入药汁，共煮片刻即成。每次随意食用，每日1剂。功效：活血化瘀，通络止痛。主治瘀血内阻、经脉不利的关节疼痛。

三七炖鸡：雄乌鸡1只，三七6g，黄芪10g，共纳入鸡腹内，加入黄酒10ml，隔水小火炖至鸡肉熟。用酱油随意蘸食，隔日1次。功效：温阳，益气，定痛。主治膝关节炎，证属阳气不足者。

猪肾粥：将猪肾切片，与粳米一同煮粥，随意服用，每日1剂。功效：祛风除湿，补益肾气。主治膝关节炎，证属肾气不足者。

防风粥：取防风12g，葱白两根洗净，加适量清水，小火煎药汁备用；再取粳米60g煮粥，待粥将熟时加入药汁熬成稀粥。每日1剂，作早餐用。功效：祛风湿。主治膝关节炎，证属风湿痹阻者。

桃仁粥：取桃仁10g洗净，捣烂如泥，与薏苡仁30g、粳米100g同煮为粥，随意服用，每日1剂。功效：益气活血，通利关节。主治膝关节骨关节炎，证属气虚血瘀，阻滞关节者。

冬瓜薏仁汤：冬瓜500g（连皮切片），薏苡仁50g，加适量水共煮，小火煮至冬瓜烂熟为度，食时酌加食盐调味。每日1剂，随意食之。功效：健脾清热利湿。主治膝关节骨关节炎，证属湿热内蕴而湿邪偏盛者。

三、日常防治

1. 急性期的调护

急性期患者因疼痛较剧烈，常需住院治疗。

① 急性期患者应以卧床休息为主，减少行走，避免爬楼梯等。

② 配合医生做好各种治疗，向患者讲解各种治疗的注意事项。

③ 注意保暖，防止受凉，可给予局部热敷和频谱仪照射。

④ 做好患者心理护理，介绍相关知识，讲解情绪对疾病的影响，使患者保持愉快的心情，树立战胜疾病的信心。

2. 缓解期及康复期的调护

① 减轻双膝负荷，避免过度劳累，尽量不要深蹲，如爬楼梯及登山等，动作要轻缓。其次是要注意膝关节的保暖，使局部循环得以改善，以避免局部缺血缺氧，再则要注意大腿、小腿的肌肉锻炼，尤其是股四头肌，必要时辅以助行器或拐杖，以减轻患膝的负担。

② 加强双下肢股四头肌功能锻炼，要注意循序渐进，持之以恒。

③ 建立良好的生活方式，生活有规律，多卧床休息，注意保暖。

④ 患者应树立战胜疾病的信心。膝骨关节炎病程长，恢复慢，患者应保持愉悦的心情，用积极乐观的态度对待疾病。

第五篇

皮肤科常见病

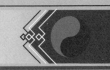

第三十九章　脂溢性湿疹

第一节　概　　述

一、疾病的定义

脂溢性湿疹也称脂溢性皮炎（seborrheic dermatitis，SD），是发生在皮脂溢出部位的一种慢性丘疹鳞屑性、浅表炎症性皮肤病，发于头面、躯干等皮脂丰富区。发病机制尚不完全清楚，有遗传因素、雄性激素分泌过旺、雄性激素还原酶活性增强、雄性激素受体活跃导致皮脂分泌亢进的因素，有糠秕马拉色菌感染的因素。临床表现：初起为毛囊性丘疹，逐渐扩大融合成红斑，被覆油腻鳞屑或痂，可出现渗出、结痂和糜烂，并呈湿疹样表现，严重者皮肤呈弥漫性潮红或者显著脱屑，称为脂溢性红皮病。发生于面部时常累及眉弓、眼睑缘、鼻唇沟等区域，部分患者同时还伴有不同程度的灼热感和瘙痒。面部脂溢性皮炎，属于中医学的"白屑风""面游风"等范畴。

二、流行病学

成人和新生儿多见，可伴有不同程度的瘙痒，脂溢性皮炎在成年人中发病率高达50%。中医认为该病主要由素体湿热内蕴、感受风邪所致。风热之邪外袭，郁久耗伤阴血，血伤则燥；或平素本为血燥之体，复感风热之邪，血虚生风，风热燥邪蕴阻肌肤，肌肤失于濡养而致；或由于嗜食肥甘油腻、辛辣之品，导致脾胃运化失常，化湿生热，湿热蕴阻肌肤而成。一般来说，由六淫、虫毒等直接浸淫皮肤而发病，七情、饮食、劳逸、气温、季节变化、生活环境、嗜酒等与脂溢性皮炎的发生也有关。

第二节　疾病诊断标准

一、西医诊断要点

（1）典型皮损为边缘清楚的暗黄红色斑、斑片或斑丘疹，表面被覆油腻性鳞屑或痂皮。由于病变发生的部位不同，临床表现略有差别。

（2）皮疹好发于头皮、眉部、眼睑、鼻及其两旁、耳后、颈、前胸及上背部肩胛间区、腋窝、腹股沟、脐窝等皮脂腺分布较丰富部位。

（3）自觉症状为不同程度的瘙痒，病程长。

（4）婴儿脂溢性皮炎常发生在出生后第1个月，皮肤损伤多在头皮、额部、眉间及双颊部，为溢出性红色斑片，上有黄痂。

二、中医诊断

1. 望诊

皮疹多发于面部鼻唇沟、眉弓、口周、头皮、发际、耳后及上身、腋窝、外阴等皮脂腺丰富的部位。典型皮肤损伤为暗黄红丘疹或斑片，边缘清楚，表面被覆油腻性鳞屑或痂皮。舌质红，苔黄。

2. 闻诊

部分患者可有汗臭味。

3. 问诊

患者自觉瘙痒剧烈。

4. 切诊

实证多为滑数脉，虚证多为细数脉。

（第三节）中医特色治疗

1. 外治法

（1）侧柏叶20g，每日1剂，煎2000ml，用毛巾蘸水，反复洗头皮，每次洗15min，1天2次。适用于血热风燥型。

（2）熟地黄、制何首乌各15g，首次煮，泡水代茶饮。侧柏叶30g，每日1剂，煎水20min外洗，每次洗15min，1天2次。适用于血虚风燥型。

（3）侧柏叶、马齿苋各30g，煎水2000ml，洗头或用纱布蘸水湿敷，每次洗或湿敷15min，1天2次。适用于湿热型。

（4）熟地黄、制何首乌各15g，麦冬10g，首次煎煮，泡水代茶饮。侧柏叶20g，每日1剂，煎水2000ml外洗，1天1次，每次洗15min。适用于肝肾不足型。

（5）当归、黄蜡各25g，紫草50g，麻油200ml。先将当归、紫草与麻油同熬，药枯滤清去药渣，再将油加热，加入黄蜡，化尽，待冷后外擦患处，1天1～2次。

（6）生大黄（研末）100g，冰片20g，食醋250ml。将上药放入密封瓶中浸泡7d，待变成深棕色后方可应用。先用75%乙醇消毒患处，再涂药液，1天3～4次。

（7）透骨草、侧柏叶各120g，皂角60g，白矾9g。水煎洗头部，适用于脂溢性脱发。

（8）《外台秘要》载疗头风落或头痒肿白屑方。药用麻仁、芒硝、蔓荆子各16g，防风、寄生各9g，白芷12g，川椒3g，水煎外洗。

2.针灸疗法

（1）以梅花针叩刺为主。采用针刺、梅花针叩刺头部并配合耳穴贴压。

（2）用梅花针叩刺头部督脉、膀胱经、胆经走行线及背部膀胱经走行线，并配合中草药外治、毫针针刺配穴。

（3）采用毫针针刺头皮，再按经过头部的督脉、足三阳经的经脉走行，从顶部向前额，用梅花针叩刺。

（4）针刺百会、上星、头维等头部穴位为主，辅以肾俞、京门、太溪等穴。

（5）针刺2个固定穴（防老穴，位于百会穴后1寸，健脑穴位于风池穴下5分）、1个机动穴（上星穴，油脂分泌多者取之）。头皮瘙痒者，加大椎穴，该部位阿是穴。

（6）体针。

【主穴】地仓、颊车、下关、颧髎、印堂。

【配穴】肺胃郁热型取双侧足三里、内庭、曲池、合谷，血瘀痰凝型取双侧血海、三阴交、丰隆。

【操作】面部用直径0.18美容针针刺，针刺宜轻、宜浅。体针用直径0.30毫针针刺，进针得气后，行泻法，中等刺激强度，留针30min。10次为1个疗程，共治疗2个疗程。

（7）刺络拔罐。

【主穴】大椎、肺俞，后背反应点取穴3～5个。

【操作】嘱患者反背于靠背椅上，穴位常规消毒，用三棱针快速点刺穴位3～5下，再用闪火法拔罐，留罐10min，放血量为3～5ml，隔日1次，10次为1个疗程。

（8）耳穴埋针，神门、内生殖器、内分泌、肾上腺。

【操作】患者取坐位，常规消毒后，用镊子夹住1cm长的颗粒式皮内针针柄，沿皮下横向刺入，针身刺入0.5～0.8cm，针柄留于皮外，然后用胶布顺着方向粘贴固定。留针3～5天，留针期间，每隔4h用手按压埋针处，以加强刺激，7次为1个疗程。

（9）耳穴。

【主穴】肺、内分泌、肾上腺。

【配穴】肺经风热加大肠；脾胃湿热加脾、胃；冲任失调加子宫和肝、肾；痰瘀互结加肝、脾。

【操作】局部消毒后，用耳穴贴固定在耳穴上，患者自行按压，1天3～5次，每次按压3～5min，两耳交替贴压，每周更换1次。同时用一次性采血针点刺耳垂，面颊放血5～10滴，每周1次。

（10）中药面膜外敷。

【药物】黄芩、黄连、连翘、大黄、生地、浙贝母、赤芍、生甘草各等份研细末备用。

【操作】面部用温水清洗，用消毒针挑出脓头清疮，取适量中药末用白醋调成颗状，一薄层敷于患处，痤疮较大的地方可适量多敷些，保留约20min，再用水浸湿药末，轻轻按揉5～10min，用清水洗掉药末，如对白醋过敏可用温水调敷。隔日1次，7次为1个疗程。

（11）电针。

【主穴】取阳白、颧髎、合谷、曲池、内庭。肺经风热型加大椎、少商、尺泽；湿热蕴结型加足三里、三阴交、阴陵泉、血海；冲任失调型加三阴交、血海、关元。以上穴位均双侧取穴。

【操作】选用0.3mm或25～40mm针灸针。进针后有酸胀、酸麻针感即可，后接G68054-1电针仪，用连续波，电流强度以患者能耐受为度，留针30min。隔日1次，1个月为1个疗程，共治疗15次。

第四节 中医辨证调护

一、生活护理

患者在洗脸、洗头时，最好不用肥皂，更不要用热水烫洗止痒。因为皮脂溢出主要是皮脂腺功能亢进，常用热水、肥皂洗去皮脂，该刺激会使皮脂腺更为活跃，增加皮脂溢出，应勤洗头发，同时选用去脂力强的洗发剂，以对抗头皮油脂分泌过多现象，防患于未然。青年时代油脂分泌过多，刚有脱发苗头，势必会造成中年以后发生脂溢性脱发。从外部护理头发越早越好。及早养成最少1周2次用温水彻底洗发的好习惯。用温水洗头可强化头皮血液循环，为头发生长提供充足的营养。

当发现头发变得稀少时，可以将1匙蜂蜜、2个生鸡蛋黄、1匙植物油或蓖麻油，与1茶匙洗发水、适量敷头汁兑在一起搅匀。涂抹在头皮上，戴上塑料薄膜的帽子，不断地用湿毛巾热敷于帽子上部。1～2h之后，再用洗发水洗干净头发，坚持一段时间，头发稀疏的情况就会有所改善。

二、饮食调护

（1）宜食富含维生素A、维生素B_2、维生素B_6、维生素E的食物：因维生素A、维生素B_2、维生素B_6对脂肪的分泌有调节和抑制作用。维生素E有促进皮肤血液循环、改善皮脂腺功能的作用。富含上述维生素的食物有动物肝脏、胡萝卜、南瓜、土豆、卷心菜、芝麻油、菜籽油等。

（2）忌食油腻刺激性食物：因刺激性食物可影响机体内分泌，从而造成皮肤刺痒，影响治疗。辛辣刺激性食物有辣椒、胡椒面、芥末、生葱、生蒜、白酒等。

（3）忌食油腻食物：油腻食物主要是指油脂类食物。这类食物摄入过多会促进皮脂腺的分泌，使病情加重。同时，还要注意少吃甜食和咸食，以利于皮肤的康复。

（4）脂溢性皮炎食疗药膳方。

① 薏苡仁萝卜缨粥：薏苡仁、萝卜缨、马齿苋各30g，将以上3味洗净，萝卜缨和马齿苋切碎，加水适量，煮粥，每日1剂，1个月为1个疗程。具有清热利湿功效，适

用于脂溢性皮炎等。

　　② 大枣猪油汤：大枣100g，生猪油60g。将大枣、生猪油放入锅内加适量水，煮熟食用，每周3次，12次为1个疗程。具有祛风清热、养血润燥功效，适用于干性脂溢性皮炎等。

三、精神调护

　　脂溢性皮炎患者应当早诊断、早治疗，坚持治疗，保持心情愉快，避免过度紧张，避免劳累。

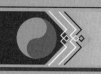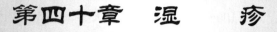

第四十章 湿 疹

第一节 概 述

一、疾病定义

湿疹是一种由多种内外因素引起的具有明显渗出倾向的炎症性皮肤病。皮疹具有多种形状，慢性期为局限性浸润和肥厚，伴有明显瘙痒，易复发，严重影响患者的生活质量。

二、流行病学

本病是皮肤科常见病，我国一般人群患病率为7.5%。其病因、病机尚不明确，内因与免疫功能异常、系统性疾病及遗传性或获得性皮肤屏障功能障碍有关，外因如食物中的过敏原、刺激物、微生物、环境因素、社会心理因素等都可能诱发或加重本病。从发病机制来看，目前认为它在免疫功能异常、皮肤屏障功能障碍等基础上，多种内外因素共同作用的结果，如变态反应机制、非变态反应机制、微生物侵袭、超抗原作用等。

第二节 疾病诊断标准

一、西医诊断

按临床表现不同，湿疹可分为急性、亚急性和慢性湿疹。急性期湿疹主要表现为红斑、丘疹、丘疱疹、水疱、糜烂、渗出、结痂，病变中心往往较重，逐渐向外围蔓延，边界不清；亚急性期湿疹表现为红肿和渗出减轻，皮损以小丘疹、糜烂、鳞屑为主；慢性期湿疹主要表现为粗糙肥厚、苔藓样变，可覆有少量鳞屑，皮损较为局限。手足部湿疹可伴有甲损害。皮损常表现为对称分布，易复发，伴有剧烈瘙痒。

湿疹的诊断主要依据病史、临床表现，结合必要的实验室检查或组织病理学检查结果确定。特殊类型的湿疹需依据其特殊的临床特点诊断，如乏脂性湿疹、自身敏感性湿疹、钱币状湿疹、局限型湿疹、泛发性湿疹等。非特异者可根据临床部位进行诊断，如手部湿疹、小腿湿疹、肛周湿疹、阴囊湿疹、乳房湿疹、耳湿疹等。

二、中医诊断

中医称本病为"湿疮""浸淫疮""血风疮""四弯风"等。中医认为湿疹因先天禀赋不足，禀性不耐，饮食失节，如进食腥发海味、奶蛋类及辛辣之品，脾胃受损，失其健运，湿热内生，又兼外受风邪，内外合邪，浸淫肌肤而发病，反复发作，缠绵不愈，久而耗伤阴血，血虚风燥，肌肤失养。本病的发生与心、肺、肝、脾四经有密切的关系。

第三节 中医特色治疗

一、按摩疗法

（一）按摩疗法一

【取穴】曲池、血海、治痒穴（手臂下垂，从肩膀凹洼处的垂直线，该线与乳头的水平线相交点即是）。

【治法】用双手拇指指腹按揉双侧曲池、血海、治痒穴各3min。急性以按为主，或按中兼揉，用泻法；慢性以揉为主，或揉中兼按，用平补平泻法。1日1次，5天为1个疗程。

【适应证】适用于急、慢性湿疹。屡用皆验。临床应用时，按摩后常配用药液（苦参50g，百部、白藓皮各30g，雄黄5～10g，加水1500ml，煎沸15min，并将药液倒入盆内），待水温合适时，搓洗患部。1天1剂，1天洗3次。

（二）按摩疗法二

【取穴】大椎、肺俞、脾俞、曲池、内关、合谷、足三里、三阴交。

【治法】先用擦法作用于背部的大椎、肺俞、脾俞穴，每穴5～6min，再用拇指按揉上肢的曲池、内关、合谷穴各2～3min；然后用拇指点按下肢的足三里、三阴交穴各3～5min。按照上述疗法，每日按摩1次，每次按摩40min。

【主治】适用于湿疹。

二、拔罐疗法

（一）拔罐疗法一

【取穴】大椎、肺俞、陶道、委阳、血海、曲池，再加上病灶局部。

【方法】采用刺络拔罐法。患者取俯卧位，暴露后背及双腿腘窝处。局部常规消毒后，先用三棱针点刺各穴及病灶局部，然后拔罐，留罐10～15min后起罐。隔日1次，3次为1个疗程。一般1个疗程后见效，3个疗程即愈。

【主治】湿疹。

（二）拔罐疗法二

【取穴】大椎、灵台、肺俞、曲池、血海、三阴交、神阙，再加上病灶局部。

常用方法有三种：①病灶采用单纯拔罐法（依病灶宽窄，可置单罐或密排罐，要求尽量罩住病灶），若病灶炎症严重者，加大椎或灵台穴，行刺络拔罐法或毫针罐法。均留罐10～15min，每日或隔日1次。②若病灶处不能置罐，或泛发性患者，取以上各穴位行刺络拔罐法或毫针罐法（神阙穴忌针），留罐10～15min，每日或隔日1次。③慢性顽固性者，每次选2～3个穴位，先行挑罐法（神阙穴忌针），然后于其他穴位上行单纯拔罐法。留罐10～15min，每3～4天1次。

【主治】湿疹、皮肤瘙痒症。

（三）拔罐疗法三

【取穴】皮疹局部，曲池、足三里、三阴交、阴陵泉、肺俞、脾俞。

【方法】采用闪罐、留罐和走罐法。皮疹局部若无毛发及水疱、破溃者，用闪罐法，反复吸拔10余次；取曲池、足三里、三阴交、阴陵泉4穴，用坐罐法，留罐10min左右；取肺俞、脾俞两穴，用走罐法，至局部出现暗红色瘀斑为止，急性湿疹1天1次。慢性湿疹3天1次。

【主治】湿疹。

三、刮痧疗法

【刮痧部位】

头颈部：全息穴区——额旁1带（双侧）、额旁2带（右侧）。

督脉——风府至陶道。

背部：膀胱经——双侧肺俞至心俞，肝俞至脾俞。

上肢：大肠经——双侧曲池至手三里。

下肢：脾经——双侧阴陵泉至三阴交。

四、药浴疗法

（一）药浴配方一

【组方】金银花15g、连翘20g、野菊花15g、蒲公英20g、苦参10g、晚蚕沙15g、白藓皮20g、车前子10g。

【主治】婴儿湿疹。症见：皮损潮红灼热，瘙痒无休，渗液流脓；伴身热、心烦、口渴、大便干，尿短赤；舌红，苔薄白或黄，脉滑或数。

【制法】将以上中药放入锅内，视病变范围煎成药液200～500ml，备用。

【用法】温洗，1天2次，1天1剂，一般2～3天即可见效。

（二）药浴配方二

【组方】黄柏、黄参、蛇床子、白藓皮、萹蓄各30g。

【主治】湿疹。

【制法】将以上中药放入锅内，水煎取汁，备用。

【用法】浸浴。症见：皮损潮红灼热，瘙痒无休，渗液流脓，舌红，苔薄白或黄，脉滑或数。

【附记】如皮损处渗液或糜烂，另加枯矾10g；慢性湿疹另加川椒15g。男子阴囊湿疹或妇女阴痒带下、阴道滴虫及肛门瘙痒等均可用此方洗浴。

（三）药浴配方三

【组方】苦参50g，黄柏、马齿苋、地肤子、白茅根各20g，白藓皮、蒲公英各30g。

【随证加减】渗液多者加枯矾20g；皮肤干燥者加玉竹50g，白及20g，苦参改为30g。

【主治】湿疹。症见：皮损潮红灼热，瘙痒无休，渗液流脓，舌红，苔薄白或黄，脉滑或数。

【制法】将中药浸泡10min，而后加水至2000ml，煮开后文火20min，备用。

【用法】药液温后搽洗患处，1天2次，10天1个疗程。

（四）药浴配方四

【组方】蛇床子30g、白藓皮30g、黄柏30g、地肤子30g、大黄20g、苦参30g、苍术30g、冰片10g（后下）、枯矾10g（后下）。

【主治】肛门湿疹。症见潮红、肿胀、糜烂、渗出、结痂。

【制法】将以上中药用水煎成，去渣，备用。

【用法】趁热先熏后洗，每天早晚各1次，每次持续20～30min。洗后用莫匹罗星（百多邦）涂患处。

（五）药浴配方五

【组方】马齿苋60g，枯矾、苦参、五倍子各20g。

【主治】湿疹（湿热型）。症见：皮损潮红灼热，瘙痒无休，渗液流脓，舌红，苔黄腻，脉滑数。

【制法】将以上中药用水煎成，去渣，备用。

【用法】待温度适宜时外洗患部，每天1～3次，每次10～15min，每剂可用5天。

（六）药浴配方六

【组方】火麻仁、苦参各30g，百部12g。

【主治】湿疹（血虚型）。症见：皮损色黯或色素沉着，剧痒，或皮损粗糙肥厚；伴口干不欲饮，纳差腹胀；舌淡，苔白，脉细弦。

【制法】将以上中药用水煎成，去渣，备用。

【用法】待温度适宜时外洗患部，每天1～3次，每次10～15min，每剂可用5天。

（七）药浴配方七

【组方】苦参40g、黄柏20g、金银花20g、蛇床子15g、白藓皮15g、土槿皮15g、东风草50g、地埂王30g、枯矾15g。

【主治】慢性顽固性湿疹。症见：皮肤增厚，表面粗糙，皮纹显著或有苔藓样变，触之较硬，黯红或紫褐色，常伴有少量抓痕、结痂、鳞屑及色素沉着，间有糜烂湿润。

【制法】将以上中药加水4000ml，先浸30min，后用武火煎沸15min，再改用文火煎沸15min，备用。

【用法】将煎好后的药液倒出部分药汁熏洗，待温度适宜时坐浴并浸洗患部。每天早晚各1次，重症患者可每天熏洗3次，每次1～1.5h，一般每剂药可用2～3天。

（八）药浴配方八

【组方】苦参、蛇床子、地肤子、威灵仙、龙胆草各30g，川花椒、黄柏、白矾、白藓皮各15g。

【主治】阴囊湿疹。

【制法】将诸药择净放入药罐中，加入清水适量，水煎20～30min后取汁，放入盆内，备用。

【用法】趁热坐浴，外洗外阴部，每次20min，每天2次，每天1剂。

五、手部疗法

（一）手部按摩法

1. 手部按摩法配穴方一

【配穴】敏感点、肾区、胃肠区、脾区、肺区。

【方法】治疗部位常规消毒后，按操作常规，揉按敏感点、肾区、胃肠区、脾区、肺区。每日按摩1次，每次15～30min，10次为1个疗程。

【主治】浸淫疮（湿疹）。

2. 手部按摩法配穴方二

【配穴】手掌正中线、脾区、肺区、肠区、心肺穴、肝胆穴、下腹穴、肾经。

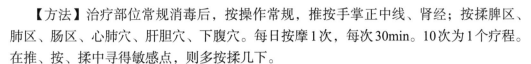

【方法】治疗部位常规消毒后，按操作常规，推按手掌正中线、肾经；按揉脾区、肺区、肠区、心肺穴、肝胆穴、下腹穴。每日按摩1次，每次30min。10次为1个疗程。在推、按、揉中寻得敏感点，则多按揉几下。

【主治】湿疹。

（二）手部针刺法

1. 手部针刺法配穴方一

【配穴】合谷、二间、大陵、孔最。

【方法】治疗部位常规消毒后，用毫针对准所选穴位刺入，用中强度刺激，得气后留针15～30min。每日1次，10次为1个疗程。

【主治】湿疹。

2. 手部针刺法配穴方二

【配穴】脾区、肺区、肾区、胃肠区。

【方法】治疗部位常规消毒后，用三棱针对准所选穴位刺入，用中度刺激，留针30min。每日1次，10次为1个疗程。

【主治】湿疹。

（三）手部药疗法

1. 六味芒硝汤

【组成】芒硝（后入）50g，蛇床子、苦参、土茯苓各30g，白藓皮、苍术各15g。

【用法】每日1剂。以上中药加清水适量，水煎取汁，倒入盆内，趁热先熏后洗双手及皮损处。每日2次，每次30min，10次为1个疗程。

【主治】湿疹。

2. 清热祛毒浴方

【组成】苦参、白藓皮、地肤子、土茯苓、蛇床子、蒲公英各30g，百部20g，蝉蜕、黄芩各15g。

【用法】每天1剂。将以上中药用纱布包煎，取汁倒入盆内，趁热先熏后洗双手及皮损处。每天2次，每次30min，10次为1个疗程。

【主治】湿疹（浸淫疮）。

3. 湿疹膏

【组成】黄柏、青黛、茉莉花茶、苦参各30g，明矾、雄黄各15g，蝉蜕6g，蛇床子15g，冰片3g。

【用法】以上中药共研细末，储瓶备用。用时每取药末30g，用陈醋适量调为稀糊状，取2/3外敷于双手心劳宫处，包扎固定。每日换药1次，10次为1个疗程。另外1/3外涂皮损处，日涂3次。

【主治】湿疹。

六、足底疗法

(一)足底按摩

1. 足底按摩配穴方一

【配穴】①肾、输尿管、膀胱、腹腔神经丛;②甲状旁腺、肾上腺、脾、胸部淋巴结、上身淋巴结、下身淋巴结。

【方法】用中度手法(揉压)刺激①组反射区各3～5min;用中度手法(按揉)刺激②组反射区各3～5min。按摩时以患者有得气感为度。每日按摩1～2次,每次按摩35min,5次为1个疗程。

【主治】湿疹。

2. 足底按摩配穴方二

【配穴】①肾、输尿管、膀胱;②大脑(头部)、脑垂体、小脑及脑干、三叉神经、额窦、肝、胆囊、胃、小肠、前列腺或子宫、生殖腺(睾丸或卵巢)、腹腔神经丛;③肾上腺、甲状腺、甲状旁腺、肺、脾、胸部淋巴结、上身淋巴结、下身淋巴结。

【方法】用中重度手法刺激①组反射区各5～10次,约7min;用中重度手法刺激②组反射区各5～10次,约25min;用重度手法刺激③组反射区各10次,约20min。按摩时患者以有麻木刺痛感为度。每天按摩1次,每次按摩50min,10次为1个疗程。

【主治】湿疹。

(二)足部药疗

1. 土茯苓膏

【组成】土茯苓、苦参、明矾、金银花各30g,丹参、蛇床子各15g,防风10g、冰片3g。

【用法】以上中药共研细末,备用。用时,每取药末30g。以香油调和成稠糊状,分作3份。2份贴敷于双足心涌泉穴上。上盖敷料,胶布固定。每天换药1次,10次为1个疗程。同时用另一份涂擦患部,日涂数次。

【主治】急慢性湿疹。

2. 湿疹特效方

【组成】苦参50g,百部、白藓皮各30g,雄黄5～10g。

【用法】以上中药加水1500ml,煎沸15min,将药液倒入脚盆内,待温后浸泡双足,同时搓洗患部。每日3次,每次25min。中病即止。

【主治】各类湿疹。

七、足浴疗法

（一）足浴配方一

【组成】苦参、蛇床子、皂矾各22g。

【主治】阴囊湿疹急性期。症见：皮肤潮红、肿胀、瘙痒，继而在潮红、肿胀或其周围的皮肤上出现丘疹、丘疱疹、水疱。

【制法】将苦参、蛇床子加水煎，取汁，将皂矾溶化，备用。

【用法】将药汁放在盆内，趁热足浴，每天2次，每次30min，每天1剂。

（二）足浴配方二

【组成】苦参、蛇床子、威灵仙各30g，川椒、白矾、香附子、白芷、狗脊、细辛、桂心各10g。

【主治】阴囊湿疹。症见：阴囊皮损潮红灼热，瘙痒，渗液，身热，心烦，口渴，便干，尿赤，舌红，苔薄黄，脉滑数。

【制法】将以上中药加水煎，取汁，备用。

【用法】将药汁放存盆内，足浴，坐浴，每天2次，每次30min，每天1剂。

（三）足浴配方三

【组成】当归、大黄、苦参、蛇床子、威灵仙各15g，砂仁壳10g，葱头9根。

【主治】阴囊湿疹。症见：久病皮损色暗或色素沉着，剧痒，或皮损粗糙肥厚，口干不欲饮，舌淡，苔白，脉细。

【制法】以上药物加水煎。取汁，备用。

【用法】将药汁放在盆内，足浴，每天2次，每次30min，每天1剂。

（四）足浴配方四

【组成】千里光、石菖蒲各30g。

【主治】阴囊湿疹。

【制法】将以上2味药加水2～4kg，水煎取汁，备用。

【用法】将药汁放在盆内，足浴，每天2次，每次30min，每天1剂。

（五）足浴配方五

【组成】芒硝50g，蛇床子30g，苦参、白藓皮各20g。

【主治】湿疹。症见：皮肤潮红、肿胀、瘙痒，继而在潮红、肿胀或其周围的皮肤上出现丘疹、丘疱疹、水疱。

【制法】将诸药择净，放入药罐中，加入清水适量，浸泡5～10min后，水煎取汁，加芒硝溶化，放入浴盆中，备用。

【用法】用消毒纱布蘸药液洗浴患处，待温度适宜时足浴。每日2～3次，连续3～5日。

（六）足浴配方六

【组成】吴茱萸25g，蛇床子20g，苦参10g，枯矾、雄黄各5g。

【主治】湿疹。

【制法】将诸药择净，放入药罐中，加入清水适量，浸泡5～10min后，水煎取汁，加枯矾、雄黄溶化，放入浴盆中，备用。

【用法】用消毒纱布蘸药液洗浴患处，待温度适宜时再将双足放入足浴。每天2～3次，连续3～5天。

（七）足浴配方七

【组成】苦参20g，上等白酒或75%乙醇适量。

【主治】湿疹。

【制法】将苦参择净，放入白酒或乙醇中，密封浸泡5～7日即成。

【用法】局部常规消毒后，用棉签蘸本品外搽患处，每天早晚各1次，同时取苦参配适量倒入浴盆中足浴，每晚1次，连续7～10天。

八、足针疗法

（一）足针疗法一

【取穴】足三里、血海、三阴交、太溪。

【方法】局部常规消毒后，取1.5寸长的毫针，快速垂直刺入皮下，进针0.8～1寸深，用平补平泻手法，行针2min后留针30min，留针期间取艾条一根，点燃一端后，悬置于穴位上方距皮肤3cm左右的地方熏烤（施灸），以穴位周围皮色转红并感温热而无灼痛为度。每隔5min行针1次。每天1次，10次为1个疗程。同时配合梅花针叩刺患部皮肤，每周治疗2次。

【主治】湿疹。

（二）足针疗法二

【取穴】足三里、三阴交、阴陵泉、少阳维、丰隆、大都。

【方法】局部常规消毒后，取1～1.5寸长的毫针直刺，捻转得气后留针20min，每隔5min行针1次（1～2min）。行中强度刺激，用泻法。或针后加艾条温和灸各5～10min。每天1次，10次为1个疗程。

【主治】湿疹。

（三）足针疗法三

【取穴】委中、承山、足临泣。

【方法】局部常规消毒后，取1.5寸毫针直刺，委中点刺放血2～5滴；针刺承山、足临泣穴，用泻法，留针20min，每隔5min行针1次。每日1次，10次为1个疗程。

【主治】湿疹。

九、梅花针疗法

（一）辨证选穴

1. 第一组

【辨证】适用于风夹湿热患者（相当于急性湿疹）。症见：发展快，皮疹呈多样性，瘙痒，灼热，皮肤呈弥漫性潮红，丘疹，水疱，糜烂，结痂，渗黄水，大便干，小便黄。在颈椎两侧及胸椎1～8两侧有条索和压痛。脉滑数，苔黄腻。拟以清热利湿、祛风止痒为治。

【选穴】后颈部，胸、腰部，患部，风池，大椎，曲池，合谷，外关，足三里，委中，阳性物处。

2. 第二组

【辨证】适用于血燥伴风湿患者（相当于慢性湿疹）。症见皮肤肥厚粗糙，色素沉着，表面有鳞屑，或结痂，或有少量渗水，瘙痒阵发，时轻时重，夜寐不安，神倦乏力。在胸椎5～12两侧有条索和压痛，腰骶部有结节或泡状软性物。脉弦细，苔薄质红少津。拟以养血祛风、润燥除湿为治。

【选穴】脊柱两侧，重点叩打胸椎5～12两侧、腰部、患部、曲池、合谷、阴陵泉、三阴交、脾俞、血海、阳性物处。

（二）手法

一般采用中度刺激。阳性物及阳性反应区则采用较重刺激。

十、刺血疗法

（一）刺血疗法一

【取穴】脚后跟穴、尺泽、委中（均取双侧）。

【方法】用点刺放血法。用三棱针在所选穴位及其附近血络点刺2～3下，使之出血。每日或隔日1次，至愈为度。

【主治】湿疹。

（二）刺血疗法二

【取穴】足三里、曲池、大椎。

【方法】用点刺放血法。用三棱针在所选穴位和穴位附近血络点刺2～3下，使之出血。每日或隔日1次，中病即止。

【主治】湿疹。

（三）刺血疗法三

【取穴】大椎、尺泽（双）、百虫窝（双次）。

【方法】用点刺放血法。每次取一侧穴，两侧交替使用。先用毫针刺入，得气，用泻法或平补平泻法。出针后，再用三棱针在所选穴位和穴位附近血络点刺2～3下，使之出血适量。每日或隔日1次。

【主治】湿疹（泛发性）。

（四）刺血疗法四

【取穴】分两组：一为风门、百虫窝，二为脾俞、足三里。均取双侧。

【方法】1组穴用点刺放血法。用三棱针在穴位和穴位附近血络点刺2～3下，使之出血数滴。2组穴用拔罐加灸法。先拔罐10～20min，罐后以艾条温灸10～15min，灸至有温热感为度。隔日1次，5次为1个疗程。

【主治】慢性湿疹。

（五）刺血疗法五

【取穴】箕门、关元、百虫窝（双侧穴可交替取用）。

【方法】用点刺放血法。用三棱针在所选穴位和穴位附近血络点刺两下，使之出血适量。针后，或在箕门、关元穴艾灸10min左右。每日或隔日1次。

【主治】阴囊湿疹。

（六）刺血疗法六

【取穴】阿是穴（病灶处）、百虫窝（双）。病发下肢者配委中；上肢者配尺泽。

【方法】用点刺放血法。用三棱针在所选穴位或穴位附近血络点刺2～3下，使之出血。每日或隔日1次，5次为1个疗程。

【主治】局限性湿疹。

（七）刺血疗法七

【取穴】委中、尺泽、曲泽、三阴交、肺俞、脾俞。

【方法】用刺络放血法。穴位常规消毒后，用三棱针在委中、尺泽、曲泽3穴刺络出血，放出血液7～10滴，3～5天1次。三阴交穴点刺出血，挤出血液3～5滴，肺俞、脾俞2穴点刺出血，挤出血液2～3滴，2～3天1次。

【主治】湿疹。

（八）刺血疗法八

【取穴】患部病变区域。

【方法】用叩刺放血法。局部常规消毒后，用梅花针针刺，采用先轻后重手法，从病位边缘向中心反复叩刺至微出血，鲜痂破损；出血或少许淡黄色黏液渗出后，再用神灯TDP局部照射，灯距以患者舒适耐受为度。照射时间30min，每3天1次，每3次为1个疗程。

【主治】湿疹。

十一、体针疗法

（一）体针疗法一

【取穴】大椎、肺俞、脾俞、曲池、内关、合谷、足三里、三阴交。

【方法】局部常规消毒后，用毫针对准所选穴位依法进针，施以提插捻转补泻手法，行中度或强度刺激，用泻法或平补平泻法，得气后留针20～30min，每隔10min行针1次。每天1次，7次为1个疗程。

【主治】湿疹。

（二）体针疗法二

【取穴】血海、足三里、三阴交、阴陵泉、丰隆、太溪、曲池、合谷。

【方法】局部常规消毒后，用1～1.5寸毫针对准所选穴位直刺，快速刺入皮下0.6～1.2寸，捻转得气后留针20min，每隔5min行针1次，每次1～2min，行中强度刺激，用泻法。慢性用平补平泻法，或针刺5min后再加艾条温灸5min。每天或隔天1次，5～10次为1个疗程。

【主治】湿疹。

（三）体针疗法三

【取穴】血海、三阴交、承山。

【方法】局部常规消毒后，取1～1.5寸毫针对准所选穴位直刺，快速刺入皮下，捻转得气后留针20min，每隔5min行针1次，行强度刺激，用泻法。每天1次，10次为1个疗程。同时配用泡脚方：苦参50g，百部、白藓皮各30g，雄黄5～10g。以上中药加清水1500ml，浸泡15min，煎沸15min后，去渣，取药液倒入脚盆内，待温度适宜时，浸泡双足30min，并用5～7层纱布蘸取药液湿敷患处。每日早晚各1次，10天为1个疗程。

【主治】湿疹。

十二、艾灸疗法

（一）艾灸疗法一

【取穴】主穴：阿是穴、大椎、曲池、神门、血海、足三里、三阴交。配穴：湿热证，加陶道、肺俞、阴陵泉；血虚证，加郄门、大都，急性期熏灸刚陵泉、三阴交；慢性期宜熏灸血海、足三里。偏湿热者，加合谷、水分；偏虚者，加膈俞。

【灸法】（1）用艾炷无瘢痕灸，每次取3～5穴，各灸3～5壮，阿是穴可用小艾柱在皮损边缘围灸，皮损范围大者可于中心灸3～5壮，每日灸1次。

（2）用艾柱隔蒜灸，每次取3～5穴，各灸5～7壮，隔日灸1次。

（3）用艾条熏灸，在皮损局部用艾条熏灸5～7min，以局部皮肤出现红润为度，每日灸1次或2次。

（4）用灯火灼灸，每次取3～5穴，各熏灸一下，并沿皮损边缘自外向内用梅花灯火灸，每日灸1次。

（5）用温和灸，慢性湿疹可在皮损局部灸，以皮肤发红为度，每日灸1次。

（6）用药蒸气熏灸，取地肤子、蛇床子各30g，白藓皮、苦参各15g，川椒9g，白矾3g。加水煮沸，对准患部用蒸气熏灸，每日灸1次。

（7）用药烟熏灸，慢性湿疹取大风子、白藓皮各30g，五倍子15g、木香、鹤虱草各12g，苍术、黄柏、苦参、防风各10g，共研细末，用棉纸搓成药捻，点燃烟熏皮损局部，每次灸15～30min，每日灸1次或2次。

（8）用热烘灸，取青黛膏、皮枯膏或皮脂膏涂慢性湿疹患者皮损上，然后用电吹风热烘，每次15～20min，每日灸1或2次，7次为1个疗程，一般3～4个疗程可望治愈。

【主治】湿疹。

（二）艾灸疗法二

【取穴】主穴：脾俞、阴陵泉、足三里、三阴交、百虫窝。配穴：痒甚者，加曲池、风市；发热者，加大椎；纳少、腹胀、便溏者，加中脘、天枢；腰酸肢软者，加肾俞、太溪。

【灸法】（1）用艾炷无瘢痕灸，根据辨证每次取3～5穴，取艾炷如枣核大，置于穴上直接灸，各灸3～5壮，灸至以局部皮肤红润而不起疱为度，每日灸1次。

（2）用艾条雀啄灸，每次取3～5穴，各灸15～20min，每天灸1次，7次为1个疗程。

（3）用艾柱隔蒜灸，每次取3～5穴，将蒜片或蒜泥铺于穴上，上置如蚕豆大艾柱，点燃施灸，各灸3～5壮。隔日灸1次，7次为1个疗程。

【主治】湿疹。

十三、点穴疗法

（一）点穴疗法一

【取穴】治痒穴（手臂下垂，肩膀凹洼处的垂直线与乳头的水平线相交点即是治痒穴）、太白（双侧）。

【治法】用指压法。一面缓慢吐气，一面按压治痒穴6s，反复做10遍，即可止痒。再依上法按压太白穴，反复做20遍。如此操作，湿疹引起的红色疹会消失。

【主治】湿疹。

（二）点穴疗法二

【取穴】曲池、合谷、风市、血海、足三里、三阴交。

【治法】用指压法。依次以双拇指强压双侧有关穴位，每穴3～5min。每天或隔天1次。

【主治】湿疹。

（三）点穴疗法三

【取穴】曲池、血海（均取双侧）。

【治法】用指压、揉压法。急性湿疹以压为主，或压中兼揉，用泻法。慢性湿疹以揉为主，或揉中兼压，用平补平泻法。每穴按压5min。每日1次。

【主治】急、慢性湿疹。

十四、耳穴疗法

（一）耳穴针刺法

1.耳穴针刺法一

【取穴】主穴：皮损相应部位。配穴：肺、肾上腺、内分泌、神门、对屏尖、风溪。

【方法】每次主穴必取，选取2～3个配穴。在选好的穴区内探寻敏感点，耳郭常规消毒后，用耳毫针对准敏感点刺入。湿疹面积大则相应部位可多针刺或点刺。每日针刺1次，留针30min。在此期间，每隔10min行针1次，用强刺激泻手法捻转，10次为1个疗程，疗程间休息5～7天，未愈者继续下一个疗程。

【主治】湿疹。

2.耳穴针刺法二

【取穴】皮损相应部位、肺、脾、肾上腺、风溪。

【方法】每次取一侧耳穴，两耳交替使用。耳郭常规消毒后，用耳毫针对准所选穴位刺入，用强刺激泻手法捻转，留针30min，每10min行针1次。每日针治1次，10次为1个疗程。

【主治】湿疹。

（二）耳穴割治法

【取穴】与"耳穴针刺法"相同。

【方法】每次取一侧耳穴，两耳交替使用。用眼科小手术刀或镵针，在消毒好的耳郭所选穴位上轻划1～2刀，以刀口稍有渗血为好，伤口长0.2～0.4cm。或在对耳轮上轻轻划割，划痕长度不超过0.5cm。划痕间距离以2cm为宜，使之微微出血。每周割治1～2次，4次为1个疗程。

【主治】湿疹。

（三）耳穴压迫法

【取穴】配穴方相应部位点刺放血，神门、风溪、内分泌、肾上腺、肺、脾、大肠。

【方法】每次用3～5次，先消毒，后压子，并按压数秒，每日按揉2次，3～5日换1次穴，两耳轮替。5次为1个疗程。刺血：每次用1～3穴。3～5日1次。

【主治】湿疹。

十五、穴位贴敷

1. 芒硝外敷方

【组成】芒硝150～300g。

【制法】加适量冷开水溶化备用。

【用法】用时取消毒纱布或干净毛巾投入上述药液中，浸透后，取其湿敷患处。每日3次或4次，每次敷30min或1h。不需配合内服药及他法治疗。

【功用】清热利湿、敛疮消肿、止痒。

【主治】急性湿疹。

2. 三白二黄散

【组成】白芷、白及、白枯矾、黄柏、硫黄各25g。

【制法】以上中药各研细末，混合均匀，备用。

【用法】如湿疹未流水或未溃烂，将药末用麻油（或菜油）调成稀糊状，涂擦患处；如已流水或溃烂，可单用药末直接撒于患处，一般每日换药1次，若严重或痒甚者，可每日换2次药。换药时先用2%硼酸水或温开水清洗患处，后用消毒棉擦干。对流黄水或糜烂部位不大者，换药后可用纱布盖好包扎，湿疹范围大者涂药后，可不必包扎，保持局部清洁。禁用肥皂水洗患处。若患者体温在37.8℃以上或糜烂较重者，需配合内服中药（当归、生地黄、牛蒡子、银花、连翘、土茯苓、薏苡仁各15g，防风7.5g，蝉蜕10g，川芎12g，黄柏7.5g。水煎服，每日1剂）。

【功用】清热、燥湿、止痒。

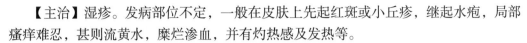

【主治】湿疹。发病部位不定，一般在皮肤上先起红斑或小丘疹，继起水疱，局部瘙痒难忍，甚则流黄水，糜烂渗血，并有灼热感及发热等。

3. 湿疹膏

【组成】寒水石15g，地肤子、顶青黛各60g，煅石膏150g，川黄柏、土槿皮、嫩藜芦、金炉底、白矾各50g，扫盆9g，苦参、老松香各60g，百部、木鳖子各30g，滑石、五倍子各60g。

【制法】以上中药共研极细末，加入麻油或凡士林调成糊状备用。

【用法】如湿疹有痂，须先用2%硼酸溶液拭去，再用消毒棉球吸干渗出液，然后涂敷湿疹膏，盖上纱布，并包扎好，每天换药1次。如湿疹在颊部或其他露出部位，涂敷后不必用纱布包扎。

【功用】清热燥湿、杀虫、生肌、止痒。

【主治】湿疹，一般有红色或浅红色斑，大小不一，境界不整，有痒感，甚至红斑内有密集的针尖大小的丘疹或水疱，搔抓后常继发感染。

4. 湿疹膏

【组成】紫草油100ml，黄柏粉、青黛粉各15g，氧化锌粉20g，冰片2g，地塞米松片10mg，氯苯那敏（扑尔敏）8mg。

【制法】以上药物配合均匀制成药液，装瓶备用。

【用法】局部常规消毒，用棉签蘸药液涂擦患处，每天2次，连用7天。

【功用】清热解毒。

【主治】湿疹。

十六、指压疗法

（一）指压疗法一

【取穴】治痒穴、太白（双侧）。

【方法】用指压法。一面缓慢吐气，一面按压治痒穴6s，反复做10遍，即可止痒。再依上法按压太白穴，反复做20遍，如此操作，湿疹引起的红色会消失。

（二）指压疗法二

【取穴】曲池、合谷、风市、血海、足三里、三阴交。

【方法】用指压法。依次以双拇指强压双侧有关穴位。每穴3~5min，每日或隔日1次。

（三）指压疗法三

【取穴】中极、曲泉、足五里、血海、足三里。

【方法】用指压法。依次强压，每穴3~5min，每日1次。

（四）指压疗法四

【取穴】曲池、血海（均取双侧）。

【方法】用指压法、揉法。急性以指压为主，或指压中兼揉，用泻法；慢性以揉为主，或揉中兼压，用平补平泻法。每穴按压5min，每天1次。

（五）指压疗法五

【取穴】膈俞、命门、昆仑（均取双侧）。

【方法】用指压法。每穴按压5min，每日1次。

第四节　中医辨证调护

一、外敷法

（1）鸡蛋油：鸡蛋7个，煮熟取蛋黄，锅内放麻油50～100g，文火将蛋黄内油熬出，待蛋黄呈焦煳状即可，取油频涂患处。

（2）土豆洗净，切碎捣烂，敷患处，用纱布包扎，每昼夜换药2～3次。湿疹治疗也可用凉敷法。炎热的夏天里，很多婴幼儿身上会出湿疹，脸上、脖子上到处都是。

二、药膳食疗

1. 薏苡仁红豆煎

薏苡仁30g，红豆15g，加水同煮至豆烂，加少许白糖，早晚分服。

2. 冬瓜汤

带皮冬瓜250g，切块，煮汤食用。

3. 黄瓜煎

黄瓜皮30g，加水煮沸3min，加糖适量，1天3次，分服。

4. 绿豆海带粥

绿豆30g，海带50g，红糖适量，糯米适量。水煮绿豆、糯米成粥，放入切碎的海带末，再煮3min，加入红糖即可。

三、生活调护

在治疗期间，病灶不宜用热水和肥皂洗，亦不宜吃辛辣刺激之品，须忌烟酒。

（1）尽可能寻找该病发生的原因，故需对患者的工作环境、生活习惯、饮食、嗜好及思想情绪等做深入的了解，并对其全身情况进行全面检查，了解有无慢性病灶及内脏器官疾病，以排除可能的致病因素。

（2）避免各种外界刺激，如热水烫洗、暴力搔抓、过度洗拭以及其他对患者敏感的物质如皮毛制品等。

（3）避免易致敏和有刺激性的食物，如鱼、虾、浓茶、咖啡、酒类等。

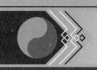

第四十一章 荨麻疹

第一节 概　述

一、疾病定义

荨麻疹又称风疹块，古称瘾疹，是临床常见多发皮肤病，是一种皮肤出现红色或苍白色风团，时隐时现的瘙痒性、过敏性皮肤病。其特点是皮肤上出现瘙痒性风团，发无定处，骤起骤退，退后不留痕迹。

二、病因病机

先天禀赋不足，卫外不固，风邪乘虚侵袭所致；或表虚不固，风寒、风热外袭，客于肌表，致使营卫失调而发；或饮食不节，过食辛辣肥厚，或肠道寄生虫，使肠胃积热，复感风邪，内不得疏泄，外不得透达，郁于皮毛腠理之间而发。此外，情志内伤，冲任不调，肝肾不足，血虚生风生燥，阻于肌肤也可发生。对食物、生物制品、肠道寄生虫等过敏，亦可发作本病。

第二节 疾病诊断标准

皮肤出现鲜红色或苍白色风团，小如麻粒，大如豆瓣，扁平隆起，时隐时现，剧痒，灼热，或如虫行皮中，抓之增大、增多，甚则融合成环状等各种形状。慢性荨麻疹可反复发作，日久不愈。

第三节 中医特色疗法

一、按摩疗法

（一）按摩疗法一

【取穴】大椎、肺俞、曲池。

【治法】按揉大椎穴3min，按揉双侧肺俞、曲池穴各2min。重者加按脊柱两侧，按之发热为度。每日1次，5次为1个疗程。

【适应证】适用于急性荨麻疹。

【注意】按摩时要避开皮损区；避免受风着凉；防止继发感染；忌食辛辣食物、发物，少饮酒。

（二）按摩疗法二

【取穴】大椎、肺俞、神阙。

【治法】按揉大椎穴3min，按揉双侧肺俞穴2min，再用闪火法在神阙穴（肚脐）上拔罐（吸力不紧时取下），连拔3下。每天1次，3次为1个疗程。

【适应证】适用于急、慢性荨麻疹。

二、拔罐疗法

（一）拔罐疗法一

【取穴】神阙。

【方法】取塑料瓶盖1只，将大头针插在瓶盖中央，再将酒精棉球安在针尖上，置于神厥穴，然后点燃酒精棉球，随即扣上玻璃罐具，待吸力不紧时取下，如此连续拔3次。每天1次，3次为1个疗程。轻者1～2次，重者4个疗程。

【主治】荨麻疹。

（二）拔罐疗法二

【取穴】肺俞、曲池、大肠俞（均取双侧穴）。

【方法】用药罐法。取麻黄、连翘、薄荷、荆芥各15g，水煎，每次用20～40ml，在上述穴位拔罐20～40min。每日1次。

【主治】荨麻疹（慢性）。

（三）拔罐疗法三

【取穴】大椎、神阙。

疹发上肢者配曲池；疹发下肢者配血海、风市、委中；顽固性荨麻疹患者配脾俞、肺俞；疹发背部者配膈俞、风门。

【方法】采用单纯拔罐法或刺络拔罐法，留罐15min。神阙穴可用闪火法拔罐，连拔3次。每天或隔天治疗1次。5次为1个疗程。

【主治】急、慢性荨麻疹。

（四）拔罐疗法四

【取穴】肺俞、膈俞、天枢、合谷、足三里、三阴交。

【方法】肺俞、膈俞穴用刺络拔罐法，先用三棱针每穴点刺2～3次，然后拔罐，以出血1～3ml为佳。其他穴位用毫针刺法，留针20min。每天或隔天1次，7次为1个疗程。

【主治】胃肠道型荨麻疹。

（五）拔罐疗法五

【取穴】曲池、三阴交、血海、肺俞、膈俞、脾俞。

【方法】采用闪罐、留罐和走罐法。取曲池穴用闪罐法，反复吸拔20余次；取三阴交、血海二穴用坐罐法，留罐10min左右；取肺俞、膈俞、脾俞3穴用走罐法，至局部出现暗紫色瘀斑为止。急性荨麻疹每天1次，慢性荨麻疹2～3天1次。

【主治】荨麻疹。

三、刮痧疗法

【刮痧部位】

头部：全息穴区——额旁1带（双侧）、顶颞后斜带（双侧）。胆经——双侧风池。

背部：膀胱经——双侧膈俞至肝俞、大肠俞。

上肢：大肠经——双侧曲池至手三里。奇穴——双侧治痒穴。

下肢：脾经——双侧血海、三阴交。

四、药浴疗法

（一）药浴疗法一

【组成】荆芥9g，防风9g，野菊花9g，当归9g，赤芍9g，地肤子9g，白藓皮9g，苦参9g，僵蚕9g，干蟾皮9g，茯苓12g，生薏苡仁30g，鹿衔草30g，蛇舌草30g，冬桑叶15g，珍珠母30g，合欢皮12g，生甘草6g。

【主治】慢性荨麻疹。

【制法】水煎3次，第1～2次口服，每次400ml，第3次水煎取汁，备用。

【用法】将药汁放在盆内，泡浴30min，每日1剂。

（二）药浴疗法二

【组成】夏枯草100g，千里光100g。

【主治】荨麻疹。

【制法】以上中药加水煎汁，备用。

【用法】外洗。

（三）药浴疗法三

【组成】荆芥30g，防风30g，紫草20g，蝉蜕20g，白蒺藜30g，白鲜皮30g，苦参30g，蛇床子30g，地肤子30g，土茯苓30g，苍术30g，黄柏30g。

【随证加减】偏风寒型加黄芪30g，桂枝30g，细辛15g；偏风热型加生地黄30g，赤芍30g，丹皮30g；气血两虚型加当归30g，黄芩30g；肠胃实热型加金银花30g，黄芩30g；兼有风寒湿痹者加寻骨风30g，威灵仙30g，秦艽30g，细辛15g；瘙痒较甚者加乌梢蛇30g。

【主治】荨麻疹。

【制法】将以上药物加入相当于总药量3倍之冷水，浸泡15min，药液煮沸，备用。

【用法】将药汁放在盆内，熏蒸治疗。每日1次，6天为1个疗程。休息1天，未愈者再行下一个疗程。

（四）药浴疗法四

【组成】紫草40g，蝉衣30g，苦参40g，地肤子40g，丹皮40g，淡竹叶40g，白鲜皮40g，黄芩30g，冰片8g。

【随证加减】风寒型去黄芩、冰片、淡竹叶，加麻黄20g，细辛20g，蛇床子20g；风热型不变；阴血不足型去淡竹叶、黄芩、冰片，加当归15g，小儿用量酌减。

【主治】慢性荨麻疹。

【制法】将以上中药用水煎，取汁，备用。

【用法】将药汁放在盆内，温泡浴，每日1次，每次20～60min。

五、手部疗法

（一）手部按摩法

1. 手部按摩法一

【取穴】肺区、肝区、胃肠区、肺点。

【治法】治疗部位常规消毒后，按操作常规，按热双手掌，点按肺区、肝区、胃肠区各50次；点按肺区100次。每日按摩1次，10次为1个疗程。

【主治】荨麻疹。

2. 手部按摩法二

【取穴】胃脾大肠区、肺点、肝点、合谷、后溪穴。

【治法】治疗部位常规消毒后，按操作常规，推按胃脾大肠区、大肠经、小肠经；点揉肺点、肝点、合谷、后溪穴；按揉胃肠点。每日按摩1次，每次15～30min，10次为1个疗程。操作前双手掌互搓至发热后，再行操作则效果更好。

【主治】荨麻疹。

（二）手部针刺法

【取穴】①肺穴、心穴、肝穴、肾穴；②合谷。急性荨麻疹配阳池，慢性荨麻疹配后溪。

【治法】任选一方。治疗部位常规消毒后，用毫针对准所选穴位刺入（浅刺或点刺），用中刺激，得气后留针30min。其中后溪穴点刺出血。每天或隔天1次，10次为1个疗程。

【主治】荨麻疹。

（三）手部药疗法

1. 三子止痒浴方

【组成】蛇床子、大风子、地肤子、明矾、黄柏各20g。

【用法】每日1剂。以上药物加清水适量，水煎取汁，倒入盆内，趁热熏蒸双手及皮损处，待温时浸泡双手，并用毛巾蘸药液按洗皮损处。每天2次，每次30min。水温低时可加热或加开水均可，10次为1个疗程。

【主治】荨麻疹、湿疹、婴儿湿疹、过敏性皮炎、夏季皮炎、香港脚（湿脚气）等。

2. 祛疹灵浴方

【组成】荆芥、防风、大风子各15g，石膏、苦参各30g，白鲜皮、地肤子各20g，知母、生甘草、蝉蜕各10g。

【用法】每天1剂。以上药物用纱布包裹，加清水适量，水煎取汁，倒入盆内，先熏后洗双手，热气少时可酌加少量沸水，继续熏蒸双手，待水温适宜时浸洗双手。每天2~3次，每次30min。10次为1个疗程。

【主治】荨麻疹。

六、足底疗法

（一）足底按摩法

1. 足底按摩法一

【取穴】①肾、输尿管、膀胱；②大脑（头部）、额窦、小脑及脑干、三叉神经、心、上颌、下颌、喉与气管及食管、脑垂体、胸部淋巴结、上身淋巴结、下身淋巴结、扁桃体、生殖腺（睾丸或卵巢）；③胃、小肠、腹腔神经丛、肾上腺、甲状旁腺、肝、脾、肺及支气管。

【治法】用中重度手法刺激①组反射区各10次，约10min；用中等力度手法刺激②组反射区各5~10次，约20min；用重度手法刺激③组反射区各10次，约25min。按摩时患者有酸麻痛感。每组按摩1次，每次按摩55min，10次为1个疗程。

【主治】荨麻疹。

2. 足底按摩法二

【取穴】①腹腔神经丛、肾、输尿管、膀胱；②脑垂体、甲状腺、甲状旁腺、脾、胃、十二指肠、小肠。

【治法】用中度手法刺激①组反射区各3min；用中度手法刺激②组反射区各3～5min。按摩时以患者有得气感为度。每日按摩1次，每次按摩5min，10次为1个疗程。

【主治】荨麻疹。

（二）足部药疗法

1. 足部药疗法一

（1）三子消疹膏

【组成】蛇床子、大风子、地肤子、川黄柏、蝉蜕各30g，荆芥、牡丹皮各15g。

【用法】以上药物共研细末，备用。用时每取药末20g，以酒水各半调和成软膏状，外敷于双足心涌泉穴上。上盖敷料，胶布固定。每日换药1次，5次为1个疗程。同时又取药末5g，与热米饭做成饭团，反复搓患部10min左右，每日2次。

【主治】荨麻疹。

（2）消疹浴足方

处方一和处方二

【组成】①蝉蜕、桑叶各30g，牡丹皮9g；②当归、玄参各20g，荆芥、防风各9g。

【用法】随证选方，加清水500ml，煎数沸后，将药液倒入脚盆内，待水变温后浸泡双足，同时搓洗患处。每日浸洗1～2次，每次25min，5次为1个疗程。

【主治】荨麻疹（急性荨麻疹用处方一，慢性荨麻疹用处方二）。

处方三

【组成】桂枝6g，麻黄6g，艾叶20g，徐长卿15g，羌独活各10g，蝉蜕12g，当归6g，鸡血藤12g，黄芪20g，浮小麦12g，荆芥12g，防风12g，紫苏叶9g。

【主治】儿童慢性荨麻疹风寒袭表型。症见风团色白，遇风寒加重，得暖则减，口不渴，舌质淡，苔白，脉浮紧。

【制法】将以上药物以水煎，取汁，备用。

【用法】将药汁放在盆内，每晚浸泡双脚至足背，温度以患儿能耐受为度。5min后以第2煎药液连药渣加至盆中，使药汁浸至足踝部，再继续泡5min且双脚互相揉搓，以患儿感觉微微出汗为好。每天1剂，7天为1个疗程，2个疗程后观察疗效。

处方四

【组成】生山楂12g，青陈皮各12g，猪苓12g，黄柏12g，枳壳12g，赤芍12g，木通12g，黄芪15g，大黄6g，芒硝6g，生石膏20g，蝉蜕12g，浮萍12g。

【主治】儿童慢性荨麻疹肠胃湿热型。症见风团鲜红，灼热剧痒，遇热则皮损加重，遇寒则减，舌质红，苔薄黄，脉数。

【制法】将以上药物以水煎，取汁，备用。

【用法】将药汁放在盆内，每晚浸泡双脚至足背，温度以患儿能耐受为度。5min后将第2煎药液连药渣加至盆中，使药汁浸至足踝部，再继续泡5min，且双脚互相揉搓，以患儿感觉微微出汗为好。每天1剂，7天为1个疗程，2个疗程后观察疗效。

七、足针疗法

（一）足针疗法一

【取穴】涌泉、内庭、行间、解溪。

【方法】局部常规消毒后，取1寸长的毫针直刺，捻转得气后留针20min，每隔5min行针1次。急性荨麻疹行强针刺激，用泻法；慢性荨麻疹行中度刺激，用平补平泻法。每天1次，7次为1个疗程。

【主治】荨麻疹。

（二）足针疗法二

【取穴】肺穴、坐骨。

【方法】局部常规消毒后，取1寸长的毫针直刺，快速刺入皮下0.3～0.5寸深。捻转得气后留针20min，每隔5min行针1次。急性荨麻疹行重度刺激，用泻法；慢性荨麻疹行轻度刺激，用补法或平补平泻法。每天1次，7次为1个疗程。

【主治】荨麻疹。

（三）足针疗法三

【取穴】血海，11号穴、23号穴。

【方法】局部常规消毒后，取1～1.5寸长的毫针直刺，快速刺入皮下（血海0.8～1寸深，余穴为0.3～0.5寸深），捻转得气后留针20min，每隔5min行针1次。急性荨麻疹行强刺激，用泻法；慢性荨麻疹行中度刺激，用平补平泻法。每天1次，7次为1个疗程。也可在针后加用艾条温和灸，各灸10～15min。

【主治】荨麻疹。

（四）足针疗法四

【取穴】足三里、三阴交、委中、涌泉。

【方法】局部常规消毒后，取1.5寸长的毫针直刺，快速刺入皮下0.6～1寸深。捻转得气后留针30min，每隔10min行针1次。行强度刺激，用泻法或委中点刺出血。每天1次，7次为1个疗程。

【主治】急性荨麻疹。

（五）足针疗法五

【取穴】三阴交、阴陵泉、复溜、行间。

【方法】局部常规消毒后，取1～1.5长的毫针直刺，捻转得气后留针20min，每隔5min行针1次。行中强度刺激，急性荨麻疹用泻法，慢性荨麻疹用平补平泻法。每天1次，7次为1个疗程。

【主治】荨麻疹。

八、梅花针疗法

（一）梅花针疗法一

【辨证】适用于风寒外袭患者。症见发病快，皮疹颜色淡或苍白，剧痒，微恶风，口不渴，多在吹风受凉或接触冷水时发作或加重。在胸椎5～12两侧有条索及压痛。脉缓或紧，苔薄白。拟以疏风散寒止痒为治。

【选穴】胸椎3～12两侧，患部，风府，肺俞，脾俞，中脘，曲池，足三里，血海，阳性物处。

（二）梅花针疗法二

【辨证】适用于风热相搏患者。症见皮疹发红，散布周身大小不等，皮肤灼热，剧痒难忍，烦躁不安，重则面唇俱肿或胃腹疼痛，遇热则重，得冷则缓。在胸椎3～8两侧有条索并有压痛。脉浮数，苔薄黄。拟以疏风清热止痒为治。

【选穴】胸椎1～10两侧，腰部，胸锁乳突肌部，患部，风池，大椎，合谷，肺俞，阳性物处。

（三）梅花针疗法三

【辨证】适用于气血两虚患者。证见久病或体质虚弱者，皮疹色淡或与肤色相似，剧痒不止，脸色㿠白不华，每当劳累或受风寒后容易发作。神倦乏力，头晕。在胸椎3～12两侧有条索和压痛，腰部有泡状软性物。脉沉细无力，苔薄质淡。拟以养血益气止痒为治。

【选穴】脊柱两侧，重点叩打胸椎5～12两侧，腰部，风池，合谷，中脘，足三里，三阴交，心俞，肾俞，阳性物处。

【手法】以上三种方法一般采取中度刺激，阳性物和阳性反应区采用较重刺激。患部宜轻度密刺。

九、刺血疗法

（一）刺血疗法一

【取穴】大椎、血海。疹发上肢者配曲池；疹发下肢者配风市、委中；疹发背部者配膈俞、风门。

【方法】用刺血加罐法。先在所选穴位上做局部按揉，使其达到红润充血，常规消毒，再用三棱针点刺出血，当血溢出，然后速用闪火法将玻璃火罐吸附在穴位上，并左右旋转，使出血量增加，留罐15min。隔天1次，7次为1个疗程。休息3天后再进行下一个疗程。

【主治】荨麻疹。

（二）刺血疗法二

【取穴】分2组：一为后溪；二为曲池、足三里。

【方法】第一组穴用点刺放血法，用三棱针点刺出血数滴；第二组穴用毫针刺，用泻法。隔日1次。

【主治】荨麻疹。

（三）刺血疗法三

【取穴】主穴：曲泽、委中。配穴：曲池、血海、膈俞。

【方法】用点刺放血法。用三棱针点刺主穴放血，并随部位选取配穴（上肢取曲池，下肢取血海，躯干取膈俞）点刺（穴位附近血络）放血，使之出血各数滴。每天1次，5次为1个疗程。

【主治】荨麻疹。

（四）刺血疗法四

【取穴】分2组：一为肩髃、血海、委中；二为后溪、百虫窝、阴谷。配穴：神阙穴。

【方法】用点刺放血法。每次1组，交替使用。用三棱针在所选穴位（或附近）血络点刺放血，使之出血适量（热性荨麻疹出血宜多，寒性荨麻疹宜少）。同时在神阙穴拔罐10～15min，寒湿型荨麻疹宜罐后加艾灸15min。每日1次，5次为1个疗程。

【主治】荨麻疹。

十、体针疗法

（一）体针疗法一

【取穴】曲池、血海、三阴交、风池、风府、足三里。风寒证加列缺、大椎、风门；风热证加合谷、少商；胃肠湿热证加中脘、内庭；气血两虚证加脾俞、气海；冲任不调者加关元、肺俞、膈俞、肝俞、太冲、太溪。

【方法】每次选用5穴或7穴，局部常规消毒后，用毫针对准所选穴位依法进针，施以提插捻转补泻手法，行中度或较强度刺激，用泻法或平补平泻法，得气后留针20～30min，可间歇行针。每日1次，5～10次为1个疗程。疗程间休息2日，再行下一个疗程。

【主治】荨麻疹。

（二）体针疗法二

【取穴】大椎、肺俞、曲池、足三里、三阴交、行间。

【方法】局部常规消毒后，用毫针对准所选穴位（大椎、肺俞斜刺）直刺，快速刺入0.6～1寸，捻转得气后留针30min，每隔10min行针1次，进行强刺激，用泻法。每日1次，7次为1个疗程。

【主治】急性荨麻疹。

十一、艾灸疗法

（一）艾灸疗法一

【取穴】主穴：百虫窝、曲池、血海、三阴交、合谷。配穴：风热者，加大椎、委中；风寒者，加风池、肺俞；脘腹疼痛者，加中脘、天枢；手足心热者，加内关、神门。

【灸法】①用艾炷隔姜灸，根据辨证每次取3～5穴，各灸5～7壮，每日灸1次，7次为1个疗程。②用艾条温和灸，每次取4～6穴，各灸15～20min，每日灸1次或2次，7日为1个疗程。

【主治】瘾疹。

（二）艾灸疗法二

【取穴】风门、身柱、膈俞、神阙、曲池、手三里、风市、血海、足三里、筑宾、百会、长强。

【灸法】①用艾炷无瘢痕灸：每次取3～5穴，取麦粒大艾炷，各灸5～7壮，灸至以局部皮肤红润，但不起疱为度，每日灸1次。②用艾炷隔姜灸：每次取3～5穴，将姜片放在穴上，上置麦粒大艾炷，点燃施灸，各灸5～7壮，以局部皮肤红润为度，每日灸1次。③用艾炷隔徐长卿灸：每次取3～5穴，取徐长卿鲜根捣成糊状，置患处或穴上，上置艾炷5～10壮，每日灸1次。④用艾条温和灸，每次取3～5穴，各灸5～10min，以局部皮肤红润为度，每日灸1或2次。⑤用灯火熏灸：在百会、长强穴上各熏灸一下，每日灸1次。

【主治】荨麻疹。

（三）艾灸疗法三

【取穴】主穴：①风门、肝俞、肩髃、委中；②曲池、血海、足三里、三阴交。配穴：风寒束表者，加风池、肺俞；风热客肺者，加大椎、风池；脾胃湿热者，加脾俞、肾俞；气血两虚者，加中脘、郄门、膈俞；冲任失调者，加关元、膈俞、公孙。

【灸法】上列两组穴，每次取一组穴，交替使用，并随证选加配穴，按法施灸。①用艾柱隔姜灸：每次取3～5穴，各灸5～7壮，以局部皮肤红润为度，每日灸1次。②用艾柱隔药饼灸：每次取3～5穴，取大风子、荆芥各等份，共研细末，以水调制成小网饼，置于穴上，上置艾柱，点燃施灸。各灸5～7壮，以局部皮肤红润为度，每日灸1次。③用艾条温和灸：每次取4～6穴，各灸10～20min，每日灸1次或2次，中病即止。

【主治】荨麻疹。

十二、点穴疗法

（一）点穴疗法一

【取穴】大椎、曲池、血海。

【方法】用指压、叩击法。每穴先按压0.5min，再叩击（指叩）10～15下，如此反复做3～5遍。每日1次。

【主治】荨麻疹。

（二）点穴疗法二

【取穴】合谷、肩髎、风市。

【方法】用指压法。配合呼吸法进行按压、呼气时即按压，每次10s。每穴如此反复做20下。每日1次。

【主治】荨麻疹。

（三）点穴疗法三

【取穴】肺俞、曲池。

【方法】用指压法。以双拇指按压双侧肺俞、曲池穴，指力适中，每穴3～5min。每日1次。亦可配合呼吸法进行按压。

【主治】瘾疹（荨麻疹）。

十三、耳穴疗法

（一）耳穴针刺法

1.耳穴针刺法一

【取穴】神门、肺、肾上腺、内分泌、交感、大肠。

【方法】每次取一侧耳穴，两耳交替使用。耳郭常规消毒后，用耳毫针对准所选穴位刺入，用强刺激泻法捻转，留针30min，每10min行针1次。每日行针1次。5次为1个疗程。

【主治】荨麻疹。

2. 耳穴针刺法二

【取穴】主穴：肺、心、内分泌、风溪。配穴：风热型，加耳尖（刺血）、肾上腺；风寒型，加肾；肠胃湿热型，加大肠、胃；气血两虚型，加肾、脾；冲任不调型，加内生殖器、肾。

【方法】每次取一侧耳穴，两耳交替使用。根据辨证选主穴及配穴共3～5个。耳郭常规消毒后，在所选穴区探寻敏感点，用耳毫针对准所选穴位敏感点进针。风热型、风寒型及肠胃湿热型，用强刺激泻法捻转；气血两虚型及冲任不调型，用轻刺激补法捻转，留针30～60min。每日行针1次，急性荨麻疹连续行针至痊愈。慢性荨麻疹10次为1个疗程，症状缓解后，还须巩固治疗1个疗程。

【主治】荨麻疹。

（二）耳穴压迫法

1. 耳穴压迫法一

【取穴】肺、荨麻疹点、过敏点、大肠、内分泌、平喘、风溪。

【方法】每次取一侧耳穴，两耳交替使用。耳郭常规消毒后，按操作常规，用王不留行籽贴压在所选穴位上，边贴边按压，嘱患者每日按压3～5次。隔日换贴1次，5～10次为1个疗程。

【主治】荨麻疹。

2. 耳穴压迫法二

【取穴】肺、脾、神门、内分泌、肾上腺。

【方法】用75%乙醇溶液消毒所取各穴点，待皮肤干燥后，将药粒（急性子）用适当大小的方块胶布贴敷在穴位上，再用拇指、示指在胶布和药粒上稍加压，使之稍有压迫感，局部有充血现象（发红）即可。并嘱患者每天自行按压3～5次。每5天换贴1次，休息2～3天再行第2次埋药。4次为1个疗程。

【主治】慢性荨麻疹。

（三）耳穴放血法

【取穴】耳背后中上部小静脉。

【方法】耳郭常规消毒后，每次双侧各选1条小静脉，用三棱针将小静脉刺破出血即可。每日或隔日1次，3次为1个疗程，间隔10天后可行第二疗程。

【主治】荨麻疹。

十四、穴位贴敷

（一）止痒散

【组成】银柴胡、胡黄连、防风、浮萍、乌梅、甘草各等份。

【制法】以上中药共研细末，过筛后装瓶密封备用。

【用法】取药末适量，填满脐窝，用手压实，纱布盖上，胶布固定。每日换药1次，1个月为1个疗程。

【功用】疏风止痒。

【主治】荨麻疹。

十五、指压疗法

（一）指压疗法一

【取穴】大椎、曲池、血海。

【方法】用按法、叩法。每穴先按压0.5min，再叩击（指扣）10~15下，如此反复做3~5遍。每日1次。

（二）指压疗法二

【取穴】合谷、肩髃、风市。

【方法】用按法。配合呼吸法进行按压，呼气时即按压。每次10s。每穴如此反复做20下。每日1次。

（三）指压疗法三

【取穴】肺俞、曲池。

【方法】用按法。以双拇指按压双侧肺俞、曲池穴，指力适中，每穴3~5min，每天1次。亦可配合呼吸法进行按压。

第四节 中医辨证调护

一、药膳防护

1. 冬瓜芥菜汤

【材料】冬瓜200g，芥菜30g，白菜根50g，白茅根50g。

【做法】水煎。

【药用】每天2剂。

【功效】疏风清热、利湿；对皮疹色赤、遇热则发、尿黄有疗效。

2. 黄花菜汤

【材料】黄柏15g，蝉蜕10g，生地黄30g，黄花菜60g，芡实30g。

【做法】水煎。

【药用】每天2剂。

【功效】疏风清热、利湿；对皮疹色赤、遇热则发、尿黄有疗效。

3. 芋头炖猪排骨

【材料】芋头60g，猪排骨100g。

【做法】把芋头洗净，加猪排骨炖熟。

【药用】每天2剂。

【功效】疏风清热、利湿；对皮疹色赤、遇热则发、尿黄有疗效。

4. 香菜汤

【材料】香菜500g。

【做法】香菜水煎。

【药用】分3次吃完。

【功效】祛风解表、通经泄热；对皮肤瘙痒、便秘、腹痛、神疲纳呆有疗效。

二、日常防治

（1）本病多因过敏因素所致，需找出过敏原因，应避免接触过敏性物品、食物或药物，忌食鱼腥虾蟹、酒类、咖啡及葱蒜等刺激物，保持大便通畅。

（2）患部不要搔抓过度，以防皮肤溃破，须防继发感染。

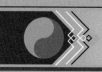

第四十二章 粉 刺

第一节 概 述

粉刺是一种发生于毛囊皮脂腺的慢性炎症，多发生于青年男女。皮损丘疹如刺，可挤出白色碎米样粉汁，故称之。本病易反复发作，困扰患者的日常生活、工作和社交等，严重者可影响患者的生活质量。本病相当于西医的"痤疮"，俗称"青春痘"。

第二节 疾病诊断标准

一、疾病诊断

1. 中医诊断标准

（1）主要症状：初期在毛囊口，呈现米粒大小红色丘疹，亦可演变成脓疱。此后可形成硬结样白头粉刺或黑头粉刺，严重病例可形成硬结性囊肿。

（2）次要症状：多发于男女青春期之面部及胸背部，常伴有皮脂溢出。

（3）病程较长，青春期过后，多数可自然减轻。

2. 西医诊断标准

（1）一般青春期开始发病，呈慢性发展。

（2）发于面部、上胸部及背部等皮脂腺发达部位。皮损为白头粉刺、黑头粉刺、毛囊性红丘疹、脓疱、结节、囊肿和瘢痕，常伴有皮脂溢出。

二、证候诊断

1. 肺经风热证

黑头或白头粉刺，红色丘疹，可伴少量小脓疱，或有痒痛。可伴有口干、便秘。舌红，苔薄黄，脉浮数。

2. 脾胃湿热证

皮肤油腻，以疼痛性丘疹和脓疱为主，或有结节。可伴有口臭，便秘、尿赤。舌质红，苔黄或黄腻，脉滑。

3. 痰瘀互结证

皮损主要为结节及囊肿，反复发作，容易形成瘢痕。可伴有大便干结，舌质暗，或有瘀斑或瘀点，苔腻，脉弦滑。

4. 冲任不调证

女性患者，月经前皮疹加重，皮疹多发于口周或下颌，或伴月经前后不定期，经前乳房、小腹胀痛，舌红，脉细或弦。

第三节 中医特色治疗

一、外治法

（一）药物治疗

颠倒散（《医宗金鉴》）：大黄、硫黄等分，研末，用凉开水或茶水调敷，每天1～2次；或配成30%的洗剂外擦，每天晚上涂搽，次晨洗掉。

（二）推拿按摩

若丘疹散在不多，且无脓疱者，可行面部美容经穴按摩常规手法全套动作。若丘疹较密集且有脓疱者，仅行常规手法第4步，点按面部穴位，第8步叩击头部并点按百会穴。耳穴加揉心、肺、内分泌、肝、交感、面颊等局部穴。体部点按合谷穴、阳陵泉、足三里；由指端到上臂，逆向叩击手太阴肺经3遍；由下而上拿足阳明胃经3次，叩击3次。

（三）中药面膜

一号药方组成：黄连、黄芩、银花、连翘、丹参、白花蛇舌草等。证见颜面、胸背部皮肤油腻，皮疹红肿疼痛，或有脓包，伴口臭、便溲黄，舌红，苔黄腻，脉滑数者，外用消炎膜。

二号药方组成：蒲公英、紫花地丁、虎杖、黄连、鱼腥草、丹参、白花蛇舌草等。证见皮疹颜色暗红，以结节、脓肿、囊肿、瘢痕为主，或见窦道，经久难愈，伴纳呆腹胀，舌质红，苔黄腻，脉弦滑者外用消炎膜。

三号药方组成：大黄、生地榆、三棱、莪术、橘皮、丹参等。

先行美容常规步骤，净面、蒸面、清理粉刺，经络按摩，然后涂上药膏，以超声波导入10～15min，强度0.5W/cm^2，由轻逐渐加重，选连续波。之后将药膏留面上，把硬膜粉或优质医用石膏调成糊，敷于面上，15～30min后揭去，清洗面部，涂收缩水。每周1次，3次为1疗程。

（四）针灸

1. 毫针

（1）毫针刺配穴方一。

【取穴】百会、尺泽、曲池、大椎、合谷、肺俞、委中。配穴：四白、颧髎、下关、颊车等病变局部四周穴。便秘配天枢、支沟。泻法，中等刺激，留针半小时，每日针1次，10次为1疗程，症状好转后改为隔日1次。

（2）毫针刺配穴方二。

【取穴】肺俞、肾俞、曲池、合谷、足三里、丰隆、三阴交。

【方法】局部常规消毒后，用毫针对准所选穴位依法进针，施以提插捻转补泻手法，行强度刺激，用泻法，得气后留针20min，每隔5min行针1次。5次为1个疗程。

【主治】痤疮（面生粉刺）。

（3）毫针刺配穴方三。

【取穴】合谷、曲池、内庭、血海、足三里。肺经有热者加少商、尺泽；湿热蕴结者加天枢、阴陵泉；痰湿瘀结者加脾俞、胃俞、三阴交。

【方法】每次选用3～5穴，局部常规消毒后，用毫针对准所选穴位依法进针，行中度或较强刺激，用泻法或平补平泻法，捻转得气后留针30min，可间歇行针。湿热甚者，可在内庭、曲池用三棱针点刺出血。每日1次，10～15次为1个疗程。

2. 耳针

【取穴】主穴：耳尖、肺、皮质下、丘脑、神门、内分泌、肾上腺、局部穴。配穴：脾、大肠、小肠、肝。便秘加大肠、直肠下段；脓疱加心；月经不调加内生殖器、卵巢。

【方法】每次均耳尖放血，严重者可局部穴刺血，其余主穴选2～3个，配穴选2～3个。毫针刺，留针15～20min，隔日1次，10次为1疗程。或耳针埋针或耳穴压豆，二耳轮换，3天1次，5次为1疗程。

3. 刺络拔罐

【取穴】大椎穴。

【方法】常规消毒后，用三棱针或梅花针点刺出血，然后拔火罐，10～15min，出血1～3ml。3天1次，10次为1疗程。

（五）足底疗法

1. 足底推拿

（1）足底推拿配穴方一。

【取穴】①肾、输尿管、膀胱；②大脑（头部）、小脑及脑干、额窦、三叉神经、上颌、下颌、胸部淋巴结、上身淋巴结、下身淋巴结；③肺、小肠、胃、肝、脑垂体、前列腺或子宫、生殖腺（睾丸或卵巢）、甲状腺。

【治法】用中等力度手法刺激①组反射区各5次，约5min；用中等力度手法刺激②组反射区各5～10次，约15min；用重度手法刺激③组反射区各10次，约25min。按摩时以患者有得气感为度。每日按摩1次，每次按摩45min，10次为1个疗程。

【主治】痤疮。

（2）足底推拿配穴方二。

【取穴】①肾、输尿管、膀胱、肾上腺；②大脑、脑垂体、甲状腺、肝、胃、十二指肠、额窦、前列腺、生殖腺、上身淋巴结、下身淋巴结。

【治法】用中度手法刺激①组反射区各2min；用重度手法刺激②组反射区各3～5min。按摩时以患者有得气感为度。每日按摩1次，每次按摩40min，10次为1个疗程。

【主治】痤疮。

2. 足部药疗

（1）二仁消刺膏。

【组成】白果仁、薏苡仁各30g，紫草15g，冰片5g。

【用法】上述药物共研细末，备用。用时每取药末30g，以鸡蛋清适量调和成软管状，分作3份。2份贴敷于涌泉穴（双）上，上盖敷料，胶布固定。每日换药1次，10次为1个疗程。另一份涂擦患部，日涂数次。

【主治】痤疮。

（2）桑紫煎。

【组成】桑叶、蒲公英、紫草各30g，川红花9g。

【用法】上述药物加清水500ml。煎数沸后，将药液倒入脚盆内（另盛一碗备用），待水变温后浸泡双足。每日浸泡1次，每次30min。同时，用药棉蘸药水擦洗患部，反复擦洗，以微充血为度。10次为1个疗程。

【主治】痤疮。

（六）足针疗法

【取穴】足三里、三阴交、血海、丰隆、内庭、支沟、行间。

【方法】局部常规消毒后，取1～1.5寸长的毫针直刺，捻转得气后留针20min、每隔5min行针1次。行中刺激，用泻法。每日1次，7次为1个疗程。

【主治】痤疮。

（七）刺血疗法

1. 刺血疗法配穴方一

【部位】耳背近耳轮处明显的血管1根（双）。

【方法】用划刺放血法。先在所选部位揉搓数分钟，使其充血，按常规消毒后，用左手拇、示指将耳背拉平，中指顶于下，右手持消毒好的修面刀片划破选好的静脉血管，使血液自然流出5～10滴，流血过少者可轻轻挤压、然后用消毒棉球抹去血液，消毒切口，盖上消毒敷料，患部忌水，以防感染。1次为1个疗程，1次未愈者可间隔1周后再另选一根血管放血。一般1～3个疗程可愈。

【主治】痤疮。

2. 刺血疗法配穴方二

【取穴】取耳穴，分2组：一为耳前（热穴）、耳后（相当降压沟）；二为内分泌、皮质下。

【方法】用点刺放血法。每组每次只用1穴，交替使用。常规消毒后，用三棱针速刺出血。隔日1次，10次为1个疗程。1个疗程后改为每周1次。

3. 刺血疗法配穴方三

【取穴】取耳穴。主穴：肺、大肠、内分泌、子宫（精宫）、面颊区。血热者配小肠；顶端有脓包者配心；湿甚者配肾上腺；风甚者配神门；皮脂溢出重者配脾；气虚者配胃。另外可根据病变皮损区域灵活选取配穴。

【方法】用刺破放血法。先轻揉搓患者耳郭，使其红润充血，常规消毒，左手固定耳郭，右手执刀，在选择穴位上刺破皮肤，溢血少许（1～3滴），用消毒棉球擦去血迹，然后用消毒牙签挑取药糊（香胡散：食用纯香油、纯胡椒粉，各适量调成稠糊状，放入消毒瓶中备用），如火柴头大小，敷在穴位上，用小胶布（1.2cm×1.2cm）一块覆盖固定伤口。隔天或3天1次，10次为1个疗程。两耳交替进行。

【主治】痤疮。

（八）艾灸疗法

【取穴】主穴：曲池、合谷、血海、足三里、三阴交。配穴：风热者，加大椎、肺俞；湿热者，加内庭；痰湿者，加丰隆、脾俞；便秘者，加支沟、天枢等。

【灸法】①用艾条雀啄灸：根据辨证每次取3～5穴，各灸10～15min，每日灸1次，7次为1个疗程。②用艾柱无瘢痕灸：每次取2穴或3穴，取如枣核或蚕豆大小之艾柱，着肤直接灸，各灸3～5壮，隔日灸1次，5次为1个疗程。③用艾柱隔姜灸：每次取3～5穴，各灸3～5壮，每日灸1次，7次为1个疗程。

【主治】粉刺。

（九）点穴疗法

1. 点穴疗法配穴方一

【取穴】肺俞、耳轮处（均为双侧）。

【方法】用揉压、指压法。以双手拇指强压双侧肺俞穴3～5min、再揉压（以拇、示二指相夹）双耳轮处3min，然后在耳轮处取明显血管1根，用三棱针点刺1下，放血少许。隔3日1次，日压肺俞穴1次，中病即止。

【主治】痤疮（粉刺）。

2. 点穴疗法配穴方二

【取穴】胸椎1～12旁开0.5～3寸处。

【方法】用叩击、推压法。先在胸椎旁开0.5寸和3寸处4行，自上到下，以双拇指指腹来回推压数遍，然后在此范围区内以指（三指或四指并拢）叩击10min，频率为每分钟100～120次。每日1次，5次为1个疗程。

【主治】粉刺。

3. 点穴疗法配穴方三

【取穴】大椎、肺俞、脾俞、膈俞、大肠俞。

【治法】用指压法。先以双拇指从两侧向中心挤压大椎穴，再强压双侧肺俞至大肠俞穴，均一压一放，用泻法，每穴3～5min。每日1次，5次为1个疗程。

【主治】粉刺。

（十）穴位贴敷

1. 五味三黄膏

【组成】黄芩、黄柏、苦参各15g，黄连5g。

【制法】以上中药加水煎成150ml的药液，过滤，待药液温度降至40℃左右，倒进装有300g熟石膏粉的器皿内，搅拌成糊状。

【用法】令患者平卧，用纱巾扎好头发后，用洗面奶清洁皮肤，个别有脓包者，常规消毒后，用痤疮挤压器挤压有感染处，用脱脂棉将眉、眼、口遮盖、然后用药糊均匀地覆盖在整个面部，仅留鼻孔，15～30min后患者自觉微热，持续20min后转冷，即可揭去，用温水洗净面部，每周2次，5次为1个疗程。

【功用】清热解毒。

【主治】痤疮。

2. 丹参四花煎

【组成】丹参、白芷、野菊花、腊梅花、金银花、月季花、大黄各9g。

【制法】以上中药中加入清水适量，煎取药液备用。

【用法】用纱布蘸取药液（或浸透）热敷患处，冷则易之，每天2次或3次，每次敷20min，直至痊愈为止。

【功用】疏风散热，活血化瘀。

【主治】痤疮。

（十一）其他疗法

1. 自血疗法

适用于病程长、皮疹重、药物治疗欠佳者。可选足三里、曲池、三阴交、血海等穴位注射，每穴注射1ml左右，每周1次。可选用自血穴位注射配合放血疗法治疗痤疮技术。

第四节　中医辨证调护

一、气功法

（1）站、坐、卧姿势均可，双眼微闭，舌抵上腭，从头面、上肢、胸、背、腰、腹、大小腿、足部全放松。

（2）呼吸为鼻吸鼻呼，缓、细、匀、静、绵、深、长。

（3）先意念头部，然后意念脸面十分光滑，痤疮已经消失。反复默念10～15min。

（4）每日早上、中午、晚上各练1次，每次练10～15min。如痤疮不严重，可于收功后干浴面36～100次。练功1月，痤疮状况可得到改善。

二、药膳食疗

1. 雪梨芹菜汁

芹菜100g，西红柿1个，雪梨150g，柠檬半个。洗净后同放入果汁机中搅汁，饮用，每天1次。有清热润肤功效，适用于痤疮的辅助治疗。

2. 红萝卜芹菜汁

红萝卜（中等大小）1个，芹菜150g，洋葱1个。洗净后放入搅汁机中搅汁，饮用，每天1次。清热解毒祛火，可辅助防治痤疮。

3. 枇杷叶膏

将鲜枇杷叶（洗净去毛）1000g，加水8000ml，煎煮3h后过滤去渣，再浓缩成膏，兑入蜂蜜适量混匀，贮存备用。每次吃10～15g，每天2次。有清解肺热、化痰止咳的功效，适用于痤疮、酒糟鼻的治疗等。服药期间忌食辛辣刺激性食物及酒类。

4. 海藻薏苡仁粥

海藻、昆布、甜杏仁各9g，薏苡仁30g。将海藻、昆布、甜杏仁加水适量煎煮，弃渣取汁液，再与薏苡仁煮粥食用，每天1次，3周为1个疗程。有活血化瘀、消炎软坚的功效，适用于痤疮的治疗。

5. 山楂桃仁粥

山楂、桃仁各9g，荷叶半张，粳米60g。先将前三味药煮汤，去渣后入粳米煮成粥。每天1剂，连用30天。适用于痰凝所致痤疮的治疗。

6. 海带绿豆汤

海带、绿豆各15g，甜杏仁9g，玫瑰花6g，红糖适量。将玫瑰花用布包好，与各药同煮后，去玫瑰花，加红糖食用。每天1剂，连用30日，适用于痤疮防治。

三、日常调护

（1）每日1～2次用温水、硫磺肥皂洗脸。

（2）禁止用手挤压皮疹，以防继发感染及瘢痕形成。

（3）少吃含脂肪多的食物、糖类、刺激性食物、可乐、茶、咖啡、含酒精饮料、水生贝壳类，多食青菜、水果。

（4）保持大便通畅。

（5）不要擅自使用外用药物，尤其不要用皮质类固醇激素等药物。

（6）治疗期间不要用油性化妆品及含有粉质的化妆品（如粉底霜等），以免堵塞毛孔。

第六篇

肛肠科常见病

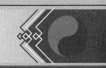

第四十三章 痔疮

第一节 概　述

一、疾病的定义

痔血管发生异常曲张、脱垂时的表现叫作痔疮。

二、流行病学

痔是一种常见病、多发病，居肛门五大疾病之首，人群发病率约50%，成人多见，男女均可发病而且发病率无显著差异。痔的发病占肛肠病的87.25%，而且许多不良生活习惯和疾病都可导致痔疮的发生，所以民间传言"十人九痔"是有一定道理的。长期站着、坐着、蹲着的人容易得痔疮。从事教师、司机、文秘等工作的人，因为长期保持上述体位会影响盆腔血流循环，造成肛周静脉淤血、扩张而形成痔。

第二节 疾病诊断标准

一、西医诊断标准

痔可分为内痔、外痔和混合痔。内痔是肛垫（肛管血管垫）的支持结构、血管丛及动静脉吻合发生的病理性改变和移位；外痔是齿状线远侧皮下血管丛扩张、血流淤滞、血栓形成或组织增生的结果，根据组织病理特点，外痔可分为结缔组织性、血栓性、静脉曲张性和炎性外痔4类；混合痔是内痔和相应部位的外痔血管丛相互融合的产物。

1. 临床表现

内痔：主要临床表现是出血和脱出，可并发血栓、嵌顿、绞窄及排便困难。根据内痔的症状，其严重程度分为4度。Ⅰ度：便时带血、滴血，便后出血可自行停止；无痔脱出。Ⅱ度：常有便血；排便时有痔脱出，便后可自行还纳。Ⅲ度：可有便血；排便或久站及咳嗽、劳累、负重时有痔脱出，需用手还纳。Ⅳ度：可有便血；痔持续脱出或还纳后易脱出。

外痔：主要临床表现为肛门部软组织团块，有肛门不适、潮湿瘙痒或异物感，如发生血栓及炎症时疼痛。

混合痔：主要临床表现为内痔和外痔的症状同时存在，严重时表现为环状痔脱出。

2. 检查方法

（1）肛门视诊：检查有无内痔脱出，肛门周围有无静脉曲张性外痔、血栓性外痔及皮赘，必要时可行蹲位检查。观察脱出内痔的部位、大小和有无出血及痔黏膜有无充血水肿、糜烂和溃疡。

（2）肛管直肠指诊：是重要的检查方法。Ⅰ、Ⅱ度内痔指检时多无异常；对反复脱出的Ⅲ、Ⅳ度内痔，指检有时可触及齿状线上的纤维化痔组织。肛管直肠指诊可以排除肛门直肠肿瘤和其他疾病。

（3）肛门直肠镜：可以明确内痔的部位、大小、数目和内痔表面黏膜有无出血、水肿、糜烂等。

（4）大便隐血试验：是排除全消化道肿瘤的常用筛查手段。

（5）全结肠镜检查：因便血就诊者、有消化道肿瘤家族史或本人有息肉病史者、年龄超过50岁者、大便隐血试验阳性以及缺铁性贫血的痔疮患者，建议行全结肠镜检查。

二、中医诊断

1. 症状

（1）间歇性便血：特点为便时滴血、射血，量多、色鲜红，血不与粪便相混淆。亦可表现为手纸带血。

（2）脱垂：便后颗粒状肿物脱出肛外，初期可自行还纳，后期需用手托回或卧床休息才可复位，严重者下蹲、步行、咳嗽或喷嚏时都可能脱出。

（3）肛门不适感：包括肛门坠胀、异物感、瘙痒或疼痛，可伴有黏液溢出。

2. 体征

肛检见齿线上下同一方位黏膜皮肤隆起，连成整体，质柔软，多位于3、7、11点处。具备以上第2项加第1项中的（1）或（2），诊断即可成立。

三、证候诊断

1. 风伤肠络证

大便带血，滴血或喷射状出血，血色鲜红，大便秘结或有肛门瘙痒，舌质红，苔薄黄，脉数。

2. 湿热下注证

便血色鲜，量较多，肛内肿物外脱，可自行回纳，肛门灼热，重坠不适，苔黄腻，脉弦数。

3. 气滞血瘀证

肛内肿物脱出，甚或嵌顿，肛管紧缩，坠胀疼痛，甚则内有血栓形成，肛缘水肿，触痛明显，舌质红，苔白，脉弦细涩。

4. 脾虚气陷证

肛门松弛，内痔脱出不能自行回纳，需用手法还纳。便血色鲜或淡，伴头晕、气短、面色少华、神疲自汗、纳少、便溏等，舌淡，苔薄白，脉细弱。

第三节 中医特色治疗

一、中药坐浴熏洗

辨证选用以清热利湿、消肿止痛为主的中药坐浴熏洗。

推荐处方：蒲公英、生侧柏叶、花椒、苦参、芒硝、苍术、生地榆、防风、黄柏、赤芍、生甘草、五倍子各等份。上药煎取药液，于排便后坐浴熏洗。

二、辨证选择口服汤剂或中成药

1. 风热肠燥证

治法：清热祛风，凉血止血；

推荐方药：凉血地黄汤加减。

2. 湿热下注证

治法：清热利湿，凉血止血；

推荐方药：龙胆泻肝汤、五神汤加减。

3. 气滞血瘀证

治法：活血化瘀，行气止痛；

推荐方药：血府逐瘀汤、桃红四物汤加减。

4. 脾虚气陷证

治法：补中益气，升阳举陷；

推荐方药：补中益气汤加减。

三、中药外敷或中药纱条换药

（1）术后可选用活血生肌中药纱条换药，每天一次。

（2）术后创面水肿可选用高渗盐水纱条或清热消肿、活血止痛中药外敷，以消肿止痛。

四、中药塞药法

便后或睡前或换药时选用栓剂纳肛，如普济痔疮栓、化痔栓、马应龙痔疮栓等。

第四节 中医辨证调护

一、传统行为疗法

1. 传统行为疗法方法一

正坐于靠椅上，两臂自然下垂，双手分别放于两膝上方，两腿屈曲，两足分开与肩同宽。双目轻闭，舌抵上腭，排除一切杂念，自然呼吸，在吸气尽呼气开始时默念"静"字6遍，然后再默念"松"字6遍。呼气过程中意气同行，自百会沿身体前后左右下行至足底涌泉穴，行到何部，何部放松。接着吸气，意气同行，自鼻沿任脉下行至丹田（脐下二寸）意守1～3min，同时意想丹田之气似一火球，沿任督两脉间随呼吸而做前下、后上顺序的转动。待腹部有气感或热感时，将丹田之气下注会阴部，此时吸气时提肛，气从督脉沿脊柱上行至百会到人中；然后呼气，气或"火球"从咽喉气管下行至丹田、会阴。由此一呼一吸，气自咽喉下降至会阴，再上升至百会、人中，循行不息，谓之小周天。每晚练功1次，每次30～40min。持之以恒，定能见效。

2. 传统行为疗法方法二

仰卧，两上肢向头端伸直，两小腿下垫2～3个枕头。思想集中于下丹田（会阴穴），自然腹式呼吸。随着吸气，前后二阴部一提一放，像大小便时那样，须用暗功，不露外形，反复提气15～20次，每日3～5次。

3. 传统行为疗法方法三

仰卧，两臂放于体侧，全身放松，两臂侧上举，同时吸气，手掌举至头上时，正好将气吸完，两臂在身前放下还原，同时呼气，反复6～8次。医者运内气于拇指端，分别点按患者百会、命门、腰俞、长强、会阴等穴，每日2～3次，每次每穴5～10min。若配合食疗，可缩短疗程。一般治愈后不易复发。

二、药膳防护

古人强调饮食的基本原则："精细搭配，杂食五谷"。《中国居民膳食指南》指出："食物多样，谷类为主。"《医学衷中参西录》指出："食疗患者服之，不但疗病，并可充饥，不但充饥，更可适口，用之对症，病自渐愈，即不对症，亦无他患。"

食疗的三大原则如下所述：

（1）辨证施膳："虚者补之""实者泻之""热者寒之""寒者热之"，注意个体体质特点。

（2）全面膳食：谷、肉、果、菜。

（3）饮食有节：定时，定量，不偏食。

对痔疮有预防作用的食物有紫菜、红小豆、芝麻、槐花、胡桃肉、竹笋、蜂蜜等。

莴苣：性微寒，味甘苦，入脾、胃、肺经，具有开通、疏利、消积的作用。莴苣富含维生素C、天然叶酸、铁。常食莴苣，促进肠蠕动，预防便秘，减轻肛门局部血管的压力，可有效预防和治疗痔疮。

空心菜：又名空筒菜。性寒、味甘，有治疗便秘、便血、痔疮的作用。空心菜对大便经常干结的痔疮患者最为适宜。

韭菜：含粗纤维较多，且比较坚韧，不易被胃肠消化吸收，能增加大便体积，促进大肠蠕动，防止大便秘结，故对痔疮便秘者有益。

菠菜：性凉、味甘，有养血、止血、润燥、滑肠、通便的作用。

红薯：所含纤维物质在肠内能吸收大量水分，增加粪便体积，对促进胃肠蠕动和通便非常有益，常用来治疗痔疮及肛裂等。

卷心菜：又名球甘蓝，别名圆白菜或洋白菜。性平、味甘，多吃卷心菜，可增进食欲，促进消化，预防便秘，是治疗痔疮的有效食物。

白萝卜：生吃可促进消化，还有很强的消炎作用，其辛辣的成分可促胃液分泌，调整胃肠功能。另外，它所含丰富的粗纤维能促进胃肠蠕动，保持大便通畅。

紫菜：含有丰富的胡萝卜素、维生素、钙、钾、铁，能促进肠胃运动。

红小豆：与当归合煎，可治疗痔疮便血、肿痛。单独一味或与大米同煎成粥亦有良好的作用，是防治痔疮的优良食品。

槐花：新鲜槐花可以做凉菜、包饺子，具有凉血、止血、消痔的功效，亦可代茶饮。

芝麻：含有大量氨基酸、食物纤维和矿物质，能促进排便。有痔疮且便秘者可长期服用。芝麻具有润肠通便、减轻痔疮出血、预防肛脱的作用。

胡桃肉：可润肠通便补虚，减轻痔疮、便血症状。

竹笋：内含丰富的纤维素，痔疮患者服用具有润肠通便的功效。

蜂蜜：对痔疮患者可起到补益和润肠通便的作用。

另外，在饮食上一定要禁忌以下食物：

忌食辛辣刺激性食物：辛辣刺激性食物，如辣椒、胡椒、生葱、生蒜、芥末、姜等，能刺激直肠肛门部位血管充血和扩张，造成排便时刺痛和坠胀感，从而诱发痔疮。

忌饮酒：中医认为痔疮多属湿热，饮酒可助其湿热，而且酒（特别是烈性酒）可使直肠静脉充血，诱发或加重痔疮。

忌食肥甘厚味、炙烤食物：这些食品可刺激直肠肛门部的黏膜皮肤，使充血明显，导致痔疮发生。

忌食难于消化、坚硬的食物：食物难以消化会导致便秘，从而使直肠血管曲张。

忌食味浓及香料多的食物：容易令肠道不适，同时令肝脏充血、下腹腔压力加大，可导致痔疮发生或使痔疮加重。

三、日常防治

（1）注重饮食，预防痔疮发生，首先要预防便秘或腹泻。

① 多食青绿蔬菜、新鲜水果。它们含纤维素较多，可增加胃肠蠕动。

② 多吃果核类食物，润肠通便。

③ 多吃五谷杂粮，少吃辛辣刺激性的食物，因其刺激直肠肛门处的黏膜和皮肤，使之充血、水肿，加重痔疮出血、脱出。

④ 饮食不宜过多、过饱，也不宜食生冷及不干净的食物。

（2）养成良好的生活、工作习惯：痔疮的发生与工作、生活习惯有很大关系。

① 养成良好的排便习惯。最好能每天定时排便，不要用力过大，不要忍大便，每次排便时间不宜过长，每次排便时间5～10min，避免形成习惯性便秘。

② 保持肛门清洁卫生。每次大便后可用清水或温水坐浴，减少粪便污染，减少局部感染的机会。

③ 避免久坐久站，每天坚持做适量运动，改善全身的血液循环。如提肛运动能改善局部血液循环，锻炼肛门括约肌功能，仰卧起坐运动可增强腹肌力量，提高排便功能。

④ 劳逸结合，保持心情舒畅。

⑤ 多食蔬菜和水果，少食刺激性食物，以减少对肛管直肠的刺激。

第七篇

五官科常见病

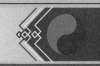

第四十四章　耳鸣、耳聋

第一节　概　述

耳鸣是指患者自觉耳中鸣响而周围环境中并无相应的声源。耳聋是指不同程度的听力减退。耳鸣与耳聋临床上常常同时或先后出现，既是多种耳科疾病乃至全身疾病的一种常见症状，有时也可单独成为一种疾病。

第二节　疾病诊断标准

一、病史

可有耳外伤史、爆震史、噪声接触史、耳毒性药物用药史、耳流脓史、其他全身疾病史。

二、临床症状

1.耳鸣

可急性起病，亦可缓慢起病，既可为单侧耳，亦可为双侧耳；可呈持续性，也可呈间歇性；耳鸣的音调可呈高音调（如蝉鸣音、汽笛声、口哨声等），亦可呈低音调（如机器声、隆隆声等）；一般在夜间或安静时加重，严重时可影响睡眠并对生活、工作、情绪产生干扰；多数耳鸣患者伴有听力下降。

2.耳聋

轻者听音不清，重者完全失听。

三、检查

①外耳道及鼓膜检查；②听力学检查：如音叉试验、纯音测听、耳鸣音调与响度测试、声导抗测试、电反应测听；③影像学检查：颞骨及颅脑X线、CT、MRI等检查。

第三节 中医特色治疗

一、针灸疗法

1. 体针

选用合适的穴位，用毫针进行针刺。实证用泻法，虚症用补法。得气后出针或留针10～20min。取穴原则为局部取穴与远端取穴相结合，局部取穴以耳门、听宫、听会、翳风为主。

2. 耳针

针刺内耳、肾、肝、神门、皮质下等穴位，中等刺激，留针20min左右。亦可用王不留行籽贴压以上穴位，以调理脏腑功能。

3. 穴位注射

可选用听宫、翳风、完骨、耳门等穴，药物可选用当归注射液、丹参注射液、维生素B_{12}注射液等，针刺得气后注入药液，每次每穴注入0.5～1ml。

4. 穴位敷贴

将吴茱萸、乌头、大黄三味药研为末，温水调和，敷贴于涌泉穴，有引火下行的作用。

5. 穴位电磁场疗法

将马蹄形电磁铁贴在耳门、听宫、听会、翳风等穴上，每耳治疗时间30min，每日1次，10天为1疗程。

第四节 中医辨证调护

一、传统行为疗法

1. "营治城郭"法

以两手按耳轮，一上一下摩擦之，每次做15min。

2. 除耳鸣功

平坐伸一腿，屈一腿，横伸两臂，向前若推门状，扭头项左右各7次。

3. "鸣天鼓"法

调整好呼吸，先用两手掌按摩耳郭，再用两手掌心紧贴两外耳道，将两示指翘起，放在中指上，然后把示指从中指上用力滑下，重重地叩击脑后枕部，此时可闻洪亮清晰之声，响如击鼓。先左手24次，再右手24次，最后双手同时叩击48次。

4.鼓膜按摩法

将示指（或中指）置外耳道口，轻轻按捺，两侧各按捺15～30次，每日3次，具有引动气血流通的作用。

二、药膳防护

（1）限制脂肪的摄入。

（2）多补充富含蛋白质和维生素的食物。

（3）多食含锌食物。如鱼、牛肉、鸡、鸡蛋、各种海产品以及苹果、橘子、核桃、西红柿、白菜、萝卜等。

（4）补充牛奶、豆制品。

三、日常防治

（1）积极防治引起耳鸣、耳聋的各种疾病，是防治耳鸣、耳聋的关键。

（2）避免使用耳毒性药物，如氨基糖苷类抗生素、袢利尿剂等。必须使用时，应严密监测听力变化。

（3）避免噪声刺激。

（4）怡情养性，保持心情舒畅。

（5）注意饮食有节，起居有常。

（6）晚上睡前用热水泡脚。

第四十五章 耳 眩 晕

第一节 概　　述

一、疾病的定义

耳眩晕是指因邪犯耳窍，或脏腑虚弱，耳窍失养，或痰浊水湿泛溢耳窍所致的以头晕目眩、耳鸣耳聋、恶心呕吐等为主要临床表现的疾病。西医学诊断的内耳疾病所引起的眩晕可参考本篇进行辨证论治，包括梅尼埃病、良性位置性眩晕（耳石症）、突发性耳聋、前庭神经元炎等。

二、流行病学

本病多发于青壮年，男女发病率无显著差别，一般单耳发病，后可累及他耳，两侧同时患病者很少。

第二节 疾病诊断标准

一、病史

眩晕反复发作史、耳毒性药物史或感冒史。

二、症状

突发旋转性眩晕，时间可持续数分钟、数小时甚至数天，常反复发作，或体位变动时眩晕加重，可伴耳鸣、耳聋或有耳内胀满感，发作期间可有恶心呕吐、心慌不安、面色苍白、汗出肢冷等症状。

三、检查

1. 自发性眼震
眩晕发作时可见自发性水平型或水平旋转型眼震。

2. 听力检查

部分患者可显示波动性感音性听力下降，即眩晕发作期听力下降，间歇期听力好转，长期反复发作后可呈永久性听力下降。耳蜗电图异常。

3. 前庭功能检查

初次发作者可显示患侧前庭功能亢进，或有向患侧的优势偏向；多次发作者可显示患侧前庭功能减退甚至消失，或有向健侧的优势偏向。

4. 甘油试验

部分患者呈阳性反应。

5. 眼科检查

有助于了解是否为眼性眩晕。

6. 影像学检查

有助于了解中耳、内耳、内耳道及颅内、颈部情况。

第三节 中医特色治疗

一、中药辨证治疗

可按风邪外袭、痰浊中阻、肝阳上扰、寒水上泛、髓海不足、气血亏虚、气滞血瘀分型论治。对眩晕急性发作期患者，可用泽泻汤（泽泻、白术）煎水内服以利水止眩。

二、针灸疗法

主穴：百会、头维、风池、风府、神门、内关。
配穴：三阴交、关元、肾俞、脾俞、足三里、气海、命门、中脘、丰隆。
每次取主穴、配穴各2～3穴，虚证者用补法，并配合灸法，实证者用泻法。

三、耳针

可选用额、心、神门、胃、肾、内耳、脑等耳穴，每次2～3次，中强度刺激，留针20～30min，间歇捻针。

四、头皮针

双侧晕听区，每天一次，5～10次为一疗程。

五、穴位注射

可选取合谷、太冲、翳风、内关、风池、四渎等穴位，每次取2～3穴，每穴注射5%或10%葡萄糖注射液1～2ml，或维生素B_{12}注射液100μg，隔日1次。

六、药枕疗法

野菊花500g，红花100g，薄荷200g，冬桑叶、辛荑、冰片各50g，共研粗末，装入枕芯，3个月为一个疗程。适用于肝阳上亢导致的眩晕。

七、贴敷法

吴茱萸20g，肉桂2g，共研细末，米醋调匀，捏成饼状，于睡前贴敷于双足心涌泉穴，次晨取下，连续3～5次，适用于肾精不足导致的眩晕。

第四节 中医辨证调护

一、传统行为疗法

1. 气功疗法

其基本原则是放松、入静和沉气。方法是全身松弛、姿态自然、思想安定、心平气和，排除杂念，然后在意识引导下，气沉"丹田"，调整呼吸、思想集中，循序渐进、坚持不懈，可达效果。

二、药膳防护

1. 阳虚患者的药膳防护

阳虚患者的临床表现为眩晕耳鸣、腰膝酸软、遗精、阳萎、早泄、四肢发冷。

（1）母鸡一只（500g左右），向日葵籽去壳30g，加水炖服。

（2）鱼胶30g，沙苑蒺藜15g，炖服。

2. 阴虚患者的药膳防护

阴虚患者的临床表现为眩晕头痛、急躁易怒、面色潮红、失眠多梦。

（1）向日葵盘一个（去籽）加冰糖适量，水煎服，每日一次。

（2）白木耳15g，大枣10枚，猪瘦肉100g，加水及调味品，一同煮食。

3. 血虚患者的药膳防护

血虚患者的临床表现为眩晕、面色苍白、唇甲淡白、神疲、食欲不振、心悸失眠。

（1）鸡蛋1～2个，当归15g，一同煮食。

（2）猪脑一具，淮山药50g，枸杞子15g，加适量调味品，炖服。

三、日常防护

（1）此类患者的膜迷路多处于积水状态，内淋巴理化特性多呈钠高钾低状态，因此，应选用"两高两低"特点的饮食，即高蛋白、高维生素、低脂肪、低盐饮食，如瘦肉、鲜鱼、活禽等炖汤频服，亦可多吃水果、韭菜、胡萝卜、芹菜等高维生素含量高的蔬菜瓜果。

（2）在生活起居方面，患者在发作期应卧床休息，房间光线以稍暗为宜，避免环境嘈杂吵闹，宜安静休养。症状缓解后宜下床活动，避免长期卧床。

（3）对久病、频繁发作伴神经衰弱患者，要多解释病情，解除其精神紧张和恐惧心理。告知患者注意养成生活规律，禁用烟、酒、咖啡等刺激品。

（4）发作期过后，症状缓解，原从事驾驶、体操、舞蹈等方面工作者，不宜急于恢复原来的工作和训练，经过充分治疗和休息后，患者身心均有较好恢复后，仍可从事原工作。

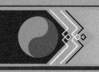

第四十六章　变应性鼻炎

第一节　概　述

一、疾病定义

变应性鼻炎是发生在鼻黏膜的变态反应性疾病，以鼻痒、打喷嚏、鼻分泌亢进、鼻黏膜肿胀为其主要特点，可分为常年性变应性鼻炎和季节性变应性鼻炎。中医称之为"鼻鼽"。

二、流行病学

普通人群的变应性鼻炎患病率为10%～25%，近年来该病的发病率增加。

第二节　疾病诊断标准

1. 病史

部分患者有过敏史及家族史。

2. 临床表现

以鼻痒、阵发性喷嚏、大量水样鼻涕和鼻塞为主要特征。

3. 体格检查

鼻镜检查所见：常年性变应性鼻炎患者的鼻黏膜可为苍白、充血或浅蓝色。季节性变应性鼻炎患者在花粉播散期时鼻黏膜常呈明显水肿。

4. 辅助检查

过敏原检测、斑贴试验可找出部分过敏原。

第三节　中医特色治疗

一、外治法

1. 滴鼻法

可选用芳香通窍的中药滴鼻剂滴鼻。

2. 嗅法

可用白芷、川芎、细辛、辛夷共研细末，置瓶内，时时嗅之。

3. 吹鼻法

可用碧云散，亦可用皂角研极细末吹鼻。

4. 塞鼻法

用药棉裹细辛膏，塞鼻。

二、针灸疗法

1. 体针

选用合适的穴位，用毫针进行针刺。实证用泻法，虚症用补法。得气后出针或留针10~20min。取穴原则为局部取穴与远端取穴相结合，局部取穴以迎香、印堂、风池、足三里为主。

2. 灸法

主要采用温和灸、隔姜灸，穴位可选用迎香、大椎、肺俞等。

3. 贴敷耳部穴位

用王不留行籽贴敷耳部穴位，如内鼻、外鼻、肺、脾、肾、神门等。

4. 穴位注射

可选用迎香穴、合谷、足三里等穴位，药物可选用维生素B_1注射液、当归注射液等，每次选择1~2个穴位，每穴位注射0.5~1ml，隔天1次。

5. 其他部位穴位敷贴

用细辛、白芥子、延胡索、麝香为末，姜汁调和，敷贴于大椎、肺俞、脾俞、肾俞、足三里等穴，有增强免疫力的作用。特别是三九天、三伏天进行穴位贴敷，效果更加显著。

第四节　中医辨证调护

一、传统行为疗法

按摩可疏通经络，使气血流通，驱邪外出，宣通鼻窍。

方法：患者先将双手大鱼际摩擦至发热，再贴于鼻梁两侧，自鼻根至迎香穴反复摩擦至局部觉热为度；或以两手中指在鼻梁两边按摩20~30次，令鼻腔表里俱热，早晚各1次；再由攒竹向太阳穴推按至热，每日2~3次；亦可用手掌心按摩面部及颈后、枕部皮肤，每次10~15min；或在每晚睡觉前，自行按摩足底涌泉穴至发热，并辅以按摩两侧足三里、三阴交等。

二、药膳防护

饮食宜清淡营养，多食新鲜蔬菜水果，少吃海鲜、鸡蛋和牛奶等易诱发过敏的食物。

1. 风寒型鼻炎食疗方——神仙粥

生姜6g，连须葱白6根，糯米60g，米醋10ml，先将糯米与生姜同煮，粥将熟时放入葱白，最后放入米醋，稍煮即可食用。

2. 肾虚型鼻炎食疗方——菟丝细辛粥

菟丝子15g，细辛5g，粳米100g，白糖适量。将菟丝子洗净后捣碎，和细辛一同水煎，去渣取汁，加米煮粥，粥熟时加白糖即可。

三、日常防治

（1）保持环境卫生，勤晒被子，勤换衣物，避免或减少粉尘、花粉等刺激；

（2）有过敏史的患者应避免接触或服用易引起机体过敏反应的食物、药物和物品，如鱼虾、海鲜、羽毛、兽毛、蚕丝等；

（3）锻炼身体，增强体质。

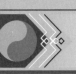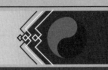

第四十七章 鼾 证

第一节 概 述

一、疾病的定义

若成年人于7h的夜间睡眠时间内呼吸暂停及低通气反复发作在30次以上；或睡眠呼吸暂停低通气指数（apnea hypopnea index，AHI，即平均每小时睡眠中呼吸暂停加上低通气次数）≥5，则称为睡眠呼吸暂停低通气综合征（sleep apnea hypopnea syndrome，SAHS）。中医称之为鼾眠病俗称"打呼噜"。它是一种在睡眠期间发生的以咽部肌肉塌陷为特点的呼吸紊乱。

二、流行病学

睡眠呼吸暂停综合征（sleep apnea syndrome，SAS）是一具有潜在危害的常见疾病，但迄今为止尚未引起人们普遍重视，在成年人中发病率为1%～4%，在老年人中发病率为20%～40%，在儿童人群中的发病率为1%～3%，严重影响儿童生长发育，实际的人群患病率可能远高于此。睡眠疾病每天影响数百万人的学习效率、工作效率、生活质量，甚至生命，因此应引起每一个人的重视。

第二节 疾病诊断标准

根据患者症状、检查结果和多导睡眠监测结果等作出诊断。

一、临床表现

症状：睡眠时打鼾、张口呼吸、呼吸暂停、白天嗜睡，儿童可有注意力不集中、发育迟缓等表现。

体征：肥胖、颈围粗大、高血压等。

查体：鼻咽、口咽、喉咽部见组织肥大或塌陷，如鼻甲肥大、鼻息肉、腺样体肥大、扁桃体肥大等。

二、检查

多导睡眠检测（金标准）、影像学检查（CT、MRI）、纤维喉镜等。

三、低通气

睡眠时呼吸气流量比正常时下降50%以上，同时伴有＞4%的血氧饱和度下降。呼吸暂停是指在睡眠过程中，口鼻气流停止超过10秒钟。

第三节 中医特色治疗

一、针灸治疗

按照基本穴位＋辨证选穴＋局部配穴的原则来选取穴位。

多选取脾、胃、肝、肾经上的穴位。针刺时一般采用泻法，留针30min，电针可选取连续波，频率高。每天一次，2周为一个疗程。减肥期间注重饮食再配合运动疗效最佳。

主穴：天枢、中脘、丰隆、水道、大横、阴陵泉、三阴交。

脾虚湿滞：脾俞、水分、太白、胃俞。便秘加上巨虚、支沟，胸闷加膻中、内关，嗜睡加照海、申脉。

胃热湿阻：曲池、内庭、上巨虚、胃俞、合谷。多食善饥、口渴加梁丘，便秘加支沟，多汗加合谷、复溜，心悸加神门、心俞。

肝瘀气滞：太冲、肝俞、期门、曲泉、膻中、膈俞。月经不调加血海、地机。

脾肾两虚：肾俞、脾俞、关元、太溪、命门。多食善饥、口渴加梁丘、内庭，便秘加上巨虚、支沟，多汗加合谷、复溜，月经不调加血海、地机。

阴虚内热：肝俞、肾俞、关元、太溪。多食善饥、口渴加梁丘、内庭，便秘加上巨虚、支沟，多汗加合谷、复溜，月经不调加血海、地机。

二、耳穴压豆

常选神门、胃、脾、饥点、大肠、内分泌、皮质下、交感、肺、三焦等耳穴。

三、刮痧疗法

多选取膀胱经、任脉、肺经、大肠经、胃经、脾经等。

四、中药验方

中医以化痰通窍为法拟方。减肥治痰不能消去咽部充血水肿局面，甚至出现"痰加瘀血，遂成窠囊"现象。这类人需要治痰化瘀。可服畅降散，其基本方：桔梗、半夏、茯苓、炒萝卜籽。根据个性化身体情况加减。

第四节 中医辨证调护

一、传统行为疗法

1. 吐纳导引

患者平躺在床上，两脚分开约20cm，两手平放于身体两侧，舌尖贴上腭，用鼻深吸一口气，然后闭气，默数到60，再用鼻呼气。刚开始有点难，慢慢再往上加数，到后面就越来越好了，甚至可以数到六百。关键是要持之以恒，吸气与呼气要轻，到最后要连自己都听不见气息，练到自己觉得适可就行。

二、药膳防护

中医认为本病多痰瘀互结，平时可以选用健脾祛湿化瘀的药食同源的食物煲汤，如五指毛桃、薏苡仁、莲子、三七等。

（1）要注意多吃清淡食物，少抽烟，不喝酒。早睡早起。

（2）晚餐后嗑一些葵花子，还可以促进消化液分泌，有利于消食化滞，帮助睡眠。

（3）将黑米和少许核桃熬成粥，对治疗失眠多梦打鼾、贫血有显著疗效。

（4）有些人长途旅行后，劳累过度，夜难安睡，可将一汤匙食醋兑入温开水中慢服。饮后静心闭目，不久便会入睡且不会打鼾。

三、日常防护

（1）加强体育锻炼，保持良好的生活习惯，控制体重。

（2）避免烟酒嗜好，吸烟会使呼吸道症状加重，饮酒会加重打鼾，使夜间呼吸紊乱，产生低氧血症。

（3）鼾症患者血氧含量下降，常伴有高血压、心律紊乱、血液黏稠度增高，心脏负担加重，容易导致严重心脑血管疾病的发生，所以要重视血压的监测，按时服用降压药。

（4）睡前禁止服用镇静、安眠药物，以免加重对呼吸中枢调节的抑制。

（5）采取侧卧位睡眠姿势，尤以右侧卧位为宜，避免在睡眠时舌、软腭、悬雍垂松弛后坠，加重上气道堵塞。可在睡眠时背部垫一个小皮球，有助于强制性保持侧卧位睡眠。

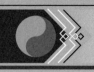

第一节　概　述

慢性咽炎是咽部黏膜及黏膜下和淋巴组织的慢性炎症，常为上呼吸道炎症的一部分，是耳鼻喉科的一种常见病、多发病。临床上主要表现为咽异物感、灼热感、干燥感和微痛感、刺激性咳嗽等咽部不适症状。

第二节　疾病诊断标准

一、病史

有外感病史或咽痛反复发作病史。

二、临床症状

起病急者，多表现为咽部疼痛，吞咽时咽痛加重；病久者，则可出现咽干、咽痒、咽部微痛及灼热感、异物感等咽喉不适的症状。

三、检查

咽黏膜充血、肿胀，咽后壁或见脓点；或见咽黏膜肥厚增生，咽后壁有颗粒状隆起；或见咽黏膜干燥。

第三节　中医特色治疗

一、中药超声雾化

可将内服中药液置入超声雾化器中，进行雾化吸入操作。

二、中药含漱

中药煎水含漱，如金银花、连翘、薄荷、甘草煎汤。

三、中药吹喉

将中药制成药粉，直接吹喷于咽喉患者，以清热止痛利咽。

四、中药含服

将中药制成丸或片剂含服，使药物直接作用于咽喉，以清热生津利咽。

五、针灸疗法

1. 体针

以合谷、内庭、曲池、足三里、肺俞、照海等为主穴，以尺泽、内关、列缺等为配穴。

2. 耳针

采用耳穴贴压"王不留行籽"治疗慢性咽炎，取咽喉、肾上腺、心、肾、内分泌、肺等耳穴。隔日换贴1次，5～10次为1疗程。

3. 灸法

主要用于体质虚寒者，可选用合谷、足三里、肺俞等穴，悬灸或隔姜灸，每次2～3穴，每穴20min，10次为1疗程。

4. 穴位注射

可选人迎、扶突、水突等穴，每次1穴（双侧），选用丹参注射液、川芎注射液等，每穴0.5～1ml，每隔3天1次，5～10次为1疗程。

六、穴位贴敷

采用天灸治疗，每年的三伏天，取双侧肺俞、脾俞、肾俞、足三里，将白芥子、桂枝、黄芪、甘草等中药按一定的比例混合并将其研成粉，过筛备用。取上述药粉适量，用生姜汁调匀，制成15mm×3mm的药饼敷于胶布上，患者取坐位，将药饼贴于所选穴位上，贴敷时间为6～8h。7天贴敷1次，连续贴敷4次为1个疗程。

七、穴位埋线

可选取廉泉、肺俞、足三里等穴位，皮肤常规消毒后，用一次性穴位埋线专用针及配套1.5cm长滋阴清热中药羊肠线，右手持针将针芯后退2cm，左手持无菌小弯镊将药线穿入针前端，将针尖指向舌根快速刺入皮下，入皮后向舌根缓缓进针20～30mm（深浅视患者穴处肌肉丰满而定），轻微提插至得气后，将针芯向前推进，边推针芯边退针管，将药线植入穴位深处。

八、推拿按摩

在喉结旁1～2寸，亦可沿颈部第1～7颈椎棘突旁1～3寸按摩。用示指、中指、无名指沿纵向平行线上下反复轻轻揉按，每次10～20min，10次为1疗程。

九、放血疗法

选取上下耳背近耳轮处明显的血管各1根，搓揉3min使其充血，常规消毒后，左手将耳背拉平，中指顶于内侧耳甲腔，右手持消毒后的三棱针，点刺血管使其自然出血，0.5～1ml即可。隔周选对侧耳背交替放血，3～4周为1疗程。

十、烙治法

咽后壁颗粒增多，可配合使用烙治法。

第四节　中医辨证调护

一、传统行为疗法

每日晨起或夜卧时盘腿静坐，全身放松，排除杂念，双目微闭，舌抵上腭数分钟，然后叩齿36下，搅海（舌在口中搅动）36下，口中即生津液，在鼓腮含漱9次，用意念送至脐下丹田。

二、药膳防护

饮食宜清淡，多吃橘子、橄榄、鸭梨、青果等水果及新鲜蔬菜，少食肥甘厚味及油炸食物。

1. 绿豆海带汤

原料：绿豆一两，海带一两，白糖少许。

制法：将绿豆与海带（切丝）放于锅中，加水煮烂，后入白糖调味，每天当茶喝。

效用：可以有效缓解慢性咽炎。

2. 青龙白虎汤

原料：青果5枚，萝卜1个。

制法：萝卜切片与青果共煮30min，取汁代茶。

效用：清热泻火，解毒利咽，生津消食，用于秋天燥咳、咽痛及慢性咽炎。

3. 银耳西红柿羹

原料：银耳50g（野生银耳15g），西红柿100g，冰糖适量。

制法：先将银耳用水泡发、洗净，然后放入砂锅中，熬至浓稠、酥软，再将西红柿洗净去皮、籽，切碎捣烂，放入银耳羹中煮开，加冰糖适量调味。

效用：银耳滋阴润肺，西红柿清热解毒，生津利咽，加冰糖成羹，酸甜可口，富于营养。此方对阴虚火旺之慢性扁桃体炎、慢性咽炎、干咳日久的慢性咽炎患者有调理及治疗作用。

4. 沙参玉竹蒸鸭

原料：老鸭一只，玉竹50g，北沙参50g，姜、花椒、黄酒、盐适量。

制法：将老鸭宰杀去毛，去内脏，玉竹及北沙参拣净杂质，洗净备用。将老鸭、玉竹、北沙参一同放入煲内，加清水、姜、花椒、黄酒、盐适量，用小火炖两小时即可。

特点：鸭肉香、味鲜美，微苦。

效用：滋阴清热、利咽润喉，可有效缓解慢性咽炎。

三、日常防治

（1）饮食有节，起居有常，忌过食辛辣肥甘厚味食物。

（2）注意保暖防寒，改善环境，减少空气污染。

（3）加强体育锻炼，戒除烟酒。

（4）积极治疗邻近器官的疾病以防诱发本病，如伤风鼻塞、鼻窒、鼻渊、龋齿等。

第八篇

男科常见病

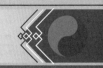

第四十九章　前列腺炎

第一节　概　　述

前列腺炎，尤其是慢性前列腺炎（prostatitis）是男性生殖系统疾病中最常见的一种，约占泌尿男科门诊男性患者的25%，它的主要临床表现为尿频、尿急、尿痛、排尿不尽、排尿困难等排尿症状，会阴部、下腹部、阴囊、腰骶等部不适或疼痛，然而个体表现不一的综合征。有资料显示，约有50%的男性在一生中的某个时候会受到前列腺炎的影响。多数学者认为其主要病因可能是病原体感染、炎症和异常的盆底神经肌肉活动及免疫异常等共同作用的结果，其中以非细菌性前列腺炎为多见，其病情缠绵，经久难愈，多与外感、久坐、疲劳、禁欲、纵欲、吸烟、饮酒等多种因素有关，有反复发作的特点，严重影响患者的身心健康。

本病属于中医学"精浊""白淫""淋证"范畴。中医学认为，本病与思欲不遂或房劳过度，相火妄动，或酒色劳倦、脾胃受损、湿热下注、败精痰阻等因素有关，与心、脾、肾等脏腑关系密切。如《素问·痿论》曰："思想无穷，所愿不得，意淫于外，入房太过，宗筋弛纵，发为筋痿，及为白淫。"本病的发生，首先与不当的性行为有关；其次，湿热下注也是本病的重要因素之一。肾精亏损、脾失健运、湿热下注、精道瘀滞是本病发生、发展的几个重要环节，脾肾亏虚为本，湿热郁结为标，虚实夹杂，使病情错综复杂。

第二节　疾病诊断标准

一、西医诊断要点

急性细菌性前列腺炎起病突然，有发热、恶寒、尿灼痛、会阴部疼痛等症状，结合直肠指诊前列脓肿胀、压痛明显、温度升高等体征，可以明确作出诊断。

慢性前列腺炎只要根据临床症状，便可作出初步诊断。直肠指诊前列腺表面不平或不对称，或有硬结及压痛，前列腺液检查白细胞增加超过10个/HP，卵磷脂小体减少或消失，即可确诊为慢性前列腺炎。慢性细菌性前列腺炎的特点是前列腺液培养有细菌生长，慢性非细菌性前列腺炎患者前列腺液培养阴性。

特异性前列腺感染患者需做相应检查或特殊培养，确定病原体后作出诊断。

二、中医辨证

1. 辨证要点

前列腺炎的临床表现极为复杂，没有固定的症候群，病因、病机的个体差异较大，各种证候相互夹杂，临床症状的轻重与实验室检查结果不成正比。所以，必须按照中医辨证求因的方法，辨病与辨证相结合，进行辨证施治。总的来说，本病病机与"湿""热""虚""瘀"有关。

2. 证型分类

（1）急性前列腺炎：起病突然，发热寒战，尿频、尿急、排尿灼痛，会阴部疼痛，或见尿道口有炎性分泌物排出，且伴有全身酸痛。舌质红、苔黄腻，脉弦数或洪数。

（2）慢性前列腺炎

① 湿热下注：尿频、尿急、尿痛，尿道灼热，阴囊潮湿，会阴部不适。舌质红、苔黄，脉滑。

② 气滞血瘀：会阴、少腹部坠胀痛，小便赤涩，前列腺有炎性硬结、压痛。舌质紫瘀或有瘀斑，脉弦涩。

③ 肝肾阴虚：会阴部坠胀，尿道口常有少量黏液，头晕目眩，腰膝酸软，少寐多梦，遗精，五心烦热，小便短赤。舌质红、苔少，脉沉细。

④ 肾阳虚证：小便淋漓，或大便时有前列腺液、精液自尿道流出，畏寒，腰膝酸软，精神萎靡不振，多寐，阳痿，早泄。舌质淡、苔薄白，脉沉迟。

⑤ 湿浊下流：小便混浊，白如泔浆，大便时或小便末有白色浊液从尿道口流出，但无排尿疼痛不适。舌质淡红、苔薄白或厚滑，脉濡。

第三节　中医特色治疗

一、刮痧疗法

（一）慢性前列腺炎

腰部：膀胱经——双侧肾俞。腹部：任脉——中极、会阴。上肢：小肠经——双侧后溪。下肢：肝经——双侧曲泉。肾虚加肾经——双侧大赫。膀胱经——双侧志室。脾经——双侧血海。

（二）急性前列腺炎

腰部：膀胱经——双侧膀胱俞、气海。腹部：任脉——中极。下肢：脾经——双侧三阴交。胃经——双侧足三里。肝经——双侧行间。

二、手部疗法

（一）手部按摩法

【取穴】生殖区（位于小鱼际）、肾经、劳宫、阳池、神门穴。

【治法】治疗部位常规消毒后，根据操作常规，按揉生殖区、肾经；按揉劳宫、神门、阳池穴。每天按摩1次，每次20～30min，10次为1个疗程。

（二）手部针刺法

【取穴】列缺、阳池、神门。

【治法】治疗部位常规消毒后，用毫针对准所选穴位刺入，用强刺激泻法提插捻转，得气后留针20～30min。每日1次，10次为1个疗程。

（三）手部药疗法

1. 二草苦参汤

【组成】玄参、龙胆草、豨莶草、山栀子、黄柏、土茯苓、车前子各10g，生地黄、土鳖虫5g。

【用法】1天1剂。上药加清水适量，水煎取汁1000ml，倒入盆内，待温度合适时，一边坐浴，一边浸泡双手。每天2次，每次30min。10次为1个疗程。

2. 麝香正痛膏

【组成】麝香1g，香附9g，乌药、延胡索、小茴香、车前子各6g，白胡椒7粒。

【用法】上药共研细末，用米泔适量调为稀糊状，备用。用时每取药膏15g，外敷于双手心劳宫穴上，或加敷肚脐，包扎固定。隔日换药1次，10次为1个疗程。

三、梅花针疗法

【辨证选穴】

第1组：适用于湿热瘀滞型患者。症见小便频急，尿道热痛，尿末或努挣大便时有白浊从尿道滴出，少腹、腰肌、会阴、睾丸胀痛不适，腰部可摸到泡状软性物或结节。口干苦，舌苔黄腻，脉弦滑而数。拟以清热利湿为治。

选穴：腹股沟，腰、骶部，下腹部，带脉区，小肠俞，阴陵泉，关元，会阴，膀胱俞，合谷，阳性物处。

第2组：适用于阴虚火动型患者。症见腰膝酸软，头晕眼花，夜尿遗精，火旺则阳事易兴，不仅小便末、大便时有白浊滴出，甚至欲念萌动时亦常自行溢出，或有血精。腰、骶可摸到泡状软性物或结节，腰骶部及腹股沟有条索并有压痛。舌质红，苔少，脉弦细数。拟以清泄相火为治。

选穴：腹股沟，腰、骶部，下腹部，带脉区，三阴交，太溪，关元，阳性物处。

第3组：适用于肾虚阳虚型患者。症见腰膝酸冷，阳痿早泄，遗精，神疲乏力，四肢末端凉，稍劳即有白浊溢出。腰、骶部有泡状软性物，腹股沟有条索及压痛。舌质淡胖苔薄白，脉沉弱。拟以补肾助阳为治。

选穴：腰、骶部，尾部，下腹部，腹股沟，命门，气海，三阴交，中极，肾俞、阳性物处。

第4组：适用于气血瘀滞型患者。症见病程日久，气血瘀滞，少腹、腰、骶部、睾丸、会阴坠胀隐痛，或见血尿、血精。舌质紫黯或见瘀斑，脉多沉涩。拟以活血化瘀为治。

选穴：腰部，腹股沟部，带脉区，血海，阴陵泉，百会，气海，阳性物处。

【手法】一般采取中度刺激手法。

四、耳针疗法

1. 耳针刺法

配穴方一取穴：前列腺、膀胱、内分泌、肾上腺、盆腔。

【治法】每次取一侧耳穴，两耳交替使用。耳郭常规消毒后，用耳毫针对准所选穴位刺入，用强刺激泻手法，留针20～30min、间歇捻转3次。每日针刺1次，10次为1个疗程。

配穴方二取穴：内生殖器、膀胱、尿道、肾、交感、脾、内分泌。

【治法】每次取一侧耳穴，两耳交替使用。耳郭常规消毒后，用耳针对准所选穴位刺入，急性前列腺炎用强刺激泻手法，慢性前列腺炎用中刺激平补平泻手法，留针15～30min，每5～10min行针1次。每日行针1次，10次为1个疗程。

2. 耳穴压迫法

【取穴】内生殖器、前列腺、肾上腺、脾、盆腔、内分泌。

【治法】每次取一侧耳穴，两耳交替使用。耳郭常规消毒后，按操作常规，用中药车前子（或莱服子、王不留行籽）贴压所选穴位，边贴边按摩，贴紧固定。按压时手法由轻到重，直至出现局部胀痛感为止。并嘱患者每日自行按压耳穴3～5次，隔2天换贴1次，10次为1个疗程。

五、穴位贴敷

1. 贴脐散

【组成】麝香0.15g，白胡椒7粒。

【制法】白胡椒研细末备用。

【用法】上药为1次量。先将肚脐用温水洗净擦干，倒入麝香粉，再盖上胡椒粉，最后盖一圆纸片，外用胶布固定，勿令药粉掉出。每7～10天换药1次，10次为1个疗程，每疗程可休息5～7天。

【功用】清热止痛，通利小便。

2. 土茯苓膏

【组成】土茯苓、龙胆草、马齿苋、桃仁、琥珀、炒谷芽、延胡索、枳壳各等份。

【制法】上药共研细末，以醋调和成糊状备用。

【用法】取上药膏适量，贴敷于肚脐上，外以纱布盖上，每日换药1次。

【功用】清热利湿，活血化瘀，理气止痛。

3. 琥珀膏

【组成】琥珀20g，大黄、半夏各15g，麝香1g（后入）。

【制法】研为细末，以蜂蜜调成软膏状备用。

【用法】取上膏药适量，贴敷于肚脐和阿是穴（压痛点），外以纱布盖上，胶布固定，每日换药1次。

【功用】清热通便，活血利水，通窍止痛。

4. 麝香散

【组成】麝香1g（后入），香附9g，乌药、延胡索、小茴香各6g。

【制法】上药共研细末，装瓶备用，勿泄气。

【用法】取药末适量，用清水调为糊状，外敷于肚脐处，用敷料覆盖，胶布固定。隔日换药1次，4次为1个疗程。

【功用】活血通络，疏肝理气。

六、其他特色疗法

1. 针刺配合温针灸

取双侧次髎、中极穴。治疗时，嘱患者先取俯卧位，采用小号4寸毫针直刺双侧次髎穴，针尖斜向前列腺体组织，进针深度3～3.6寸，行针得气后，作小幅度提插2～3次，间歇捻转。使针感达到会阴部或阴茎部，并予留针20min；再嘱患者翻身为仰卧位，取中极穴，行针得气后，行小幅度提插捻转5min，使针感传至阴茎头部，以艾柱作温针灸2壮。每天1次，10次为1个疗程。

2. 中药坐浴配合按摩

采用中药黄柏15g、生地黄30g、知母15g、丹参30g、赤芍15g、红花30g、地龙15g、益母草20g、蒲公英15g、败酱草15g、苦参15g、鳖甲15g、大黄15g，煎汤后，每天坐浴1次，每次约40min。并同时做会阴部皮肤按摩，一般治疗1～2个月（水温40～45℃，未育者不适合此法）。

3. 针刺配合神灯照射

取三阴交、太溪、阴陵泉、会阴、中极、关元、气海穴，采用平补平泻手法，行针得气后，留针40min。留针期间，每隔10～15min行针1次。并将功率为250W的TDP（神灯）治疗仪置于会阴部，二者的垂直距离为30～40cm，照射40min，温度以患者感到舒适为宜。每天1次，10次为1个疗程。

4. 针刺配合频谱治疗仪照射

取关元、中极、三阴交、肾俞穴（均取双侧），采用平补平泻手法，得气后，予以留针。留针期间，用频谱仪照射下腹部，腰痛照射腰部，照射距离为30cm。每天1次，10次为1个疗程。

5. 针刺配合艾灸

（1）主穴取气海、关元、太溪穴，均施以补法；中极、阴陵泉、三阴交穴，均施以泻法；会阴穴施以艾条灸法。配穴，实证者，配加三焦俞、委阳穴；虚证者，配加肾俞、膀胱俞穴。用提插捻转补泻法行针。隔天1次，10次为1个疗程。

（2）主穴取会阴穴；配穴取秩边、气海、中极、关元、三阴交穴。

主穴用雀啄灸法，取自制药艾条（含艾叶、白芷、防风、乌药、小茴香），点燃，对准所选穴位，采取类似麻雀啄食般的一起一落忽近忽远的手法施灸，给予较强的温热感刺激。一般每次灸治5~10min。每天1~2次，10天为1个疗程。

第四节 中医辨证调护

一、药膳防护

1. 莲须芡实粥

【配料】莲须8g，芡实16g，粳米50g。

【制法】莲须、芡实水煎取汁去渣，与粳米同煮成粥。

【用法】每天1剂，连服20天。

2. 薏米粥

【配料】薏米30g，粳米100g。

【制法】将薏米、粳米煮成粥。

【用法】每天1剂，连服20天。

3. 黑豆汤

【配料】黑豆250g，甘草10g，生姜10g。

【制法】将配料加水煮熟。

【用法】吃豆喝汤，隔天一次。

4. 炒田螺

【配料】田螺500g，植物油、料酒适量。

【制法】田螺在水中养1周，捞出去杂，取肉，入油爆炒，加料酒，加水、调料，煮熟。

【药用】吃肉喝汤、连用20天。

二、日常防治

（1）性生活规律适量，减少或避免手淫，避免不洁性交；

（2）避免饮酒过度，感冒受寒；

（3）避免久坐，减少骑自行车或类似的行为；

（4）少熬夜，适量饮水，不过食辛辣，戒除烟酒，不要憋尿；

（5）适量运动，保持良好的心理状态。

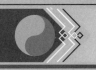

第五十章 阳 痿

第一节 概 论

勃起功能障碍（erectile dysfunction，ED）是男性性功能障碍的常见疾病，是指阴茎持续不能达到或维持足够的勃起以完成满意的性生活，病程在3个月以上。有报道显示，年龄在40岁及以上的男性中有52%患有不同程度的ED，患病率随年龄增长而快速增高，70岁以上者有15%存在完全性ED，近年来ED的发病在30～39岁男性群体中比例增高，越来越趋于年轻化。

ED属中医"阳痿"范畴，也称为"筋萎""阴器不用"，中医学治疗本病历史悠久，在临床上取得了良好的疗效，其治疗ED基于辨证论治。ED是一种常见病、多发病，尽管不是一种危及生命的疾病，但与患者的生活质量、性伴侣关系、家庭和谐相关，出现ED可能预示着患者存在一些心血管方面的潜在疾病。

第二节 疾病诊断标准

一、诊断

（一）询问病史

（1）详尽询问病史有利于了解造成患者ED的致病因素，包括发病与病程。发病是突然还是缓慢，程度是否逐渐加重，是否与性生活情境相关，有无夜间勃起及晨勃。

（2）性生活史。勃起问题出现的时间和持续时间，勃起硬度，维持能力和时间，其他性功能情况。晨勃，视听觉性刺激时勃起状况，包括反应、硬度及时间。

（3）一般情况。精神、体力、精力、睡眠。

（4）平时性格；性取向；与女性交流能力；工作压力；女方态度，对性生活的满意程度；目前的感情状态；性伴侣的健康状况等。

（5）性腺功能低下评估，包括体能、性欲、疲劳、认知能力下降、LUTS情况。

（6）之前的诊疗情况。

（7）精神心理学评估。

（8）量表：国际勃起功能问卷（IIEF-5）、男性性健康量表（SHIM），对ED诊断有较高的价值。

（二）实验室及其他检查

1. 一般辅助检查

可根据患者具体情况检测血压和脉搏、血常规、尿常规、血糖、肝肾功能、血清PSA、性激素六项、甲状腺功能等。

2. 特殊辅助检查

根据患者的具体情况选择一项或多项方法进行检查，如夜间阴茎胀大和硬度检测（noctural penile tumescence and rigidity test，NPTR）、阴茎海绵体注射血管活性药物试验（intracavernous injection，ICI）、阴茎彩色多普勒超声检查（colour Doppler duplex ultrasonography，CDDU）、阴茎海绵体灌注测压及造影术、选择性阴部内动脉造影及神经诱发电位检查（球海绵体肌反射潜伏时间、阴茎海绵体肌电图、躯体感觉诱发电位、括约肌肌电图和阴茎感觉阈值测定）等。

第三节 中医特色治疗

一、刮痧疗法

【刮痧部位】头部：全息穴区——额颞带（双侧）、额顶带后侧。督脉——百会。背部：督脉——命门。膀胱经——双侧肾俞、关元俞至下髎、志室。腹部：任脉——关元至中极。下肢：胃经——双侧足三里。脾经——双侧阴陵泉至三阴交。肝经——双侧蠡沟。

二、手部疗法

1. 手部按摩法

（1）【取穴】生命线、肾经、神门、肝脏治疗点、劳宫、关冲、少冲、虎边穴。

【治法】治疗部位常规消毒后，按操作常规，推揉生命线、肾经；按揉肝脏治疗点、神门、劳宫穴；按揉虎边、关冲、少冲穴。每天按摩1次，每次15～30min，10次为1个疗程。

（2）【取穴】肾区、生殖区、生殖腺区、双手小指、肾点、命门点。

【治法】治疗部位常规消毒后，按操作常规，擦热手掌，持续按揉肾区、生殖区、生殖腺区、肾点、命门点、双手小指。每天按摩1次，每次15～30min，10次为1个疗程。

2. 手部针刺法

（1）【取穴】肾点。

【治法】治疗部位常规消毒后，用毫针对准肾点直刺入0.5寸，每次留针10min。每天或隔天1次，10次为1个疗程。

（2）【取穴】命门点、腹上。

【治法】治疗部位常规消毒后，用毫针对准所选穴位刺入，用补法或平补平泻法。每天或隔天1次，10次为1个疗程。

3. 手部药疗法

（1）二子二仙汤

【组成】仙茅、仙灵脾、锁阳、桂枝各10g，桑寄生、枸杞子各5g，杜仲10g，韭菜子、蛇床子各5g。

【用法】每天1剂。上药加清水适量，水煎取汁，倒入盆内，待温时浸泡双侧手足。每天2次，每次30min，10次为1个疗程。

（2）阳痿方

【组成】硫黄、炮干姜、小茴香、蜂房各15g。

【用法】各药共研细末，用米醋适量调为稀糊状，备用。用时每次取药25g，外敷于双手心劳宫穴和肚脐上，外以纱布包扎固定。每天换药1次。

（3）补肾填精浴方

【组成】桑寄生、枸杞子、锁阳、桂枝、淫羊藿、菟丝子各30g，杜仲50g。

【用法】每天1剂，将上诸味入锅，加适量水煎汤。熏洗双手，每次30min，每日早晚各1次。

三、足浴疗法

1. 足浴疗法一

【组成】杜仲50g，桑寄生、枸杞子、锁阳、桂枝各30g。

【制法】将上方水煎，取汁，备用。

【用法】将药汁放在盆内，足浴，每晚1次，2天1剂。

【主治】阳痿。症见阳事不举，精液清冷，阴囊、阴茎冰凉冷缩，或局部冷湿，腰膝酸软，头晕耳鸣、畏寒肢冷，精神萎靡、面色㿠白，舌淡、苔白，脉沉细，右尺尤甚。

2. 足浴疗法二

【组成】蛇床子、韭菜子各30g、胡芦巴、肉桂、丁香各15g。

【制法】上药加清水1000ml，煮沸10min，去渣，将药液倒入盆内，备用。

【用法】药温适宜，浸泡双足30min，每天1次，10日为1个疗程。

【主治】阳痿。症见阳事不举，阴囊、阴茎冰凉冷缩，腰膝酸软，头晕耳鸣，畏寒肢冷，精神萎靡。

四、梅花针疗法

1. 辨证选穴

第1组：适用于肾阳虚弱、命火衰微患者。症见阴茎不举，或举而不坚，不能进行正常的性生活、性欲减退，腰膝酸软，步履无力，头昏耳鸣，面色苍白，神倦，肢冷，腰、骶部有泡状软性物，腹股沟有条索及压痛。脉沉细，苔薄舌质淡。拟以补肾壮阳为治。

【选穴】腰、骶部，尾部，下腹部、腹股沟，关元、三阴交，带脉区小腿内侧，阳性物处。

第2组：适用于心脾两虚患者。症见阴茎不举，或举而不坚，不能进行正常的性生活，失眠，夜寐不安，梦多，心悸，神倦乏力，胃纳不佳，腹胀，时有大便稀溏，夜尿频，脸色萎黄。胸椎5～12两侧有条索及压痛，腰、骶部可摸到泡状软性物，腹股沟有条索及压痛。脉细尺弱，苔薄腻。拟以补益心脾为治。

【选穴】胸椎5～12两侧，腰、骶部，腹股沟部，耻骨联合上缘内关，心俞，脾俞，带脉区，阳性物处。

2. 随证加减

（1）神倦体虚、失眠、心悸者加刺大椎、百会、关元、内关。

（2）胃纳差、腹胀、大便稀溏者，尿黄，阴部湿疹者加刺胸椎5～12两侧、中脘、上腹部、足三里、腹股沟。

3. 手法

一般采用轻度或中度刺激手法。

五、艾灸疗法

1. 艾灸疗法一

【取穴】阴包穴上2寸许（双）、列缺（双）。

【灸法】用艾条温和灸。患者仰卧，在阴包穴上2寸许，压痛明显处，消毒后进针，深度为1.5～2寸，得气后以针感向外生殖器放射为宜，用补法。留针30min，每10min捻针1次。同时艾灸双侧列缺穴，每穴灸5～10min。每日治疗1次，7日为1个疗程。

2. 艾灸疗法二

【取穴】主穴：肾俞、关元、命门、三阴交。配穴：纳差者，加足三里；精出清冷者，加腰阳关；头晕耳鸣者，加风池；胆怯者，加间使；失眠易惊者，加风池；阴囊潮湿者，加阴陵泉；心悸怔忡者，加内关。

【灸法】

（1）用艾条温和灸。每次取4～6穴，各灸15min，每日灸1次，15次为1个疗程。

（2）用艾柱瘢痕灸。取关元穴，用中等艾柱置穴上着肤直接灸，每次灸20壮，5天灸1次，3次为1个疗程，每疗程间隔1周。

（3）用温针灸。每次取4～6穴，按常规温针灸法，每穴灸20～30min，每日灸1次，10次为1个疗程。

（4）用艾柱隔盐灸。取细食盐纳入神阙穴，与脐平，上置艾柱施灸，每次灸10～15壮，隔日灸1次，10次为1个疗程。

3. 艾灸疗法三

【取穴】主穴：心俞、肾俞、命门、腰阳关、神阙、关元、中极、三阴交、太溪。配穴：气血两虚者，加脾俞、足三里。

【灸法】

（1）用艾柱瘢痕（化脓）灸。每次取2穴，各灸3～5壮，每月灸1次，3次为1个疗程。

（2）用艾柱无瘢痕灸。将艾柱放在关元、中极穴着肤直接灸，各灸3壮，每周灸1次，3次为1个疗程，疗程间休息7天。灸后小腹内温热感可持续数日，灸的次数越多越有效。

（3）用艾隔附子饼（或姜）灸。在肾俞、命门、关元、大赫、三阴交穴各灸3～5壮，隔日灸1次，10次为1个疗程。

（4）用艾柱隔盐灸。用细食盐填满脐窝（或再覆盖姜片），上置艾柱施灸，每次灸5～30壮（或用艾条熏灸10～30min），隔日灸1次，10次为1个疗程。

4. 艾灸疗法四

【取穴】气海、关元、三阴交

【灸法】用艾条温和灸，在上述穴位，各灸10min，每日灸1次。

六、耳穴疗法

（一）耳穴针刺法

1. 耳穴疗法配穴方一

【取穴】交感、外生殖器、睾丸、内分泌、心、脾、肾。

【治法】每次取一侧耳穴，两耳交替使用。耳郭常规消毒后，用耳穴针对准所选耳穴，用轻刺激补手法，留针20～30min，每5～10min行针1次。每天针治1次，10次为1个疗程。亦可用耳穴贴敷。

2. 耳穴疗法配穴方二

【取穴】外生殖器、内生殖器、缘中、肝。

【治法】耳郭常规消毒后，用耳毫针对准所选穴位刺入，用轻刺激补手法，留针30min，每10min行针1次。每天行或隔天行针1次，10次为1个疗程。

（二）耳穴压迫法

1.耳穴压迫法配穴方一

【取穴】主穴：内生殖器、外生殖器、肾、缘中、皮质下；配穴；肝、心、脾、三焦、耳尖、内分泌、艇角、交感。

【治法】每次取一侧耳穴之主穴和配穴2～3个，两耳交替使用。耳郭常规消毒，用王不留行籽贴压在所选穴位上，边贴边按压。按压时一般用轻揉按摩补法；湿热下注用泻法，并嘱患者每天自行按摩3～4次。隔2～3天换贴1次、10次为1个疗程。

2.耳穴压迫法配穴方二

【取穴】内生殖器、肾、缘中、交感、内分泌、肝、脾。

【治法】每次取一侧耳穴，两耳交替使用。耳郭常规消毒后，按操作常规，用王不留行籽贴压在所选穴位上，边贴边按压，一般用补法，湿热型用泻法，并嘱患者每日自行按压耳穴3次。隔天换贴1次，10次为1个疗程。

3.耳穴埋针法

【取穴】与"耳穴压迫法配穴方一"相同。

【治法】每次取一侧耳穴，两耳交替使用。耳郭常规消毒法，按操作常规进行埋针，对准所选穴位刺入揿针或皮内针，外用胶布固定，隔3～5天换埋针1次。天气炎热时为防止感染，应缩短埋针时间，可隔天治疗1次，10次为1个疗程。

4.耳穴药物注射法

【取穴】与"耳穴压迫法配穴方二"相同。

【药物】绒促性素（绒膜激素）。因此药偶有过敏反应，注射前须做过敏试验。一般将500U的粉针剂溶于1ml注射用水中备用。

【治法】每次取2～3个主穴，1～2个配穴的一侧耳穴，两耳交替使用。耳郭常规消毒后，按操作常规，将上述药液注入所选穴位，每次每穴注射0.1ml，剩余的注入体穴中极（耻骨联合上1寸，腹中线上）、关元（耻骨联合上2寸，腹中线上）。每次1～2个穴交替。每周注射1次，4次为1个疗程。休息1个月，继续下一疗程。

七、穴位贴敷

1.附粟膏

【组成】附子1个（重45g），罂粟壳10g，穿山甲（炮）8g，土硫黄6g，麝香0.3g。

【制法】先将乌附子挖空内部使成空壳，将挖出的附子末与罂粟壳、穿山甲、土硫黄共研成细末，过筛后仍填入附子壳内，将好白酒250ml放入锅内，加入附子，然后加热，先用武火，再用文火煎熬至酒干，将附子取出与麝香混匀，捣烂如药膏，备用。

【用法】取黄豆大的药膏2块，将1块贴于脐孔上穴上，上面盖以纱布，用胶布固定。3天换药1次。

2. 起萎散

【组成】淫羊藿、蛇床子、皂刺、马钱子、肉苁蓉、黑附片、丁香各100g。

【制法】上药水煎2次，再浓缩成膏，阴凉干燥，研为细末，过100次筛，贮瓶备用。

【用法】用时取药末适量，用白酒调为糊状。每次取药糊2g敷于命门穴处。上盖敷料，胶布固定。每天换药1次，15次为1个疗程。

3. 壮阳膏

【组成】肉苁蓉20g，淫羊藿、菟丝子、赤芍药、巴戟天各15g，阳起石、水蛭、韭菜子、制附子各10g，制马钱子8g，蜈蚣5条，麝香2g，冰片、肉桂各6g。

【制法】将上药烘干，共研细末，和匀，贮瓶备用。

【用法】用时取药粉适量，以食醋调膏做成5分硬币大、0.5cm厚圆饼，贴脐部，盖塑料薄膜与敷料，用胶布固定。每贴72h，隔天复贴，直至痊愈。另外根据患者病因不同，配合心理治疗、性行为治疗及中药内服治疗等。

【功用】温补肾阳，疏肝活血。

4. 五味急性膏

【组成】急性子15g，罂粟壳10g，蟾酥3g，麝香2g，葱白适量。

【制法】将前3味共研为细末，加入麝香，再研至极细，滴水调和制成药丸1粒，将葱白捣烂，包裹好，外面用湿纸再包一层，放于炭火中烤3～5min，取出换纸，再包再烤，如此反复7次。取小药丸备用。

【用法】睡前取丸3粒，用白酒化开，涂贴于神阙穴、曲骨穴和阴茎头上。每晚1次。

【功用】活血通络、补肾起萎。

5. 六味急性膏

【组成】急性子、天竺黄各30g，蜈蚣10条，炮穿山甲、鳖甲各10g，麝香0.5g，面粉适量。

【制法】将前5味研成细末，加入面粉拌匀，再将煮热的黄酒倒入，调匀制成2个药饼备用。

【用法】取1个药饼贴于脐孔上，每天换药1次，10次为1个疗程。

6. 温肾通窍膏

【组成】石菖蒲、白芍、肉桂、巴戟天各40g，麻黄、白芷各30g，冰片25g（另研后入）。

【制法】上药共研细末，装瓶密封备用，或用凡士林500g调为糊状。

【用法】取药末适量（每次取5g），用凡士林调为糊状，分别贴敷于神阙、小极、肾俞（双）穴上，上盖纱布，用胶布固定。每天早、晚各换药1次。

【功用】祛风通窍，温肾壮阳。

八、药袋贴敷方

【组成】当归、生马钱子、党参、桂枝、薄荷、片姜黄、麻黄、紫丹参各等份。

【制法】上药共研细末，每个纱布药袋装入药末500g，备用。

【用法】将药袋敷于气海、关元或肾俞（双侧）穴上，用松紧带固定，每4h更换1次。

【功用】益气活血，温肾壮阳。

九、中药外用

1. 一行当百思想不忘方

蛇床子3g，天雄、远志各2g，桂心1g，没食子1枚，上5味共研为末，唾丸如梧子，涂阴茎龟头，纳玉泉中，稍时遍身热。补肾壮阳，可增进男女性功能。

2. 阴痿不起方

夜卧，将蜂房灰，敷阴茎龟头上，即热起，无妇不得敷之。

3. 种子真阳膏

香油100g，甘草5g，天冬、麦冬、生地、熟地14g，夜交藤、远志、蛇床子（以上酒浸）、香附子、谷精草、官桂、川续断、杏仁、狗胫骨、凌霄花、番木鳖、肉苁蓉、仙灵脾各9g，上药入器皿中，文武火煎枯滤其渣。再下松香120g共煎，用槐枝不停搅动，不可太老，再下硫黄、龙骨、赤石脂各3g，蟾酥6g，鹿角片、鹿茸各120g，煎至滴水成珠为度，不可老。出火之时，方下丁香、木香各6g。乳香、没药各12g，摊贴如钱大，贴脐中。50日一换。用羊皮金摊贴，又贴左脚心。功效：补肾壮阳，用于肾虚百损、阳虚无子、五劳七伤、阳痿不举并妇人虚弱等证。

4. 贴脐膏

阳起石、蛇床子、香附、韭菜子各3g，土狗子（去翅和足）7个，大枫子（去壳）、麝香、硫黄各1.5g，上药共研细末，炼蜜为丸如指顶大。同房前用药丸以油纸敷贴肚脐上，外用绢带固定，房事毕即去药。用于阳痿。

5. 敷脐方

白蒺藜、细辛、生硫黄各30g，吴茱萸15g，穿山甲、制马钱子各10g，冰片5g，上药共研细末，备用。用3g调匀敷脐，并敷曲骨穴，用胶布固定，2天1换，上用暖水袋敷之。用于阳痿。

第四节 中医辨证调护

一、气功疗法

气功可调节阴阳，有助于性功能的恢复。在练习气功前要平心静气，每次练习30min，可在晨起或入睡前30min练习。

（1）入静调息丹田，仰卧位，开始前先用手掌按揉小腹（以丹田为中心）数分钟，全身放松，舌顶上腭，安神定志，意守丹田，呼吸缓慢而均匀，双唇微闭，呼吸时小腹微鼓，下腹部肌肉稍感紧张，如此呼吸30次。

（2）引气足三阴接前式，在呼气时拇指背伸，收引足心，似觉气从拇趾和足心三阴起始端经小腿内侧、大腿内侧至会阴部和丹田穴，意念引到哪里时则那里的肌肉轻微紧张，如此呼吸30次。

（3）练命门，接前式，在吸气时腰向前凸，臀向后上方收（意想丹田与命门之间气相通），如此呼吸30次。

（4）挟腿收外肾，接前式，在呼气时双腿向内挟，臀部及会阴部、大腿内侧肌群收缩，同时向上收缩肛门，上引睾丸，如此呼吸30次。

（5）练会阴，接前式，在吸气时会阴部及尿道肌肉用力收缩（即用力提肛），收缩后不立即放松，等至呼吸时才缓慢放松，如此呼吸30次。

（6）运气阴茎，接前式，在吸气时意念使阴茎勃起。在勃起的基础上使其随吸气而坚硬有力，随呼气而略放松，如此呼吸30次。如意念不能使阴茎勃起，也不必强求。应注意在练功时不练此功式，待练其他功式3个月或练功时感觉小腹和会阴有气（如有饱满感、发热、发胀或震颤等）以后再练此功式，不要急于求成。

二、药膳食疗

1. 冬虫夏草蒸甲鱼

冬虫夏草10g，甲鱼1只（约500g重），红枣20g，料酒30g，盐、味精、葱、姜、蒜各适量，鸡汤100g。先将宰好的甲鱼切成四块，放入锅内煮沸，捞出，割开四肢，剥去腿油，洗净。洗净冬虫夏草。用开水浸泡红枣。再将甲鱼放在汤锅中，上放冬虫夏草、红枣，加料酒、盐、葱段、姜片、蒜瓣和鸡汤，上蒸笼蒸2h后取出，拣去葱、姜即成。吃肉饮汤，5天1次，连续服用4～5周。用于气血两亏之阳痿。

2. 川续断杜仲炖猪尾

川续断、杜仲（布包）各15g，猪尾1～2具，去毛洗净。加水、姜、料酒、酱油，武火煮沸，文火煮至猪尾烂；加盐少许。食猪尾饮汤，一次服完。每周1次，连用1个月。能补肾气而兴阳道，用于肾虚阳痿。

3. 当归牛尾汤

当归30g，牛尾1条，盐少许。将牛尾去毛洗净，切成小段与当归一起放入锅中加水煮，后下调料，饮汤吃牛尾。用于肾虚阳痿。

4. 香附米炖猪尾

香附米20g，猪尾2具，去毛洗净，加水同煮，沸后用文火煮至尾烂，弃香附米，加调味品调味，连汤服食，连续2～3次。有行气解郁、振奋阳道的作用，适用于情志因素造成的阳痿。

5. 韭菜炒虾米

韭菜150g，鲜虾50g，炒熟佐膳或酒，每周2～3次，连食4周。适用于命门火衰阳痿。

6. 虾米炖羊肉

白羊肉250g（去脂膜，切成小块），虾仁25g，生姜5片，加水煮至肉熟，分3次服完。每周1次，连服4周，有温肾壮阳之功。适用于平素怕冷体质的阳痿。

7. 附片煮狗肉

熟附片30g，生姜150g，狗肉1000g，葱、蒜适量。先煎熬附片1h，然后放入狗肉、生姜、葱、蒜，一同下锅煮烂，可分多次服食。用于阳虚的阳痿。

8. 白胡椒烫猪肚

白胡椒15g打碎，放入洗净的猪肚内，留少许水分，用线扎口，慢火烫熟。调味后服食猪肚，每日中餐空腹食，分3～5天食毕。连食3～5个猪肚。适用于脾胃虚弱的阳痿。

9. 北芪枸杞煮子鸽

北芪、枸杞各30g，子鸽1只。鸽子用水溺死，去毛及内脏，加水，三物同煮至鸽肉熟，调味，吃鸽肉、枸杞，饮汤。每周2次，连吃3周。适用于中气不足的阳痿。

10. 冬虫母鸡汤

冬虫夏草5枚，母鸡1只，将鸡宰杀后，去毛开膛取出杂物洗净，鸡同虫草放入锅内，加水煮15h，待鸡肉烂熟时，加盐和味精各少许，调味，食肉饮汤。适用于阴虚精少的阳痿。

11. 龙眼山药粥

龙眼肉5枚，淮山药、粳米各50g，早上煮粥吃。10天为一疗程，停5天后再食，一般吃3个疗程。用于心脾两亏的阳痿。

三、日常调护

加强科普教育，针对勃起功能障碍的危险因素，采取早期干预。由于多数中老年男性勃起功能障碍与动脉粥样硬化、高血压、糖尿病等相关，因此与心脑血管疾病的防治是统一和互利的。同时，对有可能影响勃起功能的社会心理、神经、内分泌、泌尿生殖疾病和创伤等因素给予关注并及时干预。

（1）调节精神状态，保持心情舒畅，改变生活习惯，戒烟，进行体育锻炼，减轻体重，安排低脂肪高纤维饮食，避免房劳，适当进行性生活。

（2）控制伴随疾病，如冠心病、高血压、糖尿病、高血脂症、代谢综合征等。

（3）规律的性生活有助于改善勃起功能。

（4）早期治疗轻度勃起功能障碍，包括药物治疗或其他治疗。

（5）做盆腔器官根治性手术或放疗后患者，早期每日小剂量持续用药或使用真空勃起装置。

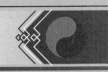

第五十一章 早 泄

第一节 概 述

早泄（premature ejaculation，PE）是最常见的男性性功能障碍。国外报道18～59岁男性PE患病率达31%，国内学者调查早泄的发病率达到25.8%。早泄患病率和态度调查结果显示只有9%自我报告的早泄男性会咨询医生。国际性学会（The International Society for Sexual Medicine，ISSM）以循证医学证据为基础的早泄全新定义为：①阴茎进入阴道后，射精总是或者通常大约在1min内（原发性），或不足3min，伴明显困扰（继发性）；②阴茎部分或完全进入阴道后，射精无法推迟；③伴随消极心理，如苦恼、忧虑、挫败感，避免性接触。

原发性早泄特点是从第一次性经历时发病，以后的性生活依然如此。继发性早泄是逐渐或突然发病，此前有正常的射精经历，但现在射精时间缩短（一般时间不如原发性早泄那么短）。

新近提出两种早泄症状：①变异性（自然变异性早泄），不规律，非持续性出现，在性生活正常波动范围。②主观性（早泄样射精功能障碍），主观描述有持续或非持续射精早于预期，但阴道内射精潜伏期在正常范围，能够延长。

第二节 疾病诊断标准

一、临床表现

根据病史和性生活史判断。若考虑早泄，再以原发性或继发性归类。注意它是情境性（特定环境或特定伴侣）还是持续出现。注意其射精潜伏期，性刺激强弱，对性生活和生活质量的影响，以及有无不当使用药物和毒药。

早泄诊断四要素：①阴茎置入阴道后的射精潜伏期（intravaginal ejaculatory latency time，IELT）；②射精自控；③相关苦恼；④妨碍交往。

1. PE诊断工具

常用的量表主要有早泄诊断工具（premature ejaculation diagnostic tool，PEDT）。11分以上可以诊断，8分以下可能性较小。

2. 中国早泄患者性功能评价表

中国早泄患者性功能评价表（Chinese index of sexual function for premature ejaculation）有利于临床上评估早泄患者性功能并提供比较客观的量化指标，可作为治疗早泄药物的评估指标。

第三节 中医特色治疗

一、手部疗法

（一）手部按摩法

1. 手部按摩法配穴方一

【取穴】肾脏治疗点（即肾区），生殖穴（位于小鱼际下段），生殖器官治疗点（有三处，一在大鱼际桡侧下段，二在小指第一、二关节之间桡侧，三在肾区上方，与生殖穴平行，直对无名指），内分泌治疗点，泄泻治疗点（位于手背中指与无名指之间根下一横指），肾经、关冲。

【治法】治疗部位常规消毒后，按操作常规，按揉肾脏治疗点、生殖穴治疗点、生殖器官治疗点、内分泌治疗点，按揉肾经，按揉泄泻治疗点，按揉生殖器官治疗点、关冲穴。每天按摩1次，每次20～40min，7次为1个疗程。

2. 手部按摩法配穴方二

【取穴】生殖区、内分泌区、肾经、命门点、手部正中线及手腕部、下腹穴。

【治法】治疗部位常规消毒后，按操作常规，按揉肾区、生殖区、内分泌区，推揉肾经、手掌正中线；横推手腕部；按揉命门点、下腹穴。每天按摩1次，每次20～30min，7次为1个疗程。

（二）手部针刺法

1. 手部针刺法配穴方一

【取穴】命门、神门。

【治法】治疗部位常规消毒后，用毫针对准所选穴位刺入，用平补平泻法，留针5～10min。每天1次，7次为1个疗程。

2. 手部针刺法配穴方二

【取穴】肾点、下腹穴。

【治法】治疗部位常规消毒后，用毫针对所选穴位刺入，留针10min。每日1次，7次为1个疗程。

（三）手部药物疗法

1. 九味四子汤

【组成】金樱子、菟丝子、五倍子各15g，白蒺藜、莲子、益智仁、芡实各10g，仙茅15g，五味子5g。

【用法】每日1剂。上药加清水适量，煎水取汁，将药汁倒入盆内，趁热熏洗双手。每天2次，每次20～30min，7次为1个疗程。

2. 止泄方

【组成】蜂房20g、五倍子10g。

【用法】药共研细末，备用。每一次取药末30g，用米糊适量调为稀糊状，外敷于双手心劳宫穴和肚脐上，包扎固定。每日换药1次，7次为1个疗程。若严重者，加用本膏涂龟头，每天2次。

二、药浴疗法

1. 药浴疗法处方一

【组成】仙鹤草20g，黄柏、丹皮各9g。

【主治】早泄。症见欲念时起，阳事易举，或举而不坚，临房早泄，梦遗滑精，腰膝酸软，五心烦热，头晕目眩，心悸耳鸣，口燥咽干，舌红少苔，脉细数。

【制法】上药水煎，取汁，备用。

【用法】将药汁放在盆内，浸泡双足，每晚1次。

2. 药浴疗法处方二

【组成】五倍子20g。

【主治】早泄。

【制法】上药水煎，取汁，备用。

【用法】取药汁放在盆内，双足浸20～30min，每晚1次，15～20日为1个疗程，连续2个疗程。

3. 药浴疗法处方三

【组成】细辛、丁香各20g，75%酒精100ml。

【主治】早泄。症见遗精日久，气短乏力，腰膝酸软，阳痿精薄，小便清长，夜尿多，舌淡苔白，脉细弱。

【制法】将上方前2味置酒精中浸泡1周，备用。

【用法】取10～20ml，置温水中足浴，每日1次，每次20～30min，7～10日为1个疗程。

三、灸法

1. 灸法配穴方一

【取穴】主穴：关元、三阴交、太溪、中极、曲骨。配穴：腰膝酸软者，加腰阳关、肾俞；小便清长、夜尿频多，加中极、膀胱俞；潮热盗汗者，加合谷、复溜；精神抑郁者，加内关、太冲；心虚胆怯者，加心俞、胆俞、大陵、丘墟。

【灸法】

（1）用艾条温和灸。每次取5～6穴，各灸20min，隔天灸1次，10次为1个疗程。

（2）用温针灸。每次取5～6穴，每次灸30min，每天灸1次，10次为1个疗程。

（3）用艾柱隔姜灸。每次取3～4穴，各灸5～10壮，隔天灸1次，10次为1个疗程。此法多用于肾虚型。

2. 灸法配穴方二

【取穴】主穴：①心俞、肾俞、志室、三阴交；②关元、大赫、神门、关元俞。配穴：肾气不固者，加关元、命门、太溪；阴虚火旺者，加内关、神门；心脾两虚者，加中极、命门、脾俞、足三里、神门；肝经湿热者，加中极、足三里、三阴交、膀胱俞、丰隆。

【灸法】上述两方，交替使用，随证配穴，按法施灸。

（1）用艾柱隔姜灸。每次取3～5穴，各灸5～7壮，每天或隔天灸1次，中病即止。

（2）用艾条温和灸。每次取5～6穴，各灸10～20min，每天灸1次，10次为1个疗程。

（3）用温针灸。每次取3～5穴，各灸3壮（或10～15min），每天治疗1次，10次为1个疗程。

上法灸前若配合先揉按各穴3～5min，再施灸，则效果更好、更稳定。

3. 灸法配穴方三

【取穴】肾俞、关元俞、志室、下腹正中线。

【灸法】

（1）用艾条温和（或回旋）灸。在上述穴位上每次灸30min（下腹正中线用回旋灸）。每天灸1次，7次为1个疗程，每疗程间休息3天再行下1个疗程。

（2）用艾柱隔姜（或隔附子饼）灸。每次取2～4穴，各灸5～7壮，每日或隔日灸1次，10次为1个疗程。

（3）用衬垫灸。每次取3～5穴，将衬垫布覆盖在穴位上，用艾条点燃按灸3～5次，以局部皮肤温热红润为度。每天或隔天灸1次，7次为1个疗程，每疗程间休息3日。

四、耳穴疗法

（一）耳穴针刺法

1. 耳穴针刺法配穴方一

【取穴】子宫、外生殖器、睾丸、内分泌、神门。

【操作】每次取一侧耳穴，两耳交替使用。耳郭常规消毒后，用耳毫针对准所选穴位刺激，用轻刺激补手法，留针30min。每天或隔天1次，10次为1个疗程。

2. 耳穴针刺法配穴方二

【取穴】内生殖器、肾、内分泌、皮质下。

【操作】耳郭常规消毒后，用耳毫针对准所选穴位刺入，用轻刺激补手法，留针30min。每天或隔天1次，10次为1个疗程。

（二）耳穴压迫法

【取穴】生殖器、外生殖器、肾、内分泌、神门。

【操作】每次取一侧耳穴，两耳交替使用。耳郭常规消毒后，按操作常规，用王不留行籽贴压在所选穴位上，边贴边按压，并嘱患者每天自行轻揉按摩耳穴3～5次。隔2天换贴1次，10次为1个疗程。

五、穴位贴敷

1. 控泄方

【组成】罂粟壳、诃子、煅龙骨各等份。

【制法】上药共研细末，装瓶备用。

【用法】取药粉适量，用清水调为稀糊状，于性生活前30min涂于龟头，而后洗净即可。

【功用】温阳补肾。

2. 药袋敷方

【组成】芡实20g，生牡蛎、白蒺藜各15g，金樱子、莲子、益智仁各10g。

【制法】取药共研细末，装于布袋中，缝合固定备用。

【用法】药袋系于腰脐、小腹或丹田穴。2周为1个疗程，连续2或3个疗程。

【功用】固肾益气，收敛止泄。

3. 敷脐方

【组成】①露蜂房、白芷各10g；②吴茱萸、五倍子各等份。

【制法】二方各共研细末，装瓶备用。

【用法】取一方药末适量，用水蘸少许调为稀糊状，敷于肚脐处，盖纱布，胶布固定。方①隔天1换，连用3~5天；方②每天换药1次，7次为1个疗程。

【功用】收敛止泄。

六、中药外治法

1. 外涂法

准备细辛50g，公丁香50g，海马50g，蛇床子30g，淫羊藿30g，75%酒精500ml。将上述中药浸泡入酒精内30天，过滤倒入有喷嘴的瓶中，每次房事前，向龟头涂抹或喷洒1~2次，2~3min后即可行房事。细辛、公丁香所含挥发油具有表面麻醉作用；海马、蛇床子、淫羊藿的提取物有类似雄激素样作用。全方具有补肾壮阳、固精止遗的功效。

2. 熏洗法

取五倍子20g，用文火煎30min左右，再加入适量温开水，趁热熏洗阴茎龟头数分钟。待水温下降至30~40℃左右，再将龟头浸泡到药液中约5~10min。每晚1次，15~20天为1个疗程。一般1~2个疗程后，龟头皮肤黏膜变厚，即达到治疗目的。本方具有收敛止泄的功效。

第四节 中医辨证调护

一、传统行为疗法

（一）气功疗法

1. 吸气法

该法应用于射精前，应停顿1~3秒钟，用吸、抵、抓、闭呼吸法，在吸气时，舌抵上腭，同时用逆腹式呼吸，伴提肛动作，练至100日左右即可。

2. 意守法

（1）意守丹田法：意守脐下1.5寸处，可想象有一个环形物体在小腹内。此法适用于虚证患者。

（2）意守膻中法：即意念默默回忆两乳之间以膻中为中心的一个圆形面积，或意守剑突下心窝区域。

3. 固精法

取卧位，意守丹田。两手心向下，左手心按压在肚脐上，以右手搭在左手背上，先顺时针按摩36次，再逆时针按摩36次。然后双手手指稍并拢，斜立，以丹田为中心，从心口下推摩到耻骨联合，一上一下为1次，共36次。最后用双手将睾丸兜起，推入阴囊上部耻骨旁腹股沟内，在其外皮上摩擦，先左后右为一次，共做81次。

二、药膳防护

（1）青虾250g、韭菜150g，按常法炒食。

（2）麻雀蛋6个、甜酒糟60g，一同煮熟后吃。

（3）羊肉500g、枸杞10g，一同煮熟后饮汤食肉。

（4）麻雀8只、青蒜100g，按常法煮熟或炒熟后食用。

（5）狗阴茎3具，焙干研为细末，每次服3g，用黄酒送服，用温开水冲服均可。

（6）猪腰一对、核桃仁30g，煮烂食用。

（7）狗肉250g，黑豆50g，调以盐、姜、五香粉及少量糖，共煮熟食用。

（8）猪腰一对，胡桃肉10g，山萸肉9g，或杜仲10g，补骨脂8g，纳入猪腰中，扎好，煮熟食用。

（9）猪肚1个，洗净，将肉苁蓉10g纳入猪肚中，加水后煮沸，食肉饮汤。

（10）羊肉150g，淮山药12g，肉苁蓉10g，菟丝子15g，核桃仁150g，葱白10根，梗米适量，共煮汤饮食。

（11）黄芪枸杞炖乳鸽：北黄芪、枸杞各30g，乳鸽1只。先将乳鸽宰杀后，去毛及内脏，洗净，续将黄芪、枸杞一同放瓦罐内，加水适量隔水炖熟食用。一般3天用1次，3～5次为1疗程。能益气健脾、养阴补肾，适用于脾肾两虚型早泄者。

（12）龙马童子鸡：虾仁50g，海马25g，子公鸡1只。先将子公鸡宰杀，去毛及内脏，将虾仁、海马用温水洗净后放入鸡腹内，再加葱段、姜块、味精、食盐适量，上笼蒸至烂熟，拣去葱段姜块，另用淀粉勾欠收汁浇在鸡上即可食用。有健脾益肾功效，适用于脾肾阳虚所致的早泄者。

（13）川断杜仲炖猪尾：川断、杜仲各15g（布包），猪尾2～3条去毛洗净，加水，放入生姜3片，料酒、酱油适量，旺火煮沸，文火煮烂，加盐少许。吃猪尾饮汤，一次服完，每周1～2次，连用1个月。

（14）三子固精酒：菟丝子、金樱子、覆盆子各15g，仙灵脾12g。上药共切碎，用双层纱布袋盛装，用白酒1L浸之，密封3日后开启。每天3次，每次饮1～2小杯。具有补肾固精之效，适用于肾精不固之早泄者。

（15）熟地巴戟酒：熟地黄、巴戟天各45g，枸杞30g，制附子、川椒、仙茅各20g，杭菊花60g。上七味共捣碎，盛于净瓶中，用白酒5L浸泡，封口，5天后开启，去渣饮酒。每日早晚空腹饮用1～2小杯。本方具有滋阴补肾、阴中求阳之效，适用于肾虚早泄者。

（16）金樱子粥：金樱子15g，梗米100g。两者混合煮粥，早晚温热服用。

（17）炒黄花猪腰：猪腰500g，黄花菜50g，姜、葱、蒜、酱油、食盐、糖、淀粉各适量。将猪腰切开，剔去筋膜，洗净，切成腰花块；黄花菜水发切段；炒锅中置素油烧热，先放入葱、姜、蒜等作料煸炒，再爆炒猪腰，至其变色熟时，加黄花菜、食盐、糖煸炒，再入淀粉，汤汁明透起锅。顿食或分顿食用。补肾益脾，固涩精液，适用于肾虚腰痛、耳鸣、早泄、阳痿者和乳少产妇。

（18）芡实茯苓粥：芡实15g，茯苓10g，大米适量。将芡实、茯苓捣碎，加水适量，煎至软烂时，再加入淘净的大米，继续煮烂成粥。1日分顿食用，连吃数日。补脾益气，适用于小便不利、尿液混浊、阳痿、早泄者。

三、日常防治

（1）对夫妻同时进行性教育，正确对待性生活，避免恐惧，夫妻之间应相互体贴与配合。

（2）消除性交前紧张、恐惧心理，延长性交前的爱抚过程，避免仓促行事和剧烈的性冲动。

（3）加强体育锻炼，增强体质，适量加强营养。

（4）避免性生活过频，疲劳性交。

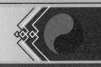

第五十二章　男性不育

第一节　概　况

根据世界卫生组织标准，育龄夫妇有正常性生活一年以上，未经避孕而由于男方因素造成女方未孕者，称为男性不育。随着社会的不断发展，心理、环境、饮食等因素的影响越发明显，男性不育的发病率明显增加，目前育龄夫妇约有15%患有不孕不育，其中男方因素占50%左右。男性不育原因有许多，内分泌调节、睾丸、附睾、性功能等任何环节出现问题，都有可能造成男性不育，其中60%～75%的不育症患者找不到明确的病因，被称为特发性不育。大量研究表明，男性生育能力最关键的指标——精子质量正在不断下降，比如，1980年正常精液的密度标准是每毫升有6000万个精子，到2010年这个合格线是1500万个，只是30年前的四分之一。再比如在过去的半个世纪，男性精子数量减少了近50%。因此，少精子症、弱精子症、畸形精子症、DNA碎片率高、精液液化不良、精子顶体功能等精子问题，越来越普遍，男性生育能力遭遇前所未有的严峻挑战。本病属于中医学"无子""无嗣""男子艰嗣"范畴。

第二节　疾病诊断标准

一、西医诊断要点

（1）世界卫生组织标准，育龄夫妻婚后同居一年以上，未采用任何避孕措施，由于男方原因造成女方不孕者，称为男性不育症。

（2）精液异常导致的不育：参照WHO《人类精液检查与处理实验室手册（5版）》推荐标准（少精子症，精子浓度$10\times10^{6}/ml$≤轻度少精子症<$15\times10^{6}/ml$，$5\times10^{6}/ml$<中度少精子症<$10\times10^{6}/ml$，严重少精子症<$1\times10^{6}/ml$；弱精子症，根据前向运动精子百分率区分：20%≤轻度弱精子症<32%，10%≤中度弱精子症<20%，1%≤重度弱精子症<10%）；正常形态精子百分率≥4%判定为精子形态正常；液化时间大于60min为精液不液化。

（3）其他原因的不育，要结合下列有关检查：①生殖系统超声检查，阴囊超声主要检测双侧睾丸、附睾、精索静脉及近端输精管；②抗精子抗体（AsAb）检测；③性激素检测；④外周血染色体核型等遗传学检测；⑤支原体、衣原体检测；⑥射精后尿离心检测；⑦精子-宫颈黏液体内试验。

二、中医诊断

（一）病因病机

（1）禀赋不足。肾藏精，主生殖，若先天禀赋薄弱，肾气不足，命门火衰，导致不育。

（2）房事劳伤。恣情纵欲，房劳过度，或年少无知，频繁手淫，耗气伤精，精室亏虚，导致不育。

（3）饮食不节。嗜饮酒浆，膏粱厚味，伤及脾胃，肾精无以滋养；水湿痰浊内生，精道不通，生化受阻，均可导致不育。

（4）七情所伤。情志不遂，思虑伤神，恼怒伤肝，致肾精不足，气滞血瘀，精液无以生化，导致不育。

（5）久病劳倦。劳倦致气血亏虚，或久病之后，气虚不复，精亏血少，导致不育。

（二）辨证论治

本病与肝、肾、脾等脏腑功能有关，而与肾脏关系最为密切，故首辨男性病位，其次本病常属本虚标实或虚实夹杂，应循其病因，区别病情，辨明虚实，辨病与辨证相结合。

1. 肾阳不足证

症状：婚久不育，精清精冷，精子稀少或死精子过多，伴性欲淡漠或阳痿、早泄，射精无力，腰膝酸软，精神萎靡，面色苍白，小便清长，夜尿量多，畏寒喜温；舌质淡体胖，苔白，脉沉细弱。

2. 肾阴亏虚证

症状：婚久不育，精液不液化或死精子过多，或精子过少，畸形精子过多，伴性欲强烈，性交过频，五心烦热，盗汗口干，腰膝酸软，头晕耳鸣或足跟疼痛；舌质红，少苔或无苔，脉象细数。

3. 瘀血阻滞证

症状：婚久不育，无精子或少精子，精子活动率低，血精，伴射精刺痛或不射精，睾丸坠痛或少腹刺痛，疼痛固定，持续时间久，阴囊内有蚯蚓状精索静脉曲张，唇色晦暗；舌质紫暗或瘀点，脉沉涩或细涩。

4. 肝经湿热证

症状：婚久不育，射精疼痛或血精，死精过多，胁肋胀痛，睾丸肿痛，灼热或有红肿，面红目赤，口苦咽干，阴囊湿痒，小便短赤，大便秘结；舌质红，苔黄腻，脉弦数。

5.痰湿内蕴证

症状：婚久不育，精液稀薄，精子量少，性欲淡漠，伴形体肥胖，肢体困倦，面色㿠白，神疲气短，头晕心悸；舌淡，苔白腻，脉濡缓。

6.气血亏虚证

症状：婚久不育，精子量少，精子密度低，精子活动力差，形体衰弱，少气懒言，头昏目眩，心悸失眠，或性欲减退，面色萎黄，神疲气短；舌淡，苔薄，脉沉细无力。

（第三节）中医特色治疗

一、足浴疗法

【组成】水。

【制法】将水烧开，备用。

【用法】将热水放在盆内，加入适量冷水至40℃左右即可，浸泡双足，每晚1次，每次20min左右。

【主治】男性不育症。

二、艾灸疗法

1.艾灸疗法配穴方一

【取穴】主穴：①太溪、三阴交、关元、肾俞、复溜；②照海、阴陵泉、气海、志室、地机。配穴：伴失眠者，加百合、内关；脾胃虚弱者，加足三里；阳痿者，加次髎、命门。

【灸法】针灸法。采用提插和捻转手法，得气后留针15～20min，加艾灸。针刺关元、气海穴时，一定要使针感放射到会阴部，有胀、热、酸感为佳。以上两组穴位隔天轮流交替使用，10天为1个疗程，2个疗程之间休息1周。

2.艾灸疗法配穴方二

【取穴】主穴：关元、中极、肾俞、三阴交。配穴：阴虚火旺者，加太溪、照海、神门；湿热下注者，加次髎、会阴（或曲骨）、阴陵泉、丰隆。

【灸法】针灸法。刺关元、中极、曲骨时，针尖向下斜刺1.5～2寸，采用提插捻转手法，使针感向下传导至阴茎或会阴部为止。针刺肾俞、三阴交时，要求局部有酸胀或麻热感；针刺次髎与会阴时，要求会阴部产生较强针感。出针后加艾条温和灸各5～15min。隔日治疗1次，10次为1个疗程。经复查尚未正常者，休息1周后继续治疗。

【主治】精液不液化症。

3.艾灸疗法配穴方三

【取穴】主穴：肾俞、关元、三阴交、志室。配穴：腰腿酸软者，加腰阳关、关元俞；手足心热且耳鸣者，加志室、太溪；食欲不振者，加足三里；精神抑郁者，加肝俞、太冲；神疲乏力且头晕目眩者，加气海、足三里。

【灸法】

（1）用艾条雀啄（或温和）灸。每次取5～6穴，各灸10min，每天灸2次，7天为1个疗程。

（2）用艾柱无瘢痕灸。每次取3～4穴，各灸3～5壮，每天灸1次，5天为1个疗程。

（3）用艾柱隔附子饼灸。每次取3～4穴，每次灸5壮左右，每天灸1次。此法主要用于肾虚证。

4. 艾灸疗法配穴方四

【取穴】主穴：肾俞、次髎、关元、气冲。配穴：阳痿加足三里、太溪；不射精加三阴交、太冲、阴陵泉；精液异常加足三里、太溪、太冲、命门。

【灸法】针灸法，先刺腰骶部诸穴，不留针，继续针刺腹部及下肢穴位，留针30min。需灸者，用艾条温和灸关元穴20min。在针刺腹部诸穴时，采用直刺或针尖向下呈75°斜刺1.5～2寸，然后再采用捻转手法，使其针感向下传导至会阴部为止。针感弱者，采用留针候气或用右手中指端循环轻按穴位的上下以助经气的来复，再行针催气之法。若针感向上传导，患者即感腹部不适，即将针身上提，轻轻揉按所刺之穴位，再改变进针（向上或向下）方向，得气后不急于放手而略加运气。隔天治疗1次，20次为1个疗程，经复查未痊愈的休息1周后继续治疗。

【主治】男性不育症。

5. 艾灸疗法配穴方五

【取穴】①三阴交（双）、关元、中极、曲骨；②会阴、会阳、次髎（双）、肾俞（双）。

【灸法】电针加灸法，第1天用3寸不锈钢针刺关元、中极、曲骨穴，进针2.5寸，以向下传导酸麻胀感为度（曲骨应传导至阴茎，均应慎用）；然后再刺三阴交（双），进针2寸，以酸麻胀感为度，留针20min，接电疗器。第2天改用2寸不锈钢针，刺会阴穴，进针1寸，然后取膝胸卧位，刺会阴、次髎、肾俞等穴，进针1寸，接电疗器，通电留针20min。另加艾灸上述穴位。2天为1个疗程，休息1天再行第2个疗程。个别患者应结合服用通窍活血汤加减。

【主治】射精不能症。

6. 艾灸疗法配穴方六

【取穴】主穴：关元、中极、命门、肾俞。配穴：精子活力减弱、畸形者，加足三里、三阴交、太溪；精子计数减少者，加支沟、次髎；不液化者，加三阴交、气海、太溪；前列腺炎者，加会阴、次髎。

【灸法】针后加灸法，刺关元、中极、气海时，要求针尖向下斜刺1.5～2寸，然后采用捻转补法，使针感向下传导至阴茎或会阴部为止；刺腰部及其他部位配穴。要求局部出现温热感或酸胀感，留针30min，针后加灸关元、命门、肾俞、足三里，以局部皮肤充血潮红为度。隔日治疗1次，20次为1个疗程。每疗程后复查精液常规等，若未转为正常，休息1周后继续治疗。

【主治】精液异常型男性不育症。

7. 艾灸疗法配穴方七

【取穴】①大赫、曲骨、三阴交、关元、中极、水道（或归来）；②八髎、肾俞、命门。

【灸法】针后隔姜灸，上列两组隔天交替针灸，先针刺，行补法，宜轻刺激，后用隔姜灸，各灸3壮为度。每天治疗1次。

【主治】精子减少症。

8. 艾灸疗法配穴方八

【取穴】①艾灸关元、气海穴、三阴交；②灸命门、肾俞，针太溪。

【灸法】艾柱隔姜灸，先用第1组穴灸治5天后换第2组穴。每穴灸5壮，每日治疗1次，10次为1个疗程，每疗程间休息5日，再行下1个疗程。

【主治】无精子症。

三、穴位贴敷

1. 五倍子膏

【组成】五倍子适量。

【制法】上药研成细末，用生理盐水少许调成稀物状，备用。

【用法】上药糊适量，涂敷在3～4cm见方的胶布上，贴在四满穴上。3天换药1次，10次为1个疗程。

【功用】收涩促育。

【主治】男子不育。

2. 麻黄散

【组成】麻黄适量。

【制法】上药研细末，装瓶备用。

【用法】取麻黄散适量，用米醋调为稀糊状，敷于肚脐处，外用麝香止痛膏固定。每天换药1次，连用7～10天。

【功用】散寒通络。

【主治】不射精症。

3. 行冰散

【组成】冰片1g，王不留行籽7g。

【制法】上药共研细末，装瓶备用。

【用法】取麻黄散1～2g，填入肚脐中，外用麝香止痛膏固定。3天换药1次，连续7～10次。

【功用】活血通络，疏通精道。

【主治】不射精症。

四、中药外治

男性不育症的外治方法常选用熏洗、中草药坐浴、保留灌肠、肛门纳药、外敷疗法、贴脐疗法、针灸疗法、推拿疗法、腧穴按摩等。

1. 外阴熏洗

（1）蛇床子洗方：蛇床子50g，浓煎取汤，熏洗男性外生殖器，每天2～3次，每次20min，具有温肾壮阳的功效，适用于肾阳不足的患者。

（2）双妙丹：吴茱萸30g，细辛30，川椒30g，蛇床子30g，附子30g，凌霄花30g，甘草30g。水煎取汁，熏洗外生殖器，每天1次，每次20min，具有益肾壮阳的功效，适用于阳痿、早泄等病症。

2. 中草药坐浴

（1）茴姜汤：小茴香50g，生姜20g。水煎取汁，置盆内，坐浴，每天1次，具有温肾散寒的功效，适用于肾阳不足、阴寒内盛之证。

（2）附桂二核汤：附片9g，肉桂9g，荔枝核15g，橘核15g，透骨草15g，红花6g，水煎取汁，置盆内，坐浴，每天1次，具有温肾活血的功效，适用于寒凝血瘀之会阴不适、输精管梗阻等病症。

3. 保留灌肠

复方韭子合剂：韭菜子15g，阳起石15g，制附子9g，淫羊藿9g，沉香6g。水煎取汁，大便后保留灌肠，每天1次，具有温肾助阳的功效，适用于肾阳不足诸证。

4. 肛门纳药

（1）选择马应龙痔疮膏，于大便后往肛门内挤入适量，每天1次，具有凉血、活血的功效，适用于热毒炽盛或瘀血内停之前列腺炎等病证。

（2）败酱草栓：将败酱草制成栓剂，每晚睡前置药于肛门内，每天1次，每次1枚，15天为一个疗程，具有清热解毒的功效，适用于前列腺炎、精囊炎等病症。

5. 外敷疗法

取关元穴，将白芥子、生姜适量捣烂，外敷于关元穴，以皮肤潮红、起泡为度，剔去药物。每5天1次，10次为一个疗程，具有益肾强精的功效，适用于死精子过多症、精子活动力低下症。

6. 贴脐疗法

（1）将五倍子研末，每次取15g，用醋或黄酒调成糊状，敷脐，隔天一换，具有补肾固涩的功效，适用于肾虚遗精、男子不育等症。

（2）小茴香、炮姜等份，研末，用蛋清或蜂蜜调成糊状，敷脐，外覆纱布固定，每5天1换，具有温补肾阳的功效，适用于命门虚衰的病证。

（3）阳起石30g，韭菜子30g，土狗子7个，麝香2g。以上药研细末，炼蜜和丸，贴脐上，每天1换，具有补肾壮阳的功效，适用于阳痿、早泄、少精子症等。

7. 针灸疗法

（1）取穴：命门。灸法：隔姜灸，以姜片贴命门穴，用艾灸。每天1次，每次灸2~3壮，具有温补肾阳的功效，适用于肾阳虚弱之阳痿、早泄、不育等症。

（2）取穴：神阙、关元。灸法：雀啄灸。每天或隔天1次，每穴灸10min，具有补益脾肾的功效，适用于脾肾阳虚的病症。

8. 推拿疗法

推拿疗法治疗男性不育症简便易行，有一定的疗效。常用手法有摆动类手法、摩擦类手法和挤压类手法。具体选用何种手法进行治疗，应当根据辨证论治的原则而定，运用推拿疗法能调整气血和内脏功能。

第四节 中医辨证调护

一、药膳食疗

1. 甲鱼补肾汤

甲鱼1只（约500g），枸杞子30g，淮山药30g，熟地黄15g，女贞子15g，味精、盐适量。

将甲鱼先放温水中，使其放尽尿，宰杀去头、内脏，洗净。将枸杞、山药、熟地黄、女贞子洗干净，用纱布袋装好，扎紧。将药装入甲鱼肚内，加水适量。先用武火烧开，后以文火慢煮，至甲鱼烂熟时，去药袋，加入味精、盐调味即成。

2. 龟肉鱼鳔汤

龟肉150g，鱼鳔100g，精盐、味精各适量。

先将龟肉洗干净，切成小块。鱼鳔洗去腥气，切碎。将龟肉、鱼鳔放入砂锅，加水适量，先用武火烧沸，后改文火慢炖，待肉熟后，加入盐、味精调味，饮汤食肉。

3. 虾仁韭菜

虾仁30g，韭菜250g，鸡蛋1个，花生油、酱油、芝麻油、淀粉、盐各适量。

将虾仁用温水浸泡约20min，捞起备用。韭菜洗净切段。将鸡蛋打破，盛于小碗内，搅匀后加入淀粉和麻油，调成蛋糊，然后放入虾仁拌匀。将炒锅烧热，倒入花生油，倒入虾仁翻炒，糊凝后放入韭菜同炒，待熟时调入精盐，淋上酱油即成。

4. 海狗肾粥

海狗肾30g，粳米500g，食盐适量。

先将海狗肾用温水洗干净切碎，与粳米一同放入砂锅，加水适量，以文火煮粥，待海狗肾煮烂、粥将熟时，放少许食盐，搅匀稍煮片刻即可。每日早、晚温热服食。

5. 黄芪猪肉汤

瘦猪肉500g，黄芪30g，大枣25枚，当归15g，枸杞子20g，味精、盐适量。

将猪肉洗干净，切成小块，黄芪、当归、枸杞、大枣洗净，与猪肉一同放入砂锅，加水适量，先以武火烧沸，后用文火慢炖，至肉烂熟时，加入味精、盐调味即成。

6. 归参鳝鱼羹

当归、党参各15g，鳝鱼肉500g，料酒、酱油、姜、葱、味精、盐各适量。

将鳝鱼肉洗干净，切成细丝，当归、党参切成薄片，用纱布袋装好，姜、葱洗净切碎。将砂锅置武火上，放入鳝鱼肉、药袋、清汤、料酒、盐、姜、葱，烧沸，改用文火熬熟，捞出药袋，调入味精即成。

7. 参杞粥

人参3～5g（或党参15～20g），枸杞15g，大枣5～10枚，粳米100g，红糖适量。

将人参切碎，枸杞、大枣洗净，与粳米一同放入锅，加水适量，以文火煮粥，待粥成熟时，加入红糖，搅匀稍煮片刻即可。每日早、晚温热服食。

8. 八宝粥

芡实、山药、茯苓、莲子、薏苡仁、白扁豆、党参、白术各6g，大米150g。

将党参、白术用布包，与芡实、山药、茯苓、莲子、薏苡仁、白扁豆一起放入锅中，加适量清水，煎煮后去药包，再加入淘净的大米，煮成稀粥，分餐食用。

9. 柚子公鸡汤

柚子1个，公鸡1只。

将柚子去皮留肉，鸡去内脏洗净，将柚子切块，放入鸡腹内，隔水炖熟，喝汤吃鸡。

10. 半夏山药粥

淮山药、半夏各30g。

将淮山药晒干研末，将半夏洗净，加适量清水煮，去渣取汁，调入山药末，再煮数沸，酌加白糖和匀，空腹食。

二、日常调护

1. 不穿紧身裤

紧身裤对睾丸的压力大，可阻碍阴囊部位的血液回流，导致睾丸瘀血，使局部温度升高或代谢产物积蓄，影响精子的生成。所以，防治不育应换掉紧身裤，包括尼龙紧身内裤，改穿宽松透气性良好的裤子。

2. 避免温度过高的热浴

形成精子的最佳温度是33～36℃，比人的体温低1～2℃，如在温度过高的热水中频繁坐浴，则有损睾丸的生精功能。有研究表明，男子泡热水浴1h，会损害生育力达6个星期之久。报告指出，对39℃热水浴1h的男子取样检验，其精子的活力降低，精子量减少，4星期后，精子才开始逐渐恢复，6～7个星期后才恢复热水浴之前的水平。因此，热水浴的水温不宜过高，时间不宜太长，尤其要避免频繁的热水浴。

3. 营养不良

由于饮食不当或新陈代谢失调引起营养障碍，如体重下降，维生素A、维生素B、维生素C及维生素E的缺乏，或过度肥胖，都可能干扰睾丸的生精功能。经研究证实，食用粗棉籽油能使睾丸生精功能受损，良好的营养是产生健康精子的物质基础，应多吃一些牛奶、蛋类、肉类、豆制品、鱼虾、蔬菜、水果等食物，以增强蛋白质、维生素、钙、磷、锌等物质吸收。男性不育患者适当多吃些泥鳅、鳝鱼、乌龟、狗肉、羊肉等，有助提高疗效。

4. 烟酒过量

不仅影响性功能，对睾丸功能也可造成损害，烟草中的尼古丁有降低性激素和杀伤精子的作用；酒精会使血中睾酮水平降低，并能使精子发育不良和活动能力减弱。因此，嗜烟酒的男子要想恢复生育能力与健康下一代，必须戒除烟酒。

5. 药物

许多药物可影响睾丸的生精功能。其中主要有治疗肿瘤、高血压的药物、激素类药物、镇静剂及麻醉剂、大剂量阿司匹林等，故应合理选择药物，尽量避免使用对生殖功能有损害的药物。

6. 避免房事不当

如求子心切，房事过频（一天一次），导致每次排出的精液中的精子量少质差，而难以使妻子受孕；或由于长期不育，对性生活失去兴趣，一个月难同房一次，这不利于生育。此外，性交中断、手淫过频，将会导致性器官的不正常充血，对精子产生或精液形成不利。

7. 环境污染

除了水质、空气、食品污染对生殖功能有影响外，还有电、磁、辐射污染，包括射频辐射。尽量做好个人防护。

8. 骑车、骑马不当或久坐、长时间开车

这些行为有可能导致男性不育症，这是因为自行车车座正好抵于人体的会阴部，使前列腺、阴囊等器官受到压迫，久而久之，会影响前列腺和精液的分泌。另外，过久骑（开）车的颠簸震荡，也会直接损害睾丸的生精功能。因此，骑车不宜过长，骑马、久坐也一样，也会引起尿道、阴囊等部位充血，从而影响睾丸、附睾、前列腺与精囊的功能。

第九篇

针灸科常见病

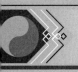
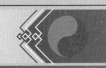

第五十三章　面　瘫

第一节　概　述

一、疾病的定义

面瘫（西医称面神经炎，facial paralysis）起病突然，春秋为多，患者常有受寒史或有一侧面颊、耳内、耳后的疼痛或发热。一侧面部板滞，麻木，流泪，额纹消失，鼻唇沟变浅，眼不能闭合，口角向健侧牵拉，一侧不能做闭眼、鼓腮、露齿等动作。

二、流行病学

本病发病急骤，以一侧面部发病为多，无明显季节性，多见于冬季和夏季，任何年龄段可见，但好发于20～40岁青壮年，性别差异不大，不同调查报告显示男女比例互有高低。

第二节　疾病诊断标准

一、西医诊断

（1）病史：起病急，常有受凉吹风史或病毒感染史。

（2）表现：一侧面部表情肌突然瘫痪，病侧额纹消失，眼裂不能闭合，鼻唇沟变浅，口角下垂，鼓腮，吹口哨时漏气，食物易滞留于病侧齿颊间，可伴病侧舌前2/3味觉丧失，听觉过敏，多泪等。

（3）脑CT、MRI检查结果正常。

二、疾病分期

（1）急性期：发病15天以内。

（2）恢复期：发病16天至6个月（发病半个月至面肌连带运动出现）。

（3）联动期和痉挛期：发病6个月以上（面肌连带运动出现以后）。

三、中医诊断

（1）起病突然，春秋为多，常有受寒史或有一侧面颊、耳内、耳后疼痛或发热。

（2）一侧面部板滞，麻木，流泪，额纹消失，鼻唇沟变浅，眼不能闭合，口角向健侧牵拉。

（3）一侧不能做闭眼、鼓腮、露齿等动作。

第三节 中医辨证治疗

一、中药治疗

1. 风寒袭络证

症状：突然口眼歪斜，眼睑闭合不全，兼见面部有受寒史，舌淡苔薄白，脉浮紧。

治法：祛风散寒，温经通络。

方剂：麻黄附子细辛汤加减。

2. 风热袭络证

症状：突然口眼歪斜，眼睑闭合不全，继发于感冒发热或咽部感染，舌红苔黄腻，脉浮数。

治法：疏风清热，活血通络。

方剂：大秦艽汤加减。

3. 风痰阻络证

症状：突然口眼歪斜，眼睑闭合不全，或面部抽搐，颜面麻木作胀，伴头重如蒙、胸闷或呕吐痰涎，舌胖大，苔白腻，脉弦滑。

治法：祛风化痰通络。

方剂：牵正散加减。

4. 气虚血瘀证

症状：口眼歪斜，眼睑闭合不全经久不愈，面肌时有抽搐，舌淡紫，苔薄白，脉细涩或细弱。

治法：益气活血，通络止痉。

方剂：补阳还五汤加减。

第四节　中医特色治疗

采用循经与面部局部三线法取穴。

1. 体针

（1）急性期治法：驱风祛邪，通经活络。

第1周：循经取穴，取四肢和头部外周的百会、风府、风池、太冲、合谷等穴位。针刺0.8～1寸，百会平补平泻，风府、风池、合谷泻法，太冲补法，留针30min。

第2周：循经取穴，取头部及面部外周的百会、风府、风池、太冲、合谷（健侧或双侧）等，刺法同前。取神庭、太阳、下关、翳风、巨髎等，针刺0.8～1寸，平补平泻手法，留针30min。

随症配穴：舌前2/3味觉丧失加廉泉；听觉过敏加听宫。

亦可采用阳明经筋排刺，即按照阳明经筋循行路线，每隔0.5寸1针，排列成两排（约针8～10针），留针30min。

（2）恢复期治法：活血化瘀，培补脾胃，荣肌养筋。

循经取穴、头部穴位、面部局部三线法取穴。

循经取穴，配用局部面部外周穴位：百会、风府、风池、太冲、合谷，刺法同前。神庭、太阳、下关、翳风、足三里、内庭，针刺0.8～1寸。神庭、太阳、下关、翳风，采用平补平泻手法，足三里、内庭采用补法，留针30min。

面部局部三线法取穴：从神庭、印堂、水沟至承浆，这些穴位在人体面部正中线上称为中线；阳白、鱼腰、承泣、四白、巨髎、地仓在正中线旁边线上，称为旁线；太阳、下关、颊车在面部侧面的一条线上，称为侧线。始终以三条基本线上的穴位为主穴。随症配穴：眼睑闭合不全取攒竹、鱼尾穴；鼻翼运动障碍取迎香穴；颏肌运动障碍取夹承浆穴。针刺0.5～1.5寸，采用平补平泻、间断快速小幅度捻转手法，每分钟200转，捻针2min，间隔留针8min，重复3次，留针30min。

亦可采用阳明经筋排刺，即按照阳明经筋循行路线，每隔0.5寸1针，排列成两排（8～10针），留针30min。

（3）联动期和痉挛期治法：培补肝肾，活血化瘀，舒筋养肌，息风止痉。

采用循经取穴，配用面部局部三线法取穴针灸治疗：百会、风府、风池、太冲、合谷，刺法同前。神庭、太阳、下关、翳风、足三里、内庭，针刺0.8～1寸。神庭、太阳、下关、翳风采用平补平泻手法，足三里、内庭采用补法。若面肌跳动，选行间、阳陵泉，采用泻法；若面肌萎缩，则选用脾俞、三阴交穴针灸治疗，采用补法，留针30min。若出现倒错或联动，可以采用缪刺法（即在针刺患侧的同时配合刺健侧），根据倒错或联动部位，选用太阳、下关、阳白、鱼腰、承泣、四白、巨髎、地仓、颊车等穴，还可配合艾灸或温针灸或者热敏灸治疗。

随证配穴：风寒袭络证加风池、列缺；风热袭络证加大椎、曲池；风痰阻络证加足三里、丰隆；气虚血瘀证加足三里、膈俞。

2. 电针

适用于面肌萎软瘫痪者。一般选取阳白—太阳、下关—巨髎、颊车—地仓三对穴位。阴极在外周，阳极在中心部。波形为连续波，频率1～2Hz，输出强度以面部肌肉轻微收缩为度。电针时间约30min。

3. 灸法

适用于风寒袭络证者，选取太阳、下关、翳风、承浆、阳白、鱼腰、承泣、四白、地仓、颊车、印堂、巨髎、夹承浆等面部穴位，采用温和灸、回旋灸、雀啄灸、温针灸或者热敏灸等方法。每次施灸约20min。

4. 拔罐

适用于风寒袭络证各期患者。选取患侧的阳白、下关、巨髎、地仓、颊车等穴位。采用闪火法，在每穴位区域交替吸附火罐，拔下火罐约1秒钟，不断反复，持续5min左右，以患侧面部穴位处皮肤潮红为度。每日闪罐1次，每周治疗3～5次，疗程以病情而定。

5. 穴位贴敷

马钱子粉0.3～0.5g，撒于风湿止痛膏上，贴敷患处，或交替贴敷于下关、颊车、地仓、太阳、阳白、翳风等穴，每2～3日1次；或选太阳、阳白、颧髎、地仓、颊车，将白附子研细末，加冰片少许，做面饼，贴敷穴位，每日一次。

6. 耳穴压豆

主穴：面颊、肝、口、眼、皮质下；配穴：肾上腺、脾、枕、额。主穴、配穴各选2～3穴，用王不留行籽贴压，嘱患者每日自行压耳穴3次，3～5天换压另一侧耳穴。注意用力适度，防止损伤耳郭皮肤。

第五节 中医辨证调护

一、传统行为疗法

急性期患侧面部用湿热毛巾外敷，水温50～60度，每日3～4次，每次15～20min，并于早晚自行按摩患侧，按摩用力应轻柔、适度、持续、稳重，部位准确。患者可对镜进行自我表情动作训练：进行皱眉、闭眼、吹口哨、示齿等运动，每日2～3次，每次3～10min。

二、药膳防护

1. 补充钙

面瘫患者的饮食中应注意增加钙的含量，因为钙不仅对骨骼的生长和智力发育有益，还能促进肌肉及神经功能恢复正常，对面瘫患者肌肉萎缩的治疗很有帮助，所以补钙很重要。患者可以吃些排骨、蛋黄、水果、奶制品等钙质丰富的食物。

2. 补充维生素

面瘫患者的饮食护理中不可缺少维生素，尤其是维生素B族元素，如维生素B_1、维生素B_2、维生素B_{12}等。B族维生素能够帮助面瘫患者的神经传导物质合成，促进患者的恢复，所以应该适当补充B族维生素。

3. 食物的选择

面瘫患者在日常生活中，有需要多食用的食物，比如新鲜蔬菜水果、粗粮等，如豆类、玉米、瘦肉、冬瓜、黄瓜、香蕉、桑葚，但也有需要患者禁忌的食物，像生冷、油腻、刺激性食物，这些食物不易消化，性寒，所以患者最好不要食用。

4. 忌高脂肪、高热量食物

若连续长期进高脂肪、高热量饮食，使血脂进一步增高，血液黏稠度增加，容易形成动脉样硬化斑块，最终导致血栓复发。忌食肥肉、动物内脏、鱼卵，少食花生等含油脂多、胆固醇高的食物；少吃全脂乳、奶油、蛋黄、肥猪肉、肥羊肉、肥牛肉、肝、内脏、黄油、猪油、牛油、羊油、椰子油；不宜食用油炸、煎炒、烧烤食物。

5. 忌肥甘甜腻、过咸、刺激、助火生痰食物

减少甜味饮品、奶油蛋糕的摄入；忌食过多酱、咸菜。忌生、冷、辛辣刺激性食物，如白酒、花椒、麻辣火锅，还有热性食物，如浓茶、羊肉、狗肉。

在急性期应当适当休息，注意面部的持续保暖。外出时可戴口罩，睡眠时勿靠近窗边，以免再受风寒。注意不能用冷水洗脸，避免直吹冷风，注意天气变化，及时添加衣物，防止感冒。

三、日常防护

1. 眼部护理

由于眼睑闭合不全或不能闭合，瞬目动作及角膜反射消失，角膜长期外露，易导致眼内感染，损害角膜，因此减少用眼动作。在睡觉或外出时，应佩戴眼罩或有色眼镜，并用抗生素滴眼、眼膏涂眼，以保护角膜及预防眼部感染。

2. 口腔护理

进食后要及时漱口，清除患侧颊齿间的食物残渣。

3. 营养支持

应选择营养丰富、易消化的食物、禁烟戒酒，忌食刺激性食物。

4. 心理护理

患者多为突然起病，难免会产生紧张、焦虑、恐惧、烦躁的心情，有的担心面容改变而羞于见人及治疗效果不好而留下后遗症，要根据患者的心理特征，耐心做好解释和安慰疏导工作，缓解其紧张情绪，使患者情绪稳定，身心处于最佳状态，以便接受治疗及护理，以提高治疗效果。

5. 生活护理

（1）多食新鲜蔬菜、水果、粗粮、豆类、鱼类。

（2）多吃半流质食物或普通食物，以清淡、易消化食物为主。

（3）补充钙类物质。钙不仅对骨骼和智力有益，还能促进肌肉和面部神经的恢复。排骨、深绿色蔬菜、蛋黄、海带、芝麻、水果、胡萝卜、奶制品等都富含钙质。

（4）热敷护理。将乾正康理疗贴敷于面瘫患侧。配合使用温湿毛巾热敷面部，每次10～20min，每日1～2次，并于早晚自行按摩，按摩时力度要合适。

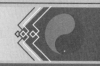

第五十四章 颈 椎 病

第一节 概　　述

一、疾病的定义

颈椎病是一种常见病和多发病，即颈椎椎间盘退行性改变及其继发病理改变累及其周围组织结构（神经根、脊髓、椎动脉、交感神经等），出现相应的临床表现。仅有颈椎的退行性改变而无临床表现者称为颈椎退行性改变。

二、流行病学

随着现代以低头方式工作的人群增多，如电脑、手机、空调的广泛使用，人们屈颈和遭受风寒湿的机会不断增加，颈椎病的患病率不断上升，发病年龄有年轻化的趋势。

第二节 疾病诊断标准

一、颈型（又称软组织型）

具有典型的落枕史及上述颈项部症状体征；影像学检查可正常或仅有生理曲度改变或轻度椎间隙狭窄，少有骨赘形成。

二、神经根型

具有根性分布的症状（麻木、疼痛）和体征；椎间孔挤压试验或（和）臂丛牵拉试验阳性；排除颈椎外病变（胸廓出口综合征、网球肘、腕管综合征、肘管综合征、肩周炎、肱二头肌长头腱鞘炎等）所致的疼痛。

三、脊髓型

出现颈脊髓损害的临床表现；影像学显示颈椎退行性改变、颈椎管狭窄，并证实存在与临床表现相符合的颈脊髓压迫；排除进行性肌萎缩性脊髓侧索硬化症、脊髓肿瘤、脊髓损伤、继发性粘连性蛛网膜炎、多发性末梢神经炎等。

四、交感型

诊断较难，目前尚缺乏客观的诊断指标。出现交感神经功能紊乱的临床表现，影像学显示颈椎节段性不稳定。对部分症状不典型的患者，如果行星状神经节封闭或颈椎高位硬膜外封闭后，症状有所减轻，则有助于诊断。排除其他原因所致的眩晕：①耳源性眩晕。由于内耳出现前庭功能障碍，导致眩晕。如美尼尔氏综合征、耳内听动脉栓塞。②眼源性眩晕。屈光不正、青光眼等眼科疾患导致的眩晕。③脑源性眩晕。因动脉粥样硬化造成椎基底动脉供血不全和腔隙性脑梗塞、脑部肿瘤、脑外伤后遗症等导致的眩晕。④血管源性眩晕。椎动脉的V_1和V_3段狭窄导致椎基底动脉供血不全、高血压病、冠心病、嗜铬细胞瘤等导致的眩晕。⑤糖尿病、神经官能症、过度劳累、长期睡眠不足等导致的眩晕。

五、椎动脉型

曾有猝倒发作并伴有颈性眩晕；旋颈试验阳性；影像学显示节段性不稳定或钩椎关节增生；排除其他原因导致的眩晕；颈部运动试验阳性。

第三节 中医辨证治疗

一、颈型颈椎病

治法：疏风解表、散寒通络。方剂：桂枝加葛根汤或单独服葛根汤，伴有咽喉炎症者加大元参、板兰根、金银花等。

二、神经根型颈椎病

以痛为主，偏瘀阻寒凝，宜祛瘀通络，常用身痛逐瘀汤；如偏湿热，宜清热利湿，用当归拈痛汤，如伴有麻木，在上述方中加止痉散（蜈蚣、全蝎）；以麻木为主，伴有肌肉萎缩，采取益气化瘀通络法，常用补阳还五汤加蜈蚣、全蝎等。

三、椎动脉型颈椎病

头晕伴头痛者，偏瘀血宜祛瘀通络、化湿平肝，常用血府逐瘀汤；偏痰湿，宜用半夏白术天麻汤。头晕头胀如裹，胁痛、口苦、失眠者，属胆胃不和，痰热内扰，宜理气化痰、清胆和胃，常用温胆汤。头晕神疲乏力、面少华色者，采取益气和营化湿法，常用益气聪明汤。

四、脊髓型颈椎病

肌张力增高、胸腹有束带感者，采取祛瘀通腑法，用复元活血汤；如下肢无力、肌肉萎缩者，采取补中益气、调养脾肾法，常用地黄饮子合圣愈汤。

第四节 中医特色治疗

一、推拿治疗

治疗原则：舒筋活血，解痉止痛，整复错位。取穴：风池、风府、肩井、天宗、曲池、手三里、小海、合谷、颈肩背及患侧上肢。加减：上颈椎颈椎病者，以第1、2颈椎周围为主，特别是扳法的应用，应以调整寰枢关节紊乱为主。中颈椎颈椎病者推拿治疗以第3、4、5颈椎周围为主。下颈椎颈椎病者推拿治疗主要施术于颈肩结合部。

1. 松解类手法

（1）基本手法：头颈部一指禅推法、点按法、揉法、拿法、揉法、叩击法等，可选择上述手法中的一种或几种放松颈项部的肌肉，时间可持续3～5min。

（2）通调督脉法：患者俯卧位，医者以大拇指指端按顺序分别点按风府穴、大椎穴、至阳穴、命门穴，每穴0.5～1min，点揉第1胸椎至第12胸椎两侧夹脊穴、膀胱经腧穴，反复三遍，力量以患者出现局部温热、酸胀为度。

（3）间歇拔伸法：患者仰卧位，一手托住颈枕部，一手把住下颌，纵向用力拔伸，持续2～3min，可反复3～5次。

（4）牵引揉捻法：患者坐位，医者站在患者身后，双手拇指置于枕骨乳突处，余四指托住下颌。双前臂压住患者双肩，双手腕立起，牵引颈椎，保持牵引力，环转摇晃头部3～5次，然后保持牵引力，作头部前屈后伸运动各1次，最后医者左手改为托住下颌部，同时用肩及枕部顶在患者右侧颞枕部以固定头部，保持牵引力，用右手拇指按在右侧胸锁乳突肌起点处（或痉挛的颈部肌肉处），右手拇指沿胸锁乳突肌自上而下做快速的揉捻，同时将患者头部缓缓向左侧旋转，以颈部的基本手法结束治疗。

（5）拔伸推按法：以右侧为例，患者坐位，医者站在患者右前方，右手扶住患者头部，左手握住患者右手2～5指，肘后部顶住患者肘窝部，令患者屈肘，然后医者右手推按患者头部，左手同时向相反方向用力。

2. 整复类手法

（1）旋提手法：嘱患者颈部自然放松，主动将头部水平旋转至极限角度，并做最大限度屈曲，让患者有固定感。医生以肘部托住患者下颌，轻轻向上牵引3～5秒钟后，用短力快速向上提拉，常可听到"喀"的弹响声。扳动时要掌握好发力时机，用力要快而稳。

（2）定位旋转扳法：以向右旋转为例。患者坐位，医生站于患者后方，以左手拇指指腹推顶在患者病变颈椎棘突（或横突）旁，用右手（或肘窝）托住患者下颌部。嘱其颈项部放松，低头屈颈15～30度，然后嘱患者顺着医生的右手在屈曲状态下向右慢慢转头，当旋转到最大限度遇到阻力时，医生顺势施以快速的向右扳动，同时，推顶棘突的左手拇指向右用力推压，两手协调动作，常可听到"喀"的弹响声，有时医生拇指下亦有轻微的位移感。

（3）旋转法：上颈段病变，要求患者将头颈曲屈15度；中段病变，要求患者将颈椎置于中立位；下段病变，要求患者将颈椎屈曲30～45度。在此位置向上牵引30秒。嘱患者头部向一侧旋转，旋转至极限角度（约80度），让患者有固定感，同时迅速准确地做同向用力旋转，操作成功可以听到弹响声。注意用力要轻重适当，避免用力过猛、过重而加重原有的损伤。

（4）其他颈椎微调手法不一一叙述。

二、刮痧治疗

在治疗部位涂万花油，手持牛角板后侧面，沿颈段脊柱两侧从上而下、从内向外反复刮擦，直至皮肤出现充血发红现象，再拔罐5min即可；也可将刮痧治疗与推拿治疗相结合。

三、中药敷贴疗法

颈椎病的中药热敷疗法为局部热敷，可取盆一只，放入适量的药物和热水，加热到一定温度，然后置于患部进行热敷，配合红外线照射。常用处方开关散组方如下：

威灵仙300g，制川乌300g，茯苓300g，薏苡仁300g，当归240g，秦艽240g，川牛膝240g，川木瓜240g，陈皮240g，小茴香240g，川木通180g，川芎180g，猪牙皂180g，桂枝180g，甘松180g，桃仁180g，甘草120g，石菖蒲120g，车前子150g，细辛100g。

以上20味药混合粉碎成细粉，混合均匀，按以上比例打粉，分装成袋，1袋1kg。

注意事项：颈椎病热敷疗法要注意温度，不可过烫，以防烫伤皮肤，水温一般在70℃左右为宜，最好能保持恒温。药水直接接触皮肤亦易烫伤，当予避免。为防止汗出过多所带来的不良后果，可在热敷时适量饮水。

四、小针刀

取穴：以痛点为主穴。阳明经头痛配合谷、内庭穴；少阳经头痛配足临泣、风池穴；太阳经头痛配昆仑、后溪穴。方法：用直刺法。轻轻纵剥1~2次即可，可配合局部推拿以增强疗效。剥离方式有：顺肌纤维或肌腱分布方向做铲剥，即针刀尖端紧贴着欲剥的组织做进退推进动作（不是上下提插），使横向粘连的组织纤维断离、松解；做横向或扇形的针刀尖端的摆动动作，使纵向粘连的组织纤维断离、松解；做斜向或不定向的针刀尖端划摆动作，使无一定规律的粘连组织纤维断离松解；剥离动作视病情有无粘连而定，注意各种剥离动作，切不可幅度过大，以免划伤重要组织，如血管、神经等。

五、针灸治疗

齐刺缠提针法：明确痛点后，在痛点处行齐刺，三针聚拢在拇指与其余四指间单向捻转至滞针，而后将三针一起提起，并反复提动以牵拉粘连的肌腱，使其松动。连接电针仪，选疏密波，频率3~5Hz，留针25min。施术毕，将针反向松动，徐徐退回皮下拔针。该针法可达到松解组织粘连、改善功能障碍、消除疼痛的作用，齐刺缠提法可使针刺治疗作用直达病所，松解粘连，消除病灶，消除或缩小痛点。

六、牵引治疗

1. 牵引方式
常用枕颌布带牵引法，通常采用坐位牵引，但病情较重或不能坐位牵引时，可用卧式牵引。可以采用连续牵引，也可用间歇牵引或二者相结合。

2. 牵引角度
一般视病变部位而定，如病变主要在上颈段，牵引角度宜采用0~10°，如病变主要在下颈段（颈5~7），牵引角度应稍前倾，可在15~30°间，同时注意结合患者舒适度来调整角度。

3. 牵引重量
间歇牵引的重量可以其自身体重的10%~20%确定，持续牵引则应适当减轻。一般初始重量较轻，如6kg开始，以后逐渐增加。

4. 牵引时间
牵引时间以连续牵引20min为宜，间歇牵引以20~30min为宜，每天一次，10~15天为一疗程。

5. 注意事项
应充分考虑个体差异，年老体弱者宜牵引重量轻些，牵引时间短些，年轻力壮则牵引重量重些，牵引时间长些；牵引过程要注意观察、询问患者的反应，如有不适或症状加重，应立即停止牵引，查找原因并调整、更改治疗方案。

6. 牵引禁忌证
牵引后有明显不适或症状加重，经调整牵引参数后仍无改善者；脊髓受压明显、节段不稳严重者；年迈椎骨关节退行性病变严重、椎管明显狭窄、韧带及关节囊钙化骨化严重者。

七、中医设备诊疗

1. 直流电离子导入疗法

将常用各种西药（冰醋酸、维生素B_1、维生素B_{12}、碘化钾、奴佛卡因等）或中药（乌头、威灵仙、红花等）置于颈背。按药物性能连接阳极或阴极，与另一电极对置或斜对置，每次通电20min，适用于各型颈椎病。

2. 低频调制的中频电疗法

一般用2000～8000Hz的中频电为载频，用1～500Hz的不同波形（方波、正弦波、三角波等）的低频电为调制波，以不同的方式进行调制并编成不同的处方。按不同病情选择处方，电极放置方法与直流电相同，每次治疗一般20～30min，适用于各型颈椎病。

3. 超短波疗法

用波长7m左右的超短波进行治疗。一般用中号电极板两块，分别置于颈后与患肢前臂伸侧，或颈后单极放置。急性期无热量，每日一次，每次12～15min，慢性期用微热量，每次15～20min。10～15次为一疗程。适用于神经根型（急性期）和脊髓型（脊髓水肿期）颈椎病。

4. 超声波疗法

频率800kHz或1000kHz的超声波治疗机，探头与颈部皮肤密切接触，沿椎间隙与椎旁移动，强度0.8～1W/cm^2，可用氢化可的松霜做接触剂，每天1次，每次8min，15～20次一疗程。用于治疗脊髓型颈椎病。超声频率与上面相同，探头沿颈两侧与两岗上窝移动，强度0.8～1.5W/cm^2，每次8～12min，其余与上面相同，用于治疗神经根型颈椎病。

5. 超声电导靶向透皮给药治疗

采用超声电导仪及超声电导凝胶贴片，透入药物选择2%利多卡因注射液。将贴片先固定在仪器的治疗发射头内，取配制好的利多卡因注射液1ml分别加到两个耦合凝胶片上，再将贴片连同治疗发射头一起固定到患者颈前。治疗参数选择：电导强度6，超声强度4，频率3，治疗时间30min。每天一次，10天为一疗程。用于治疗椎动脉型和交感神经型颈椎病。

6. 高电位疗法

使用高电位治疗仪，患者坐于板状电极或治疗座椅上，脚踏绝缘垫，每次治疗30～50min。可同时用滚动电极在患区滚动5～8min，每日一次，每12～15天为一疗程，可用于各型颈椎病，其中以交感神经型颈椎病效果为佳。

7. 光疗

紫外线疗法：颈后上平发际下至第二胸椎，红斑量（3～4生物量），隔天1次，3

次一疗程，配合超短波治疗神经根型急性期。

红外线疗法：各种红外线仪器均可，颈后照射，20～30min/次。用于软组织型颈椎病，或配合颈椎牵引治疗（颈椎牵引前先做红外线治疗）。

8. 中医定向透药疗法

通过非对称中频电流产生的电场，促进皮肤电阻下降，扩张小动脉和毛细血管，改善局部血液循环，对药物离子产生定向的推动力，使药物中的有效成分更深入、更有效地透过皮肤黏膜快速地进入人体，作用于患部病灶，定向透药，从而发挥消炎、消肿、镇痛、疏经通络、松解粘连、调节和改善局部循环的作用。

操作：导联电极在使用前应使用75%的医用酒精擦洗干净，同时清除电极表面的电解产物。将被药物浸湿的贴片平整贴附于疾病的对应穴位或体表投影，上面放置电极，用手轻托，防止脱落，切忌不能用力按压或绷带过紧挤压，否则可能会导致皮肤灼伤。使用时按不同病情选择处方。每次10～30min，每天一次，7～14次为一疗程。

八、运动治疗

颈椎运动治疗是指采用合适的运动方式对颈部等相关部位乃至全身进行锻炼。颈椎运动疗法常用的方式有徒手操、棍操、哑铃操等，有条件也可用机械训练颈椎柔韧性，进行颈肌肌力训练、颈椎矫正训练等。此外，还有全身性的运动，如跑步、游泳、球类等也是颈椎疾患常用的治疗性运动方式。运动疗法适用于各型颈椎病症状缓解期及术后恢复期的患者。具体的方式、方法因不同类型颈椎病及不同个体体质而异，应在专科医师指导下进行。

九、矫形支具

用于固定和保护颈椎，减轻颈部疼痛，防止颈椎过伸、过屈、过度转动，避免造成脊髓、神经的进一步损害，减轻脊髓水肿，减轻椎间关节创伤性反应，有助于组织的修复和症状的缓解。最常用的有颈围、颈托，可用于各型颈椎病急性期或症状严重的患者。颈托多用于颈椎骨折、脱位和经早期治疗仍有椎间不稳定或半脱位的患者。但应避免不合理长期使用，以免导致颈肌无力及颈椎活动度不良。

第五节 中医辨证调护

一、传统行为疗法

无任何颈椎病症状者，可以每日早、晚各数次进行缓慢屈、伸、左右侧屈及旋转颈部的运动，加强颈背肌肉等长抗阻收缩锻炼。

1. 颈椎病医疗体操

（1）定义为颈椎病或颈肩部肌肉劳损或疼痛患者编排的运动项目。

（2）适应证与禁忌证。

① 适应证：各型颈椎病症状较轻者或颈肩部肌肉劳损或疼痛的患者。

② 禁忌证：症状急性发作或有脊髓受压的症状和体征，局部骨折未愈合，颈椎肿瘤或结核，心功能不全，有心源性哮喘、呼吸困难、全身浮肿、胸腹水者，近期（10天内）有心肌损害发作者。

（3）设备及用具。训练床垫等。

（4）操作方法与步骤。

① 前屈后伸：双手叉腰，放慢呼吸，缓缓低头使下巴尽量紧贴前胸；再仰头，头部尽量后仰，停留片刻后，再反复做4次。

② 左右侧弯：左、右缓慢歪头，耳垂尽量达到左右肩峰处；停留片刻后，再反复做4次。

③ 左右转颈：头部缓慢左转，吸气，额部尽量接触肩峰，还原，再右转，吸气，额部尽量接触肩峰，停留片刻后，再反复做4次。

④ 左右转颈前屈：头部缓慢左转后前屈，还原，头部右转前屈，停留片刻后，再反复做4次。

⑤ 左右转颈后伸：头部缓慢左转后伸，还原，头部右转后伸，停留片刻后，再反复做4次。

⑥ 旋转运动：头部顺时针旋转4次，再逆时针旋转4次。

⑦ 波浪屈伸：下颌和下前方波浪式屈伸，在做该动作时，下颌尽量贴近前胸，双肩扛起，下颌慢慢屈起，胸部前挺，双肩上下慢慢运动。下颌屈伸时要慢慢吸气，抬头还原时慢慢呼气，双肩放松，做两次，停留片刻；然后再倒过来做下颌伸屈运动，由上往下时吸气，还原时呼气，做两次，正反各练两次。

⑧ 耸肩运动：左右交替耸肩4次后，双肩同时耸肩4次。

⑨ 同向旋肩：两肘肩部侧弯，两手搭在肩上，以手指为轴向前缓慢旋转两肩，头部尽量向前伸，缓慢吸气，反复4次；再以手指为轴，向后缓慢旋转两肩，头部尽量向后伸，缓慢吸气，反复4次。

⑩ 逆向旋肩：左肩向外旋转至前臂垂直，掌心向前，右肩向后旋转至右手在背后，掌心向后，眼视左手；反方向同法，反复4次。绕肩：两臂外展平伸，以肩关节为轴向前环绕4次，再向后环绕4次。抚项摸背：左臂屈肘，左手心抚项，右臂屈肘，右手背触背，头颈部尽量后仰，维持5秒，换手臂。

另外，游泳、放风筝和打羽毛球、乒乓球、篮球等运动均能舒缓受制约的关节，保持颈椎肌肉张力、韧带的弹力和关节的灵活性，预防和缓解颈椎病症状。

（5）注意事项

① 要持之以恒，动作到位；整个动作要缓慢、协调，循序渐进，不可冒进，以免对脊椎造成更大伤害。

② 有急性颈痛症状者做操需动作缓慢、柔和。

③ 控制好运动量，尤其合并心肺疾病、高血压病、骨质疏松症、腰椎间盘突出症等，做操不要过于用力。

④ 有眩晕症状者，头部转动应缓慢或禁止旋转动作。

⑤ 椎动脉型颈椎病，注意颈部扭转与后伸时，症状可能加重，侧转和旋转动作宜少做、慢做，甚至不做；神经根型颈椎病患者仰头时，症状可能加重；脊髓型颈椎病患者不要超负荷活动，以免发生意外；椎动脉型颈椎病患者眩晕症状明显或伴有供血不足时，手术后2个月内忌做过多的颈部体操和练功，尤其是颈椎前路椎体间及后路大块骨片架桥植骨及人工关节植入后的患者。

⑥ 练习后如觉疼痛或眩晕加重，提示动作幅度过大或速度过快，可适当降低速度或减小幅度至停止练习。

二、药膳防护

1. 风寒痹阻型颈椎病患者的药膳防护

宜进祛风散寒温性食物，如大豆、羊肉、狗肉、胡椒、花椒等。食疗方：鳝鱼汤、当归红枣煲羊肉等。忌食凉性食物及生冷瓜果、冷饮，多喝温热茶饮。

2. 血瘀气滞型颈椎病患者的药膳防护

宜进食行气活血、化瘀解毒的食品，如山楂、白萝卜、木耳等。食疗方：醋泡花生等。避免煎炸、肥腻、厚味食品。

3. 痰湿阻络型颈椎病患者的药膳防护

宜进健脾除湿之品，如山药、薏苡仁、赤小豆等。食疗方：冬瓜排骨汤等。忌食辛辣、燥热、肥腻等生痰助湿之品。

4. 肝肾不足型颈椎病患者的药膳防护

（1）肝肾阴虚者宜进食滋阴填精、滋养肝肾之品，如枸杞子等。药膳方：虫草全鸭汤，忌辛辣香燥之品。

（2）肝肾阳虚者宜进食温壮肾阳、补精髓之品，如黑豆、核桃、杏仁、腰果等。食疗方：干姜煲羊肉。忌吃生冷瓜果及寒凉食物。

5. 气血亏虚型颈椎病患者的药膳防护

宜进食益气养阴的食品，如莲子、红枣、桂圆等。食疗方：桂圆莲子汤、大枣圆肉煲鸡汤等。

三、日常防护

随着年龄的增长，颈椎椎间盘发生退行性病变，几乎是不可避免的。但是如果在生活和工作中注意避免促进椎间盘退行性病变的一些因素，则有助于防止颈椎退行性病变的发生与发展。

（1）正确认识颈椎病，树立战胜疾病的信心。颈椎病病程比较长，椎间盘的退变、骨刺的生长、韧带钙化等与年龄增长、机体老化有关。病情常有反复，发作时症状可能比较重，影响日常生活和休息。因此，一方面要消除恐惧、悲观心理，另一方面要放弃得过且过的心态，要积极治疗。

（2）休息。颈椎病急性发作期或初次发作的患者，要注意适当休息，病情严重者更要卧床休息2~3周。从颈椎病预防的角度说，应该选择有利于病情稳定，有利于保持脊柱平衡的床铺。枕头的位置、形状与选料要有所选择，也需要一个良好的睡眠体位，做到既要维持整个脊柱的生理曲度，又应使患者感到舒适，达到使全身肌肉松弛，调整关节生理状态的作用。银行与财会专业人士、办公室伏案工作人员、电脑操作人员等，要避免长时间低头工作，这种体位使颈部肌肉、韧带长时间受到牵拉而劳损，促使颈椎椎间盘发生退行性病变。工作1h后，改变一下体位。改变不良的工作和生活习惯，如躺在床上阅读、看电视等。

（3）颈部放置在生理状态下休息，一般成年人颈部垫高约10cm较好，高枕使颈部处于屈曲状态，其结果与低头姿势相同。侧卧时，枕头要加高至头部不出现侧屈的高度。

（4）避免颈部外伤。乘车外出应系好安全带并避免在车上睡觉，以免急刹车时因颈部肌肉松弛而损伤颈椎。出现颈肩臂痛时，在明确诊断并排除颈椎管狭窄后，可行轻柔按摩，避免过重的旋转手法，以免损伤椎间盘。

（5）避免风寒、潮湿。夏天注意避免风扇、空调直接吹向颈部，出汗后不要直接吹冷风，或用冷水冲洗头颈部，或在凉枕上睡觉。

（6）重视青少年颈椎健康。随着青少年学业竞争压力的加剧，长时间的看书学习对广大青少年的颈椎健康造成了极大危害，从而出现颈椎病发病低龄化的趋势。建议在中小学、大学中，大力宣传有关颈椎的保健知识，教育学生们树立颈椎的保健意识，重视颈椎健康，建立科学学习、健康学习的理念，从源头上防止颈椎病的产生。

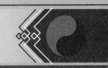

第五十五章 腰椎间盘突出症

第一节 概　述

一、疾病的定义

腰椎间盘突出症属于中医腰痛范畴，是指腰椎间盘发生退行性病变后，因某种原因（损伤、过劳等）导致纤维环部分或全部破裂，连同髓核一并向外膨出，压迫神经根或脊髓引起腰痛和一系列神经症状。

二、流行病学特点

腰椎间盘突出症多见于20～40岁青壮年，他们约占就医人数的80%，男性多于女性，这与劳动强度大及外伤有关。90%以上腰椎间盘突出症发生在L_4～L_5和L_5～S_1椎间隙。青少年也可偶发腰椎间盘突出症，多因明显外伤导致软骨板破裂。老年人腰椎间盘突出症多合并骨质疏松，或退变性不稳导致椎间盘脱出、多节段腰椎管狭窄及腰椎畸形，病情较为复杂。

第二节 疾病诊断标准

一、疾病诊断

（1）有腰部外伤、慢性劳损或寒湿史，大部分患者在发病前多有慢性腰痛史。

（2）常发于青壮年。

（3）腰痛向臀部及下肢放射，腹压增加（如咳嗽、打喷嚏）时疼痛加重。

（4）脊柱侧弯，腰椎生理弧度消失，病变部位椎旁有压痛，并向下肢放射，腰活动受限。

（5）下肢受累神经支配区有感觉过敏或迟钝现象，病程长者可出现肌肉萎缩。直腿抬高或加强试验阳性，膝、跟腱反射减弱或消失，拇指背伸力可减弱。

（6）X线摄片检查：脊柱侧弯、腰生理前凸变浅，病变椎间盘可能变窄，相应边缘有骨赘增生。CT或MRI检查可显示椎间盘突出的部位及程度。

二、疾病分期

1. 急性期
腰腿痛剧烈，活动受限明显，不能站立、行走，肌肉痉挛。

2. 缓解期
腰腿疼痛缓解，活动好转，但仍有痹痛，不耐劳。

3. 康复期
腰腿痛症状基本消失，但有腰腿乏力，不能长时间站立、行走。

第三节 中医辨证治疗

1. 气滞血瘀证
临床表现：近期腰部有外伤史，腰腿痛剧烈，痛有定处，刺痛，腰部僵硬，俯仰活动艰难，痛处拒按，舌质暗紫，或有瘀斑，舌苔薄白或薄黄，脉沉涩或脉弦。

治法：行气活血，祛瘀止痛。

方剂：身痛逐瘀汤加减。

2. 寒湿痹阻证
临床表现：腰腿部冷痛重着，转侧不利，痛有定处，虽静卧亦不减或反而加重，日轻夜重，遇寒痛增，得热则减，舌质胖淡，苔白腻，脉弦紧、弦缓或沉紧。

治法：温经散寒，祛湿通络。

方剂：独活寄生汤加减。

3. 湿热痹阻证
临床表现：腰筋腿痛，痛处伴有热感，或见肢节红肿，口渴不欲饮，苔黄腻，脉濡数或滑数。

治法：清利湿热，通络止痛。

方剂：大秦艽汤加减。

4. 肝肾亏虚证
临床表现：腰腿痛缠绵日久，反复发作，乏力、不耐劳，劳则加重，卧则减轻；包括肝肾阴虚及肝肾阳虚证。阴虚证症见：心烦失眠，口苦咽干，舌红少津，脉弦细而数。阳虚证症见：四肢不温，形寒畏冷，筋脉拘挛，舌质淡胖，脉沉细无力等症。

治法：补益肝肾，通络止痛。

阳虚证推荐方剂：右归丸加减。阴虚证推荐方剂：虎潜丸加减。

5. 混合型
临床表现：辨证没有明显湿热证者且兼杂有其他三证者。

治法：温经通络，壮腰祛湿止痛。

方剂：腰突症经验方。

第四节 中医特色治疗

一、针灸治疗

本病当属本虚标实之证。"本虚"虚在肾，"标实"实在湿热、瘀血、痰积等。治法当以补虚泻实为主。腰部夹脊穴是位于腰背部的经外奇穴，而腰椎间盘突出症所表现的症状部位正好是督脉与膀胱经所过之处，故而为治疗腰痛之要穴。

治则：舒筋通络，行气止痛，针灸并用，补泻兼施。

处方：以足太阳、足少阳经穴为主。

腰突方：腰夹脊、腰俞、志室、环跳、阳陵泉、秩边、承扶、委中、昆仑。

腰突方加减：腰骶痛加大肠俞、腰阳关、阿是穴；与天气变化有关加灸大椎、阿是穴；血瘀证加膈俞、血海、合谷、太冲。

操作：秩边、环跳穴，用提插泻法，要求针感放射至小腿或足踝部，可见患者小腿出现抽搐；阿是穴用齐刺滞针缠提针法，在齐刺痛点后，三针聚拢在拇指与其余四指间单向捻转至滞针，滞针后将三针一起提起，并反复提动以牵拉粘连的肌腱，使其松动。余穴均用小幅度、高频率雀啄式提插泻法，直至针刺部位出现明显酸胀麻等针感，该手法要求提插幅度≤1cm，频率≥120次/min。行针得气后，腰臀部主穴加用温针，剪取艾条成2cm长艾段，插在金属针柄上，点燃，直至艾条完全燃烧，每次可烧1~2柱，针刺过程中注意防止患者烫伤。

二、中医推拿结合脊椎矫正

操作：先以中医推拿滚法、揉法、一指禅推法等手法松弛需要治疗的脊椎部位，以$L_{1\sim4}$脊椎侧弯凸向右为例：患者左侧卧位，左下肢伸直，右足放左下肢腘窝处。术者面对患者，固定右髋。右上方稳定手固定患者右肩，发力时推患者肩部向上、向后，左下方接触手的豆状骨放在患者棘突的右侧，手指超过脊椎（达左侧）呈45°，发力时滚动患者向前40°以内，医师髋部紧靠患者骨盆，推力由患者右侧向左侧、向床面。

三、推拿治疗

治疗原则：舒筋通络，活血化瘀，松解粘连，理筋整复。

取穴：腰阳关、大肠俞、环跳、委中、承山、阳陵泉、绝骨、丘墟及腰臀部和下肢前后外侧。

主要手法：滚、按、点压、顶推、扳、踩跷、背法。

1. 循经按揉法

患者仰卧位，医者用滚、按、揉手法在患者脊柱两侧膀胱经及臀部和下肢后外侧施术2～3min，以腰部为重点。然后医者用双手掌重叠用力，沿脊柱由上至下按压腰骶部，反复2～3遍，此法用于改善血液循环，缓解腰背肌肉痉挛，促进炎症的吸收。

2. 拔伸推压法

患者俯卧位，医者先用拇指或肘尖点压腰阳关、肾俞、居髎、环跳、承扶、委中及阿是穴，以解痉止痛。然后在助手配合拔伸牵引的情况下，用拇指顶推或肘尖按压患处。此法可增加盘外压，降低盘内压，促使突出的髓核回纳。

3. 理筋整复法

患者侧卧位，医者用腰部斜扳法，左右各一次，可调节关节紊乱，松解粘连。然后患者仰卧位，强制抬高直腿以牵拉坐骨神经和腘神经，对粘连有松解作用。

4. 踩跷法

机制与前相同，但力度较重，可选择使用。

5. 整理手法

患者仰卧位，医者用滚、拿、揉、弹拨手法沿腰部及患侧坐骨神经分布区施术3～5min，然后擦热患处。此法在于改善血液供应，加速炎症吸收，进而使神经、肌肉恢复功能。

四、腰椎后伸扳法

传统的腰椎后伸扳法分为5种。

（1）扳肩推腰法：患者俯卧位，术者站于患者一侧，一手推压腰部痛处，一手扳起患者对侧肩前部至最大限度，双手同时用力扳推。

（2）扳腿推腰法：患者俯卧位，术者站于患者一侧，一手推压腰部痛处，一手从患者对侧腰关节前上方将其下肢搬起到最大限度时，双手同时扳推。

（3）腰部斜扳法：患者侧卧位，双下肢在上者髋膝关节屈曲，在下者伸直，术者一手推按住患者肩前部或肩后部，另一手抵住患者臀部或髂前上棘，将患者腰部旋转至最大限度后，两手同时用力，向相反方向扳动。

（4）腰椎旋转扳法：取患者前屈（按需要角度）坐位，一助手按住其下肢及骨盆。术者坐于患者后侧方，用一手拇指按住需要扳动的棘突，另一手从患者健侧腋下伸出，钩扶住其颈项部，将患者腰部从前屈位向健侧旋转。当旋转至最大限度时，一手用力扳动腰部，一手拇指同时用力推按其棘突。

（5）腰部后伸扳法：患者俯卧位，术者一手按压其腰部痛处，一手从患者双膝关节前上方托起下肢，双手同时用力扳伸按压。

我们改良后的腰椎后伸扳法：患者侧卧位，双下肢伸直，术者一手按住患者突出的椎间盘所在脊椎的关节突上，另一手托住患者一侧大腿中部，将患者大腿后伸至最大限度后，两手同时用力，朝相反方向扳动，两侧交替进行。禁忌证：腰椎间盘突出症的急性炎性水肿期。

五、刮痧疗法

刮痧是传统的自然疗法之一，它以中医皮部理论为基础，利用刮痧器具，刮拭经络穴位或某处皮肤，通过良性的刺激，使刮拭处充血，改善局部的微循环，起到祛除邪气、祛风散寒、清热除湿、活血化瘀、通络止痛的作用，激活机体自身潜在的抗病能力和免疫机能，从而达到扶正驱邪、防病治病的作用。现代科学证明，刮痧可以扩张毛细血管，增加汗腺分泌，促进血液循环，对于高血压、中暑、肌肉酸痛等所致的风寒痹症，有立竿见影之效。经常刮痧，可以起到调整经气、解除疲劳、增加免疫功能的作用。

刮痧施术部位：以足膀胱经为主，腰骶部：命门和患侧肾俞、大肠俞、关元俞。

患肢：环跳、殷门、承扶、风市、阳陵泉、委中、承山、悬钟、昆仑等。

六、拔罐疗法

1. 拔罐

走罐，选压痛点。在罐口上涂一层凡士林，拔罐部位涂抹冷开水，然后拔罐。当罐吸紧后，从上向下移动罐约2cm，即将罐向上提到一定程度，火罐倾斜走气即取下，再由下向上照前法操作（也可从脊柱两侧走罐，或绕疼痛点走罐）。每天1次，5次为1疗程。

2. 刺络拔罐

选阿是穴、委中。常规消毒，用皮肤针叩刺出血，然后拔罐10～15min，每日或隔日1次。

3. 梅花针放血并拔罐

在第5腰椎棘突与骶骨间旁约1.5寸明显压痛处，用梅花针叩刺至微出血，然后拔罐10～15min，以拔出紫色瘀血为度。隔天1次，5次为1疗程。

七、中药外敷

腰部热敷法是运用温热刺激治疗疾病的一种外治法。热敷可扩张腰部血管，加快血流，增加血液循环，使肌肉、肌腱、韧带松弛，可解除因肌肉痉挛、强直而引起的疼痛，加速渗出物的吸收，促进炎症的消散，有消炎退肿的作用。但腰椎间盘突出症急性期患者疼痛症状较重时不宜做温热敷治疗。

药物经热敷作用于机体后，其挥发性成分经皮肤吸收，局部可保持较高的浓度，能长时间发挥作用，对改善血管的通透性和血液循环，加快代谢产物排泄，促进炎性致痛因子吸收，提高机体防御及免疫能力，对促进腰部肌肉功能恢复具有积极的作用。

此法治疗腰椎间盘突出症的机制，是通过药物热敷的热辐射和吸收作用，使患部血管扩张，血液循环改善，药物成分被吸收，从而具有温经散寒、祛风通络、活血止痛、补益肝肾的作用，达到治疗腰椎间盘突出症的目的。腰椎间盘突出症的药热敷疗法为局部热敷，可取盆一只，放入适量的药物和热水，然后加热至一定温度，置于患部进行热敷，配合红外线照射。

注意事项：腰椎间盘突出症热敷疗法要注意温度，不可过烫，以防烫伤皮肤，水温一般在70℃左右为宜，最好能保持恒温。药水直接接触皮肤亦易烫伤，应当避免。为防止汗出过多带来的不良后果，可在热敷时适量饮水。

八、温针灸

1. 取穴

（1）主穴：根据症状定位并结合CT或MRI检查结果，选用突出的椎间盘节段及上、下两个节段的夹脊穴、委中穴。

（2）辅穴根据下肢症状酌情选取太阳经的秩边、承扶、殷门、承山、昆仑及少阳经的环跳、风市、阳陵泉、悬钟等穴位。

（3）并取阿是穴：在患侧椎旁、骶骨边缘及下肢症状明显处的酸痛点。

2. 操作

常规消毒所取穴区后，取适当长的毫针，在夹脊穴垂直缓慢进针，深度以针尖达到椎弓板并有明显酸胀麻沉重感，少数患者有下肢放射感。辅穴及阿是穴以能向下放射为好。取截成1.5cm长艾段，燃着后插入各穴（委中除外）针柄上，共3壮。

九、其他中医治疗

1. 灸法

直接灸、艾条灸、热敏灸、雷火灸等。

2. 其他外治法

穴位敷贴、中药熏蒸、涂擦、膏摩、中药离子导入、针刀疗法、穴位埋线、封闭疗法等。

十、其他物理治疗

牵引、低频脉冲电治疗、中医定向透药疗法、红外线照射、腊疗、超声药物透入、电磁疗法等，可选用磁振热治疗仪、电脑远红外按摩理疗床等。

第五节 中医辨证调护

一、传统行为疗法

患者要加强腰背肌功能锻炼，要持之以恒。主要锻炼方法有：卧位直腿抬高，交叉蹬腿及五点支撑、飞燕式的腰背肌功能锻炼，根据患者的具体情况进行指导。

1. 飞燕式锻炼

患者俯卧位，双下肢伸直，两手贴在身体两旁，下半身不动，抬头时上半身向后背伸，每日3组，每组做10次。逐渐增加为抬头上半身后伸与双下肢直腿后伸同时进行。腰部尽量背伸形似飞燕，每日5～10组，每组20次。

2. 五点支撑锻炼

患者取卧位，以双手叉腰作支撑点，两腿半屈膝90°，脚掌置于床上，以头后部及双肘支撑上半身，双脚支撑下半身，成半拱桥形，当挺起躯干架桥时，膝部稍向两旁分开，速度由慢而快，每日3～5组，每组10～20次。适应后增加至每日10～20组，每组30～50次。以锻炼腰、背、腹部肌肉力量。

二、药膳防护

根据患者的营养状况和辨证分型的不同，科学合理指导饮食，使患者达到最大程度的康复。在指导患者饮食期间，动态观察患者的胃纳情况和舌苔变化，随时更改饮食计划。

1. 血瘀气滞型

宜进食活血化瘀之品，如黑木耳、金针菇、桃仁等。

2. 寒湿痹阻型

宜进食温经散寒、祛湿通络之品，如砂仁、羊肉、蛇酒等，药膳方：肉桂瘦肉汤、鳝鱼汤、当归红枣煲羊肉。忌凉性食物及生冷瓜果、冷饮。

3. 湿热痹阻型

宜进食清热利湿通络之品，如丝瓜、冬瓜、赤小豆、玉米须等。药膳方：丝瓜瘦肉汤。忌辛辣燥热之品，如葱、蒜、胡椒等。

4. 肝肾亏虚型

（1）肝肾阴虚者宜进食滋阴填精、滋养肝肾之品，如枸杞子、黑芝麻、黑白木耳等。药膳方：莲子百合煲瘦肉汤。忌辛辣香燥之品。

（2）肝肾阳虚者宜进食温壮肾阳、补精髓之品，如黑豆、核桃、杏仁、腰果、黑芝麻等。食疗方：干姜煲羊肉。忌生冷瓜果及寒凉食物。

三、日常防治

1. 腰腿疼痛

（1）评估疼痛的诱因、性质、腰部活动、下肢感觉、运动情况。

（2）体位护理：急性期患者宜严格卧床休息，卧硬板床，保持脊柱平直。恢复期，下床活动时佩戴腰托，注意起床姿势，宜先翻身侧卧，再用手臂支撑用力后缓缓起床，忌腰部用力，避免体位的突然改变。

（3）做好腰部、腿部保暖，防止受凉。

（4）遵医嘱，腰部予中药贴敷、中药热熨、拔火罐、中药熏蒸、中药离子导入等治疗，观察治疗后的效果，及时向医师反馈治疗情况。

（5）给予骨盆牵引，牵引重量是患者体重1/3～1/2左右，也可根据患者的耐受进行牵引重量调节。

（6）遵医嘱使用耳穴贴压（耳穴埋豆），减轻疼痛。常用耳穴：神门、交感、皮质下、肝、肾等。

2. 肢体麻木

（1）评估麻木部位、程度以及伴随的症状，并做好记录。

（2）协助患者按摩拍打麻木肢体，力度适中，增进患者舒适度，并询问其感受。

（3）麻木肢体做好保暖，指导患者进行双下肢关节屈伸运动，促进血液循环。

（4）遵医嘱，局部予中药熏洗、艾灸等治疗，注意防止皮肤烫伤及损伤，观察治疗效果。

（5）遵医嘱，予穴位注射治疗，常用穴位：足三里、环跳、委中、承山等。

3. 下肢活动受限

（1）评估患者双下肢肌力及步态，对肌力下降及步态不稳者，做好安全防护措施，防止跌倒及其他意外事件发生。

（2）做好健康教育，告知患者起床活动的注意事项，教患者使用辅助工具行走。

（3）指导卧床期间或活动困难患者进行四肢关节主动运动及腰背肌运动，提高肌肉强度和耐力。

（4）保持病室环境安全，物品放置有序，协助患者安排好生活。

（5）遵医嘱，进行物理治疗，如低频脉冲、激光、微波等，或采用中药热熨、中药熏洗、穴位贴敷等治疗。

参 考 文 献

［1］ 陈德兴, 文小平. 方剂学 [M]. 北京: 清华大学出版社, 2013.

［2］ 李灿东, 方朝义. 中医诊断学 [M]. 11 版. 北京: 中国中医药出版社, 2021.

［3］ 陈家旭, 邹小娟. 中医诊断学 [M]. 4 版. 北京: 人民卫生出版社, 2021.

［4］ 王忆勤. 中医诊断学 [M]. 3 版. 北京: 高等教育出版社, 2023.

［5］ 许济群. 方剂学 [M]. 上海: 上海科学技术出版社, 1985.

［6］ 傅衍魁, 尤荣辑. 医方发挥 [M]. 沈阳: 辽宁科学技术出版社, 1984.

［7］ 中华中医药学会. 中医内科常见病诊疗指南 [M]. 北京: 中国中医药出版社, 2008.

［8］ 中国后循环缺血专家共识组. 中国后循环缺血的专家共识 [J]. 中华内科杂志, 2006, 45 (9): 786.

［9］ 栗秀初, 黄如训. 眩晕 [M]. 2 版. 西安: 第四军医大学出版社, 2008.

［10］ 刘力生. 中国高血压防治指南 (2018 年修订版) [J]. 中国心血管杂志, 2019, 24 (1): 24.

［11］ 中华医学会糖尿病学分会. 中国2型糖尿病防治指南 (2020 年版) [J]. 中国实用内科杂志, 2021, 41 (9): 757-784.

［12］ 王吉耀, 葛均波, 邹和健. 实用内科学 [M]. 16 版. 北京: 人民卫生出版社, 2022.